当代名中医专科专病经方
薪传临证绝技丛书

名中医儿科经方薪传临证绝技

主编 刘 浩 李奕菊 张 涛 白海玉

科学技术文献出版社
SCIENTIFIC AND TECHNICAL DOCUMENTATION PRESS
·北京·

图书在版编目（CIP）数据

名中医儿科经方薪传临证绝技/刘浩等主编. —北京：科学技术文献出版社，2023.10
（当代名中医专科专病经方薪传临证绝技丛书）
ISBN 978-7-5235-0692-9

Ⅰ.①名… Ⅱ.①刘… Ⅲ.①中医儿科学—中医临床—经验—中国—现代 Ⅳ.① R272

中国国家版本馆 CIP 数据核字（2023）第 163150 号

名中医儿科经方薪传临证绝技

策划编辑：薛士兵　　责任编辑：郭　蓉　樊梦玉　　责任校对：彭　玉　　责任出版：张志平

出　版　者	科学技术文献出版社
地　　　址	北京市复兴路15号　邮编　100038
编　务　部	（010）58882938，58882087（传真）
发　行　部	（010）58882868，58882870（传真）
邮　购　部	（010）58882873
官方网址	www.stdp.com.cn
发　行　者	科学技术文献出版社发行　全国各地新华书店经销
印　刷　者	中煤（北京）印务有限公司
版　　　次	2023年10月第1版　2023年10月第1次印刷
开　　　本	710×1000　1/16
字　　　数	308千
印　　　张	19.5　彩插2面
书　　　号	ISBN 978-7-5235-0692-9
定　　　价	68.00元

版权所有　违法必究

购买本社图书，凡字迹不清、缺页、倒页、脱页者，本社发行部负责调换

《当代名中医专科专病经方薪传临证绝技》丛书
编委会

顾　　问	孙光荣　李佃贵　刘景源　祝之友　谢阳谷
	郑守曾　刘从明　杨运高
名誉主编	唐祖宣
总 主 编	杨建宇
编　　委	（以姓氏笔画排序）
	王　鹏　王东红　王丽娟　王俊宏　冯　利
	朱庆文　邬晓东　刘华宝　刘春生　刘海燕
	许　滔　杨　燕　杨建宇　张　炜　张华东
	张胜忠　罗宏伟　郑佳新　柳红芳　姜　敏
	姜丽娟　姚卫海　桂延耀　徐国良　徐学功
	海　霞　冀文鹏　魏素丽
学术秘书	王　晨
主编单位	中国中医药研究促进会仲景医学研究分会
	中国中医药研究促进会唐祖宣医学工作委员会
	北京中联国康医学研究院
	南阳张仲景传统医药研究会

协编单位 中国中医药研究促进会仲景星火工程分会
中国中医药信息学会人才信息分会
中国针灸学会中医针灸技师工作委员会
世界中医药学会联合会中医疗养研究专业委员会
中国民间中医医药研究开发协会中医膏方养生分会
中关村炎黄中医药科技创新联盟
中华中医药中和医派杨建宇京畿豫医工作室
世界中医药协会国际中和医派研究总会
北京世中联中和国际医学研究院

《名中医儿科经方薪传临证绝技》编委会

主　编
刘　浩　川北医学院中西医结合临床医学院
李奕菊　中国医科大学航空总医院
张　涛　南阳市中医院
白海玉　黑龙江省中医药科学院

副主编
杨文江　北京中医药大学附属护国寺中医医院
欧秋平　北京市平谷妇幼保健计划生育服务中心
陈　罕　阜新大医秉德堂中医诊所有限公司
袭　业　济南市槐荫人民医院
王　飞　安徽省蒙城县中医院
赵　骞　首都医科大学附属北京儿童医院
王　坤　北京市第一中西医结合医院
韩　旭　中国中医科学院中医临床基础医学研究所

编　委（按姓氏笔画排序）
吕　萍　台州市第一人民医院
吴英楠　内蒙古自治区人民医院
张江银　南充垚满堂健康管理服务有限公司
杨建宇　光明中医杂志社

郑芳丽　河南省漯河市中医院
祝　臣　上海怡康时代中医门诊部
晋　黎　天津中医药大学第一附属医院
唐　温　天津中医药大学第一附属医院
雷贵仙　江西省井冈山市柏露乡上坊村卫生室
裘　璟　新昌县天姥中医博物馆

主编简介

刘浩，中西医结合临床硕士，副教授，硕士研究生导师。川北医学院中西医结合临床医学院教务科科长。毕业于成都中医药大学，师从消化病专家梁超教授，研究功能性胃肠病的中西医结合治疗。任四川省中医药学会儿科专业委员会第一届常务委员、世界中医药学会联合会儿科专业委员会委员、中国中西医结合学会消化系统疾病专业委员会第一届急性胰腺炎专家委员会委员、中国医药教育协会呼吸病康复专业委员会理事、四川省中医药学会方剂学专业委员会委员。2014年赴德国科隆、柏林等地参加医疗技术培训；2018年赴香港大学李嘉诚医学院学习交流。发表学术论文30余篇，主持教育部产教协同课题1项，主持四川省教育厅教改课题1项，参与厅局级课题3项。四川省线上线下混合式一流课程《中医诊断学》课程负责人。

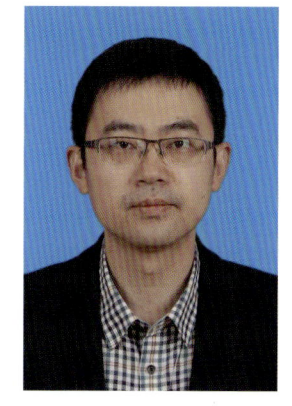

李奕菊，中医主治医师，毕业于北京中医药大学，师从国家级名老中医刘景源教授，师从京城"小儿王"刘弼臣教授的开山大弟子、国家级名老中医徐荣谦教授。任世界中医药学会联合会温病专业委员会委员、中国中医药研究促进会中医儿科医师合作共同体委员、中国中医药研究促进会治未病与亚健康分会理事。

善于药针并用治疗内科、妇科、儿科、皮肤科的常见病及疑难病。

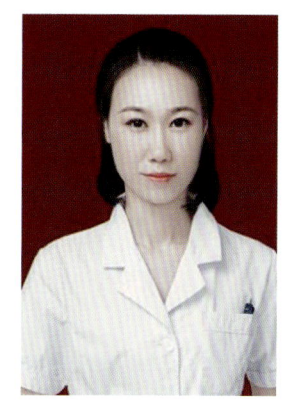

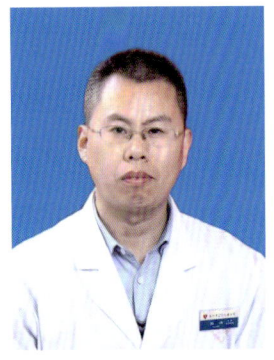

张涛，副主任医师，河南省中医药拔尖人才。南阳市中医院儿童医院副院长兼儿童康复科主任。2007年毕业于河南中医学院的中医儿科学专业，师承第七批全国老中医药专家学术经验继承工作指导老师马丙祥教授。任中国康复医学会孤独症康复专业委员会中医学组委员、世界中医药学会联合会小儿脑瘫专业委员会常务委员、河南省康复医学会儿童康复分会常务委员、河南省康复医学会孤独症康复分会常务委员、河南省中医康复质量控制中心委员等。

主要从事中医药防治小儿神经系统疾病的临床、科研和教学工作。

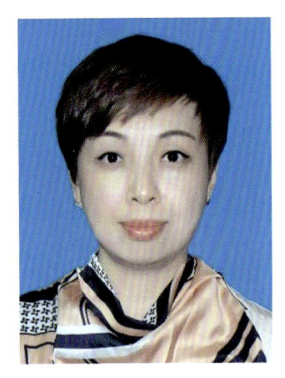

白海玉，黑龙江省中医药科学院中药研究所科员，黑龙江省中医药科学院药剂科副主任，全国第一批中药特色技术传承人才，第六批全国老中医药专家学术经验继承工作继承人，中华中医药学会第一批中药临床药师。任中华中医药学会医院药学分会委员、黑龙江省医疗机构中药饮片管理专项检查评审专家、黑龙江省医疗机构等级评审专家、黑龙江省中药药事管理质量控制中心办公室主任、黑龙江省中医药学会药事管理专业委员会秘书长兼副主任委员等。主要参与国家中医药管理局"十二五"中医药重点学科——临床中药学学科建设，参与国家临床药学"十二五"重点专科建设。担任《中国药房》杂志编委，并发表论文20余篇。

助推"经方热""经药热"
学术化、规范化、专科化!

《当代名中医专科专病经方薪传临证绝技》丛书终于要出版了!可喜可贺!

这是《医圣仲景文库》系列的成果!

也是我们中和医派中华国医专科专病经方大师研修班的成果!

更是中关村炎黄中医药科技创新联盟、中医药国际"一带一路"经方行的成果!

又是中华中医药中和医派杨建宇京畿豫医工作室倡导推动的"经药理论体系"的成果!

也是每年10月21日"世界中医经方日"活动推动的抓手!

而关键所在,《当代名中医专科专病经方薪传临证绝技》丛书有助于推动"经方热""经药热"的学术化、规范化、专科化的发展!

不忘初心,砥砺前行!

重温中医药经典,找回中医药灵魂,再塑中医药伟大,成了中医药人的重要共识与努力导向。提升中医药经典研学力道,钻研中医药经方,以及共同推广普及经方临床应用,成了弘扬中医药经典理论、提高中医药临床服务能力的捷径,成了中医药临床疗效的保障。著名中医药经方大师——黄煌教授,宣讲经方应用,在全球范围内推广普及、规范推进经方的临床应用,助推全球中医"经方热"澎湃前行,是大家公认的挖掘经方宝藏的"兵工团长"。2014年我们中和医派第三代传人王丽娟,主持开展的"中华国医专科专病经方大师研修班"系列,在北京、南阳、郑州、成都、宁夏、深圳逐次展开,继推至海外。2017年,以黄煌教授为总指挥的中医药国际"一带一路"经方行活动,确定了每年10月21日作为"世界中医经方日",将全球"经方热"推向新的辉煌!继而,在中和医派"经方""精方"基础上,倡导"道地药材""精准用药",强调"动态辨证",推出"经药"概念,创新"经药理论体系",得到"当代神农""中药泰斗"祝之友教授的认可，并以国家中医药管理局全国名老中医药专家祝之友传承工作室的中医临床中药学学科传承的重要内容为导向，大力开展有关中医药"经药"的学术研讨和"经药理论体系"的创新构建，以神农本草经研修班和采药识药班为抓手，以纪念祝之友老教授从事中医药50周年活动为契机，在全国各地开展中医临床、中药学学术活动及"经药理论"研讨。

祝之友/杨建宇经药传承研究室在印度尼西亚巴淡岛挂牌，确定每年农历四月二十六日为"世界中医经药日"。持续出版发表教材专著、专业论文，持续进行网络课堂、全球会议，助推中医"经药热"与"经方热"，相得益彰，携手共进，在中医药时代的大潮中奔涌前进！

近来，仲景书院经方精英传人、中国中医科学院何庆勇教授，在全国各地开展何庆勇经方经药专题研修班、讲习班，这不但是祝之友教授和我在仲景书院反复宣讲"经药概念"和"经药理论体系"的成果之一，更是"北京-河南-南阳"仲景书院的重大学术成果之一，以后还会有更多像何庆勇教授这样的仲景学术精英、"经方""经药"传人，竭力开展"经方""经药"学术传承。再推中医药"经方热""经药热"新高潮，再续中医药"经方热""经药热"新辉煌！

"精研经典弘扬国粹，创新汉方惠泽苍生。"这是国医大师孙光荣教授的题词，也是《当代名中医专科专病经方薪传临证绝技》丛书所有的编者们数十年如一日在学习与临床实践中遵守的准则。熟读中医药经典，夯实中医药基础理论，传承《神农本草经》华夏先民原创治病用药经验精华，探解《黄帝内经》中医药道法自然、天人合一的奥旨，规范在《伤寒杂病论》指导下经方理法方药的临床诊病疗病用药体系，重塑中医药独特的临床辨证思维和优势显著的特色疗法的灵魂，重构中医药"经方""经药"理论体系在中医药理论和临床中的支撑与引领，回归中医药"经方""经药"的学术化发展，规范化推广及其专病专科化应用，促进中医药"经方热""经药热"回归主流中医医院的专病专科科室，成为中医药各专科最普遍的诊疗方式和首要选择，同时，提升中医药学术发展和规范化拓展与应用。而《当代名中医专科专病经方薪传临证绝技》丛书就是围绕各专科专病之优势病种，汇编总结临床卓有成就的各地著名中医专家、临床大家在临床中应用"经方""经药"理论的实践经验和妙招绝技，旨在给年轻中医药学者提供学习"经方""经药"的临床验案及理论精要，更重要的是通过各专病专科的"经方""经药"的汇总，促进临床中各专病专科医师明了各自常用的

"经方""经药",并从中汲取名老中医的临床经验,从而在整体上提升中医药服务大众健康的能力和水平,使中医药"经方热""经药热"走向学术化、规范化、专科化更有理论意义和现实意义,促进中医药事业大发展、大繁荣!

《当代名中医专科专病经方薪传临证绝技》丛书共计30册,在名誉主编国医大师唐祖宣教授的具体指导下,在各分册主编带领编委会的努力下,历经3年,大家一边干好本职工作,一边积极抗击疫情,利用休息时间,编写稿子,十分辛苦,十分不易,在此给大家道一声"您辛苦啦!大家都是人民的健康卫士!大家都是优秀的抗疫英雄!促进中医药'经方热''经药热'学术化、规范化、专科化发展,大家都是功臣!历史一定会铭记,中医药人不会忘记"。另外,还要感谢科学技术文献出版社对该丛书的大力支持和帮助,从选题策划论证,到书稿的编撰排版,无不映衬体现着出版社领导、编辑的辛苦劳动和付出!在此一并表示衷心的感谢和深深的感恩!

最后,仍用我恩师孙光荣国医大师的话来结尾:

美丽中国有中医!

中医万岁!

杨建宇

2022.10.21·世界中医经方日·明医中和斋

注:杨建宇　教授、执业中医师、研究员

　　　　光明中医杂志社主编

　　　　中国中医药现代远程教育杂志社主编

　　　　中国中医药研究促进会仲景医学研究分会副会长兼秘书长

　　　　中关村炎黄中医药科技创新联盟执行主席

　　　　中华中医药中和医派创始人、掌门人

　　　　中医药国际"一带一路"经方行总干事

目录

第一章 肺系疾病 …………………………… 1

第一节 感冒 …………………………… 1

汪受传教授运用经验自拟方治疗小儿感冒经验 …………………………… 1
王烈教授运用清感方治疗风热感冒经验 …………………………… 6

第二节 咳嗽 …………………………… 11

汪受传教授治疗小儿慢性咳嗽八法经验 …………………………… 11
贾六金教授运用麻杏石甘汤及六君子汤治疗小儿慢性咳嗽经验 …………………………… 15
王应麟教授运用经验方治疗小儿咳嗽经验 …………………………… 19
任献青教授从风、痰、虚辨证论治小儿慢性咳嗽经验 …………………………… 24
张士卿教授从子午流注论治小儿咳嗽经验 …………………………… 29
刁本恕教授运用中医综合治疗小儿脾虚痰阻型咳嗽经验 …………………………… 37

第三节 肺炎喘嗽 …………………………… 42

王绵之教授运用经方治疗小儿喘嗽经验 …………………………… 42
张涤教授运用经方治疗小儿肺炎喘嗽经验 …………………………… 46

第四节 哮喘 …………………………… 51

王烈教授治疗小儿哮喘缓解期四方解析 …………………………… 51

佘继林教授运用自拟经验方治疗儿童哮喘经验 57
张涤教授运用经方治疗小儿哮喘经验 62

第五节　反复呼吸道感染 65

汪受传教授运用经验方金屏汤治疗小儿反复呼吸道感染经验 65
老昌辉教授运用"二分论"治疗小儿疳积经验 69

第六节　鼻部疾病 74

刁本恕教授运用多元化治疗小儿鼻鼽经验 74
张士卿教授运用经方治疗小儿鼻渊经验 78
文仲渝教授运用宣肺通窍汤治疗小儿过敏性鼻炎经验 80

第二章　脾系疾病 85

第一节　呕吐 85

王静安教授运用和胃止呕饮治疗小儿呕吐经验 85

第二节　腹痛 88

王烈教授运用自拟调胃饮治疗小儿胃炎经验 88
贾六金教授运用香乌止痛汤治疗小儿功能性腹痛的临床经验 91

第三节　泄泻 94

王烈教授应用二白饮论治小儿湿热泻经验 94
董廷瑶教授运用经方治疗泄泻经验 97
贾六金教授运用葛根黄芩黄连汤与四苓散治疗湿热型泄泻经验 100
李家凤教授运用外感夹湿泻方治疗小儿湿邪型泄泻经验 104
罗笑容教授运用自拟方治疗小儿泄泻经验 107
刁本恕教授运用多元疗法治疗小儿久泻经验 110

第四节　便秘 114

汪受传教授运用泄浊通腑法治疗儿童功能性便秘经验 114
佘继林教授治疗小儿功能性便秘经验 117
任献青教授运用"清、消、补、养"中医序贯疗法辨治小儿
　反复功能性便秘经验 122
张士卿教授运用经方治疗小儿功能性便秘经验 127

第五节　厌食 130

汪受传教授运用经验自拟方治疗小儿厌食经验 130
李玉奇教授运用"清热消痞，健脾助运"法治疗小儿厌食症的
　临床经验 134

第六节　疳积或积滞 138

汪受传教授运用经方治疗小儿疳积经验 138

第三章　肝系疾病 *142*

第一节　注意力缺陷多动障碍 142

贺普仁教授运用针灸治疗小儿多动症经验 142

第二节　多动性抽动症 145

王烈教授运用经验方治疗小儿抽动障碍经验 145
佘继林教授运用经方治疗小儿多发性抽动症经验 152
罗笑容教授从肝脾论治配合推拿治疗小儿抽动症经验 155

第三节　癫痫 159

贾六金教授运用经验方治疗儿童癫痫经验 159
张士卿教授从风、痰、瘀病因治疗小儿癫痫经验 162

第四节　头痛

贾六金教授运用川芎茶调散加减治疗小儿头痛经验 167

第四章　肾性疾病 172

第一节　肾炎 172

李少川教授运用经方治疗急性肾小球肾炎经验 172
任献青教授运用经方加减治疗紫癜性肾炎经验 177

第二节　尿频 182

汪受传教授治疗小儿神经性尿频经验 182
罗笑容教授运用柴芍温胆汤治疗小儿神经性尿频经验 184

第三节　血尿 187

王静安教授运用自拟方荷叶仙茅汤治疗小儿血尿经验 187

第四节　遗尿 191

贾六金教授运用固本止遗汤治疗肾虚不固型小儿遗尿症经验 191

第五节　肾病 194

汪受传教授从阴阳辨治小儿激素依赖性肾病综合征经验 194
丁樱教授从瘀论治小儿肾病综合征经验 199
董廷瑶教授运用经方治疗小儿肾病综合征经验 203
张琪教授运用经验方治疗儿童肾病综合征经验 207
李少川教授运用健脾利湿法治疗小儿肾病综合征经验 214

第五章　其他疾病 *218*

第一节　小儿病毒性疾病 218
张涤教授运用经方治疗疱疹性咽峡炎经验 218
薛伯寿教授治疗小儿病毒性脑炎经验 220

第二节　腮腺炎 224
贾六金教授自拟基础方治疗肺胃热盛型小儿腺样体肥大经验 224
张涤教授运用六经辨证治疗小儿流行性腮腺炎临床经验 227
张士卿教授运用丽泽通气汤加减治疗小儿腺样体肥大经验 230
汪受传教授运用银翘散合五味消毒饮治疗小儿腺样体肥大经验 233

第三节　紫癜 238
汪受传教授运用经方治疗小儿免疫性血小板减少症经验 238
丁樱教授"养血活血"法论治儿童免疫性血小板减少症经验 242
王烈教授运用经验方治疗白细胞及血小板减少症经验 246
贾六金教授运用六味地黄丸合八珍汤治疗儿童免疫性血小板低下
症经验 249
张士卿教授从中医病因学敏毒论辨证论治小儿过敏性
紫癜经验 253

第四节　小儿皮肤病 261
汪受传教授从伏风辨治小儿特应性皮炎经验 261
张涤教授运用自拟方治疗小儿湿疹经验 264
李家凤教授运用荆防扫毒剂合外洗方治疗小儿湿疹经验 267

第五节　小儿发热 270
薛伯寿教授运用经方治疗小儿热证经验 270

王静安教授运用清宣导滞汤联合中医外治法治疗小儿
　　外感高热经验...275

第六节　儿童内科杂病...278

贾六金教授运用经验方治疗小儿五迟五软经验..................278
汪受传教授运用经方治疗儿童孤独症经验........................281
文仲渝教授运用自拟早熟方治疗儿童性早熟经验..............284
张士卿教授运用消蛾化坚汤治疗小儿慢乳蛾经验..............287

第一章 肺系疾病

第一节 感冒

汪受传教授运用经验自拟方治疗小儿感冒经验

【名医简介】

汪受传,男,江苏省中医院主任医师,中华中医药学会儿科分会会长,全国中医药高等教育学会儿科教育研究会常务副理事长,国务院学位委员会学科评议组成员,全国临床医学专业学位教育指导委员会委员,国家医师资格考试中医儿科学学科组组长,国家市场监督管理总局评审专家。主编了全国本科、大专、研究生、继续教育等各种《中医儿科学》教材,以及国际标准化英文版《中医儿科学》教材。主持各级政府科研课题23项,获得国家科学技术进步奖、江苏省科学技术奖、中华中医药学会科学技术奖、江苏省教学成果奖等奖励39项。发表学术论文265篇。先后承担国家级、省部级、厅局级研究课题12项,研究成果获得国家科学技术进步奖、江苏省科学技术奖、江苏省教学成果奖、江苏中医药科学技术奖等。

【学术思想】

汪师勤于耕耘,在中医儿科领域不断传承创新。弘扬儿科温阳法、运脾法的理论及实践,提出儿科调气法、消风法的学术观点及临床应用。汪师认为肺系疾病治疗以调肺气为宗,通过多中心、大样本临床研究,提炼出肺炎喘嗽"热、郁、痰、瘀"的病机特点，以及清热、开郁、涤痰、活血的论治方法，采用分子生物学、代谢组学方法研究了证候特点和疗效机制。阐释运脾法学术内涵及运脾四法，以运脾法为主治疗厌食、泄泻、疳证等多种脾胃病取得良效。汪师重视温阳法的儿科应用，论述了温运脾阳、温肾培元、温卫和营、温阳救逆等治法的临证应用。创新性提出"伏风"的概念，即禀受于先天、潜伏于体内、易被引发的内潜之风，以消风法为主治疗儿科过敏性疾病，阐述了相关疾病的证候及论治方法。汪师还通过临床和科研实践提出了"哮喘分发作期、迁延期、缓解期三期论治""胎怯从肾脾两虚论治""流行性脑脊髓膜炎从肝经邪火论治"等学术观点。

【诊断思路】

汪师认为外邪侵犯机体是否引起发病的关键在于正气的强弱。小儿本身脏腑薄、藩篱疏，若卫外功能减弱、肺卫调节失司，则易感邪发病。《诀证诗赋》载："四时欲得小儿安，常要三分饥与寒。"如今父母、老人对小儿娇宠备至，反而使其纳食过饱、衣着不当，损耗正气，致使感冒频发。小儿脾常不足，纳食过饱极易损伤脾胃使其失于运化，气血生化乏源，从而卫气不足；肺常不足，小儿本身肌肤嫩，穿衣过多、热气不散、蒸迫毛孔，导致小儿汗出溱溱，气随津脱，肺卫之气暗耗，更易感邪发病。

【治疗方法】

临床上小儿感冒以热证居多，寒证偏少，且寒易化热，使以辛温解表法疏散表邪者较少。《幼幼集成·发热证治》云："小儿无故发热，多由外感风寒。其证喜人怀抱，畏缩，恶风寒，不欲露出头面，面带惨色，不渴，清便自调，吮乳口不热。或鼻塞流涕，或喷嚏，浑身拘急，此表寒也。初起时一汗可解。"小儿感冒发热轻，无明显咽部红痛、流脓涕、痰黄稠等热象者，则应以寒证论治。邪在肺卫，汗之可也，葱白、荆芥、防风、辛夷、羌活、白芷、紫苏叶等相对平和的辛温药较辛凉药更易疏散表邪，促使邪随汗出，身热自解；除明显寒证外，热象不显，不外乎病邪表浅或正气不足两端。病邪表浅，辛温疏散，病邪易祛，若多用寒凉，恐郁遏卫阳，引邪入里；正气不足者，难以与邪气交争，病情易迁延，用上述辛温之品配合黄芪、党参等可以鼓舞正气，驱邪外出，缩短病程。对于暑月感冒、热证不显者，更应以辛温药为主，以疏散暑湿。

治疗上如单治其表，里邪不解郁闭于内，虽可使热退，但常常热退后复升；单纯消食导滞则又恐表邪不解，反而内陷入里。故需表里双解，使内外邪滞俱除。应在解表基础上加用焦山楂、鸡内金、槟榔、枳实、焦神曲、炒谷芽、炒麦芽等以消食运脾。小儿神气怯弱，筋脉未壮，加之肝常有余，若风邪入里化热，火热熏灼，则易出现热扰神明，引动肝风，发生抽搐而形成感冒夹惊，表现为惊惕啼叫、夜卧不安，甚至惊厥抽搐。治疗时在解表清热基础上，加用羚羊角、琥珀、钩藤、蝉蜕、僵蚕等安神镇惊之品。对于有咽喉红肿，甚至发展为烂乳蛾、高热不退者，应尽早加用皂角刺、大黄、蒲公英、败酱草、冬瓜子等解毒排脓之品，以釜底抽薪。

小儿为稚阴稚阳之体，易感触六淫邪气，风、暑、燥、火属阳邪，寒、湿属阴邪，风寒证易从热化，且小儿感冒常见于气候骤变之际，如春季乍暖还寒，先受温邪，继被寒遏，热为寒闭，形成寒热夹杂之证。临床上寒热夹杂证较单纯风寒、风热感冒更为常见。因单用辛凉汗出不透，单用辛温又恐助热化火，故临证时应在辨清寒热侧重的基础上，温凉并用，灵活用药。辨证时，对于咽喉红肿痛者，即使有寒象，如出现舌苔薄白，也要考虑热证为主，治疗以辛凉解表、解毒利咽为主，佐辛温以疏散表邪。宜辛温、辛凉并用，不可过用大苦、大寒之品，因寒凉易凝滞气血、阻遏气机，使表邪闭郁、不得宣散，以致高热不退；或外邪不解而脾阳已伤，泄泻不止，乃至感冒后期痰湿内阻、咳嗽迁延。临证常用紫苏叶、荆芥、白芷、紫菀、金银花、菊花、一枝黄花、桑叶、薄荷、柴胡、佩兰等，以辛凉、辛温、花叶轻扬之品轻宣肺卫，使得微微汗出而病愈。

随着人们生活水平的提升，当前因喂养不当、饮食不节而损伤脾胃、耗损正气者越来越多，致使患儿肺卫不固，容易感触暑湿风寒，又因暑湿风寒病邪容易困遏脾阳，更使脾胃运化功能失调。临证时，感冒小儿常常伴有脾胃失健而出现纳食减少、泛恶恶食、脘痞腹胀等症状，因此，运脾法在小儿感冒诊治过程中应贯穿始终，包括感冒时的运脾解表及预防和后期的调理，主要包括燥湿运脾、消食运脾、理气运脾、温阳运脾法，其中燥湿运脾、消食运脾、理气运脾法在小儿感冒辨证施治中多有体现。如夏令时节，感冒多为暑湿，症见发热无汗、身重困倦、胸闷纳呆、脘痞腹胀、舌苔厚腻等，脾喜燥而恶湿，湿性黏滞，阻碍中州则脾气困遏、运化无权，治疗宜取芳香化湿之品以醒脾运脾，因时制宜。具体用药方面，苍术、佩兰、藿香、香薷、荷叶、厚朴花、豆蔻、扁豆花、六一散等皆为常用之品。

小儿感冒常累及肝、脾等脏器。感冒初起，肺失清肃，气机不利，加之小儿肺常不足，则津液凝聚为痰，以致痰壅结咽喉、阻于气道、呼吸不利而形成感冒夹痰，表现为咳嗽较剧、咳声重浊、喉中痰鸣、苔滑腻。偏风寒者，在辛温解表的基础上加用麻黄、苦杏仁、白前、陈皮等宣肺化痰；偏风热者，在辛凉解表的基础上加用青黛、海蛤壳、浙贝母、瓜蒌皮、前胡等清肺化痰。

【治疗绝技】

感冒病变部位在肺卫，望诊以望面部神色、审苗窍最为重要，是判断病情轻重、辨别病邪性质的主要依据。望面部神色，凡患儿眼光有神、哭而有泪、吮乳口紧、气色萎黄不浓浊等，病情较轻；眼光无神、哭而无泪、无力吮乳、气色萎黄浓浊者，病情重。面色红者属风热，色白者属风寒或肺气亏虚，面色青或五色互见片刻即逝则多为惊热之象。审苗窍主要是观察患儿咽喉、喉核、舌质舌苔、目睛、眼睑、鼻腔的情况。如咽喉是小儿外感疾病必察部位，咽喉黏膜色鲜红主肺胃蕴热，色深红为热盛毒结咽喉，色淡白多属风寒或素体阳虚；喉核红肿色鲜为风热犯肺郁咽，色深红有黄白点是热毒蕴结酿血成脓，色紫暗或脉络怒张者为久病入络，乳蛾不易治且易复发。此外，传统指纹望诊是指对3岁以内的婴幼儿，根据其指纹的颜色、淡滞、隐露和形态等判断疾病，临证时小儿指纹常不明显，且寒热属性判断多有争议。但观察患儿指纹尚可了解小儿手之凉热、有无紧握或强直等信息，可以辅助判断病情。

感冒后咳嗽是小儿感冒后期的常见症状，流行病学调查表明，上呼吸道感染后有11%～25%的患儿会发生感染后咳嗽，而在冬、春等流行季节其发生率可高达25%～50%。临床多表现为干咳、咽痒，咳少量黏痰，咳嗽往往迁延不愈。感冒后咳嗽病机特点主要是素有伏风，外风未消，郁遏卫表，痰湿内阻或正虚邪恋，导致病情缠绵。多因禀赋异质或过用苦寒、清热解毒方药及滥用抗生素，导致脾阳损伤，寒湿困阻，风痰留恋清道，肺失宣降。治以消风止痉、化痰宣肺，同时应注意顾护肺卫。咳嗽明显者，以消风止痉、化痰宣肺为主，常以桑杏汤或杏苏散为基础方加减。咳嗽不显者，以补益肺脾为主，佐以消风化痰，常以金屏散（黄芪、防风、麸炒白术、桂枝、白芍）为基础方，加用僵蚕、蝉蜕、桑白皮、款冬花、桔梗、瓜蒌皮等以消风化痰。病愈后，对于反复呼吸道感染的患儿，建议继续助运脾胃、顾护肺卫，以防复发。

【验案赏析】

患儿，男，5岁，2015年4月13日初诊。主诉：发热1天。现病史：患儿昨日游玩受风后夜寐不安、翻身、磨牙，今晨患儿面部色红，精神不振，腋下体温39.1℃。刻诊：患儿发热，体温38.6℃，精神不振，伴有口干、咽部不适，无咳嗽、鼻塞、流涕，纳尚可，大便今日未解，小便可，汗出正常。咽红，扁桃体Ⅱ度肿大，未见脓点，舌苔薄黄，心肺听诊阴性。超敏C反应蛋白：44mg/L；白细胞计数：17.43×10^9/L；中性粒细胞百分比：82.1%；淋巴细胞百分比：10.3%。患儿平素易外感，有湿疹病史，纳少，汗稍多。西医诊断：急性上呼吸道感染；中医诊断：感冒。辨证为外感风邪、热结肺咽，治以疏风解表、清热利咽，以银翘散为基础方加减。处方：金银花10g，连翘10g，薄荷（后下）6g，牛蒡子10g，蝉蜕6g，浙贝母6g，荆芥10g，防风10g，胖大海10g，大黄5g，虎杖12g，蒲公英15g，败酱草15g，芦根12g。4剂，每日1剂，水煎服。

2015年4月16日二诊：患儿服用上药后，体温下降，最高体温37.8℃，无咽部不适，无咳嗽、鼻塞，无腹泻，纳食欠佳，二便调，夜寐尚可，汗出多，精神好转，咽稍红，扁桃体无肿大，舌苔薄白，心肺听诊阴性。超敏C反应蛋白：21mg/L；白细胞计数：8.19×10^9/L；中性粒细胞百分比：48%；单核细胞百分比：11.2%；淋巴细胞百分比：36.9%。患儿体温下降，血常规基本恢复正常，治疗以前法巩固疗效。处方：金银花10g，连翘10g，薄荷（后下）6g，牛蒡子10g，蝉蜕6g，淡豆豉10g，陈皮3g，胖大海10g，虎杖12g，焦山楂12g，焦神曲12g，败酱草12g，甘草3g。3剂，每日1剂，水煎服。

2015年4月20日三诊：患儿服用上药当天体温即下降，后体温逐渐正常，此次就诊前一天又出现咳嗽，偶咳两声，自述喉中有痰，清嗓明显，打喷嚏，流少量清涕，无发热，纳食量少，汗出较多，夜寐不稳，磨牙，精神尚可，咽稍红，舌苔薄白，心肺听诊阴性。证属风痰留伏、正虚邪恋、肺气失宣，治以益气固表、消风止咳、运脾化痰。处方：炙黄芪15g，白术10g，防风5g，煅龙骨（先煎）15g，煅牡蛎（先煎）15g，党参10g，茯苓10g，炙百部10g，桔梗6g，辛夷6g，浙贝母6g，黄芩10g，虎杖12g，焦山楂12g，焦神曲12g。7剂，每日1剂，水煎服。患儿服用上药2剂后，咳嗽渐平，后继续于门诊调理，其外感次数较前明显减少。

【按语】

本案患儿平素脾胃虚弱，纳食量少，以致气血生化乏源，肺卫不固，容易外感，调理一周尚未能充肺卫，又调护不当，复外感，初起邪热搏结肺咽，治以疏风解表、清热利咽为主，虽喉核尚未成脓，但患儿热势显，即在银翘散基础上加用大黄、蒲公英、败酱草、胖大海、芦根等苦寒、甘寒之品以解毒利咽、釜底抽薪，同时佐荆芥、防风等辛温平和之品以防苦寒太过，郁遏卫阳。服用3剂后，热势下降，喉核肿大消退，及时去大黄、蒲公英等苦寒之品，并加用焦山楂、焦神曲、陈皮消食理气运脾，淡豆豉反佐。三诊时患儿热退，但出现咳嗽、打喷嚏等风痰留伏、正虚邪恋之象，患儿有湿疹病史，禀有异质，又正气不足，容易恋邪，治以健脾益气、扶正固表，加用消风化痰止咳数味药，感冒终获痊愈。

【参考文献】

[1] 袁斌，陶嘉磊，汪受传. 汪受传辨治小儿感冒经验 [J]. 中医杂志，2017，58（22）：1911-1914.

王烈教授运用清感方治疗风热感冒经验

【名医简介】

王烈，男，长春中医药大学附属医院主任医师、终身教授，中西医结合儿科专家，国家名老中医，享受国务院政府特殊津贴专家。国家中医药管理局"十一五"重点专科协作组专家指导委员会委员。中华全国中医学会先进个人；吉林省"白求恩式好医生"；"吉林英才奖章"获得者；吉林省及长春市先进工作者、劳动模范、科技积极分子；长春市第七、第八、第九届人民代表大会代表；吉林省有突出贡献的科技人才及长春市优秀教师。中华中医药学会儿科分会名誉会长，全国中医药高等教育学会儿科教育研究会名誉理

事长,中国中西医结合学会委员,《中医儿科杂志》《中医外治》顾问。擅长治疗小儿肺系疾病,尤其对小儿哮喘病的防治研究居国内领先水平。

【经典名方】

清感方(王烈教授经验方)

组成:柴胡、黄芩、紫草、重楼、金莲花、野菊花、生石膏、芒硝、青蒿、射干等。

用法:常法煎服。

【学术思想】

王烈教授结合自己多年临床经验,认为小儿风热感冒责之内因与外因。内因是小儿为"纯阳之体",若饮食不当,嗜食肥甘厚味,乳食积滞,或痰湿、湿热、阴虚等体质化热化火导致内有蕴热,久积成毒,为本;外因是小儿卫外不固,腠理开泄,风热邪气侵袭或风寒邪气入里化热,为标。"有一分内热便易招致一分外感。"

【诊断思路】

本病的发生是由于外感引动内热,外热与内热相合,热之极为火,火之极为毒,火热蕴结,久而成毒,热、毒胶结。王烈教授将其总结为"热毒理论":热因毒起,无毒不发热,毒随邪入,热因毒生,变因毒起。王烈教授提出"百病皆由毒作怪",且认为"这里的毒不能简单理解为西医的细菌、病毒、支原体等",它是外毒和内毒共同所致。无论外毒还是内毒,均使机体正邪交争、阴阳不相济而发热。

【治疗方法】

王烈教授认为小儿感冒以风热感冒居多,临证多表现为发热、恶风、咽红肿痛、咳嗽、少痰、有浊涕、哭闹或烦躁不安、小便黄。病机关键是热、毒,治疗以疏风解表、清热解毒为主,自拟中药汤剂清感方。临床风热感冒较多,传统治疗上大多选用"辛凉平剂"银翘散加减以辛凉解表,虽可解表,但解毒作用较弱,毒不除,遂有邪毒传经变证之虑。

王烈教授认为,治疗风热感冒宜以疏风解表、清热解毒为主,自拟清感方加减治疗,药物组成:柴胡、黄芩、紫草、重楼、金莲花、野菊花、生石膏、芒硝、青蒿、射干等。王烈教授重用柴胡、黄芩表里双解，为君药。药理学研究表明，柴胡中挥发油类成分和皂苷类成分具有解热作用。小儿热病多累及肺胃，黄芩以除肺胃热为专。王烈教授谓："柴胡退外热居长，黄芩清里热为专。"两者配伍，共奏疏风解表、内外热清之效。王烈教授善用清热解毒类中药，如紫草、重楼、金莲花、野菊花等。目前有研究表明，清热解毒类中药在对抗毒邪、热毒方面有较好的疗效，此乃王烈教授用方之妙。王烈教授谓："紫草、重楼皆可清热解毒，然一清血毒，一清气毒，二者相伍使卫气营血之毒得解。"王烈教授又选用二花——金莲花和野菊花，轻清灵动。现代医学证实，含金莲花有效成分的药物对上呼吸道感染等疾病的有效率达92.70%。菊花与野菊花为同科植物，虽均有清热解毒之功，但野菊花苦辛，微寒，其苦寒之性尤胜菊花，更长于清热解毒，为王烈教授所用。以上四味治致热之因，使热退、毒解，为臣药。若患儿高热不退，正气未衰，正邪交争，邪热炽盛，则热势越高毒越重，需配伍清热之力更强的药物，选用石膏与芒硝为佐药。王烈教授谓："石膏侧重于表热，芒硝侧重于里热……病有大热，毒深用大量足以抗热之势。"当毒热较重时，应用二者可迅速清热泻火解毒，截断病邪发展，防止传变。热病易致阴伤，乃因毒邪致热，逼津外泄而消烁阴津，最易耗伤机体阴液，方中青蒿养阴清热以防阴伤；小儿脏腑功能发育未全，肺气不足，则外合皮毛减弱，易致外邪袭肺而出现咳嗽、有痰，方中射干既能加强君药解表作用，又可使痰消、咳止，二者共为使药。纵观全方，清感方以清热解毒类中药为核心，配伍其他药物，清除外感邪气，清除热、毒，共奏疏风解表、清热解毒之功，体现王烈教授的"热毒理论"。此方用药精简，但所用药物性味较凉，故王烈教授云："中病即止，不可久用，以防伤及脾胃，变生他证。"

【治疗绝技】

对药即两种药物相辅而行，互相发挥其特长，更好地增强治疗效果。王烈教授治疗小儿热证时尤善用小儿对药，常用的对药有柴胡与黄芩、石膏与芒硝两组。王烈教授认为小儿病热，传变迅速，每常早治外热晚入里，里热未除又达表，在治疗时应表里兼顾，未传先下手，因此常选用柴胡和黄芩配伍治疗诸类热病。其中柴胡以退外热见长，黄芩以清里热为专，二者相合，内外之热均可摒除。石膏与芒硝均为寒性之剂，均有退热作用，但侧重有所不同，石膏侧重于表热，而芒硝侧重于清里热，两药相伍，表里之热双解，

助柴芩清热之效。王烈教授临证多年，运用石膏与芒硝治疗热证经验丰富，他认为病有大热，毒深者用大量上药足以抗热之势。石膏与芒硝虽均性寒，但使用时胆大心细，方可获良效，临床应用时佐以粳米、山药之品顾护脾胃则可减轻性寒之弊。

小儿稚阴稚阳，而所患又热证居多，热毒之邪极易伤津，津伤反热导致热势不退，因此王烈教授认为对火热伤津之证应及早注意，及时酌加生津之品，临床治疗时常用白虎汤加减，现代药理学研究也证明白虎汤对多种病菌均有不同的抑制作用。小儿肺脾肾常不足，心肝常有余，因此小儿患热证时，虽病位多在肺，但若热重毒深邪盛，亦可邪窜心肝，轻则惊惕不安、夜啼，重则引发惊厥，因此王烈教授常加地龙与蝉蜕两味药以镇惊防痉。地龙性寒，归肝、脾、膀胱经，既能息风止痉，又善于清热定惊。蝉蜕味甘，性寒，可凉肝息风止痉，《药性论》记载其可"治疗小儿浑身壮热"。两味虫类药相得益彰，共奏清热定惊之效，防热盛生惊之变，寓治标防变之意。

【验案赏析】

患儿，男，6岁，平素以鱼肉蛋奶为主食，2018年6月14日初诊。患儿3天前受凉后出现发热，最高体温38.7 ℃，自行给予退热类药物后未见效，遂前来就诊。现症：发热，咽喉肿痛，偶咳嗽，少痰，烦躁不安，纳少，夜寐哭醒，大便干，小便黄。查体：体温38.4 ℃，咽红，扁桃体Ⅰ度肿大，无疱疹及脓性分泌物，心肺及腹部无异常，舌质红、苔薄黄，脉浮数。白细胞计数：8.5×10^9/L；中性粒细胞百分比：37.4%；淋巴细胞百分比：59.3%；超敏C反应蛋白：10 mg/L；余未见明显异常。西医诊断：急性上呼吸道感染；中医诊断：感冒（风热证）。治以疏风解表、清热解毒为主。方选清感方加减：柴胡10 g，黄芩10 g，重楼3 g，射干10 g，金莲花10 g，野菊花10 g，紫草2 g，青蒿10 g，蝉蜕10 g，地龙10 g。3剂水煎服，每日1剂，每日3次。

2018年6月17日复诊：家长自述患儿服药后发热次数减少，第3日体温降至正常，咽痛明显减轻，咳嗽，少痰，故王烈教授在前方加白屈菜5 g，2剂，煎法、服法同前。2日后随诊，患儿症消。

【按语】

小儿感冒相当于西医急性上呼吸道感染，80%～90%由病毒感染引起，病毒在小儿体内产生相应的毒素,诱发热原反应,从而使体温升高。西医主要采用对症及抗病毒治疗。在出诊中发现有很多家长常以为感冒是小病,自行予患儿抗感冒药治疗,甚至是多种抗感冒药联合应用,殊不知抗感冒药会引起多种不良反应,如恶心、胸闷、乏力、头晕、嗜睡等。而中药治疗小儿急性上呼吸道感染具有诸多优势,可改善临床症状、缩短病程、提高患儿免疫力,实现标本兼治,安全性较好。

本病患儿因感受风寒,邪气入里化热,正邪交争则发热;邪气袭肺,热灼咽喉则咳嗽、少痰、咽痛;外邪影响脾胃运化而纳少;热极生惊则烦躁不安、夜寐哭醒;热灼津液则大便干、小便黄;舌脉呈现一派热象。患儿平素喜食鱼肉蛋奶,此乃肥甘厚味,久食易化热化火,致小儿内有蕴热,久积成毒,又外感风寒邪气入里化热,外邪引动内火则发病。王烈教授谓:"热皆毒而来,无毒不作热。"自拟中药汤剂清感方加减治疗。方中柴胡、黄芩疏风解表退外邪,紫草、重楼、金莲花、野菊花清热解毒,青蒿养阴清热,射干消痰利咽止咳,地龙、蝉蜕疏风清热、利尿利咽,上药相伍使热毒去,病得以解。患儿热势不高,故清感方去石膏、芒硝,防止寒凉太过伤胃。小儿"肝常有余",邪气化热,肝热极生风,兼见小儿烦躁不安、夜卧不宁,甚则惊惕抽搐,王烈教授善用虫类药治疗,蝉蜕、地龙乃此方点睛之笔。《药性论》曰:"蝉蜕治小儿浑身壮热惊痫,兼能止渴。"蝉蜕可止痉,助解表,治咽痛。地龙在《神农本草经》中被列为下品,具有清热定惊、通络、平喘、利尿的功效。王烈教授认为,临床应用虫类药,往往可大大提高疗效,但虫类药物药性峻猛,部分药物有小毒,故选用时应注意中病即止,以免产生不良反应。本方需注意紫草、重楼的用量,因紫草有轻泻作用、重楼有小毒,所以临床运用量少为佳。复诊患儿虽热退,但仍有咽痛、咳嗽、少痰,王烈教授在前方基础上加白屈菜治疗。白屈菜性凉、味苦,王烈教授经过多年的实验研究,取得了白屈菜治泻、治咳、治痛等多项成效。2天后随访,患儿痊愈。临床应用本方可随症加减:大便秘结者,加决明子、枳实行气通腑泄热;挟食滞者加炒麦芽、神曲、佛手消食健脾。

【参考文献】

[1] 孔一卜,郭婷婷,郭磊,等.国医大师王烈热毒理论治疗小儿风热感冒经验[J].中华中医药杂志,2020,35(1):173-175.

[2] 孙佳红,王烈,孙丽平.王烈运用清感方治疗小儿风热感冒[J].长春中医药大学学

报，2019，35（1）：46-48.
[3] 杨文波，徐炎，吴佳琦，等.王烈从外风论治小儿肺系疾病[J].吉林中医药，2021，41（12）：1575-1578.

第二节 咳嗽

汪受传教授治疗小儿慢性咳嗽八法经验

【诊断思路】

汪师提出，本病证候复杂，不可执一方而通治，必须辨证选方用药，提出宣发、肃降、燥湿、涤痰、祛风、化滞、益气、养阴之八法，八法或单用或联用，又当根据证候灵活施治，方能取得良效。

【治疗方法】

1.肺气上逆证。肺为娇脏，易感外邪，如风寒、风热、燥热之邪反复侵袭肺卫，或痰浊蕴肺，进而闭阻气道。当肺气失肃成为疾病发展的主要矛盾时，肃降无权则上逆，发为久咳。证候：咳嗽迁延难愈，每因复感外邪而加重，咳嗽阵作，连咳或呛咳，喉中痰音显或不显，舌红苔薄或稍腻，指纹隐于风关或脉滑、紧。严重者可伴胸闷、喘促，或可见胸胁刺痛、目睛红赤、咳痰带血之肝火犯肺证候。此证当以肃肺止咳为基本治法，偏寒证用三拗汤加味，偏热证用泻白散加减。药用炙麻黄、苦杏仁、白前、桑白皮、地骨皮、前胡、枳壳、炙甘草等。炙麻黄降逆止咳，以复肺气肃降之常；苦杏仁味苦降泄，亦能肃降肺气；桑白皮、地骨皮泻肺清火；白前、前胡、枳壳降气化痰；炙甘草调和诸药。

2.肺失清宣证。咳嗽以声咳为主，其声不扬，或为清嗓咳，喷嚏时作，时有鼻塞，或有流涕、咽痒不适，喉中痰少或无。感邪加重时可伴身痛、头痛或恶寒发热、汗出不畅等复感表证证候。舌红苔薄或稍腻，指纹隐于风关或脉浮滑。此证当以宣肺止咳为法，常用验方桑杏前桔汤加减。药用桑叶、苦杏仁、桔梗、前胡、麻黄、野菊花、炙款冬花、炙紫菀、炙枇杷叶等。方中桑叶、野菊花甘寒质轻，能宣散外邪，疏散风热；苦杏仁、前胡、炙枇杷叶宣肃兼施，使肺气调畅；麻黄宣肺止咳，临床应用以"无汗用生、有汗用炙、多汗不用"为原则；桔梗宣肺利咽；炙款冬花、炙紫菀润肺止咳。

3. 肺蕴痰浊证。患儿若素体脾虚，运化失健，则易内生痰浊，蕴阻于肺。证候：久咳不止，咳声重浊，痰多色清，或见胸闷、脘痞、恶心、呕吐、食欲缺乏、肢体困倦，舌苔白腻，脉滑。痰湿咳嗽乃是外感引动脾湿、痰湿上泛蕴肺，以致久咳难止。此证当以燥湿化痰止咳为法，常与宣肺之品同用，方选二陈汤加味。药用法半夏、陈皮、茯苓、远志、桔梗、百部、桑叶、野菊花、冬瓜仁等。方中法半夏、陈皮既能燥湿化痰，又能降逆和胃止呕；茯苓健脾化痰；远志、桔梗、百部化痰止咳；桑叶、野菊花宣肺止咳；冬瓜仁利湿化痰。

4. 痰阻气逆证。痰浊久酿、壅阻肺络、气道不利者，则肺气上逆而久咳难止。证候：咳嗽痰多黏稠，色黄或白，难咳或咳吐不爽，或伴干呕、胸膈痞满，舌苔腻，脉滑数，重者咳剧呕吐、喘促不安。此证当以涤痰降气止咳为法，常与肃肺之品同用，方选清气化痰丸合三子养亲汤加减。药用桑白皮、前胡、紫苏子、莱菔子、葶苈子、苦杏仁、炙麻黄、瓜蒌皮、枳实、黄芩、栀子等。方中炙麻黄、苦杏仁共调肺气之宣降；葶苈子、紫苏子、莱菔子降气涤痰；枳实下气除痞；前胡、瓜蒌皮肃肺化痰止咳；黄芩、栀子清泄肺热。

5. 外邪犯肺，循经入里，引动内风，夹痰阻于气道，内着不解，气机失畅，气逆而上，发为咳嗽。此证多见伴有鼻鼽（过敏性鼻炎）、湿疹、哮喘等的患儿。证候：痉挛性咳嗽，夜间或清晨发作，遇冷风或活动后加重，有痰或无痰，咳剧易喘，咽痒，或伴鼻痒、眼痒、肤痒、晨起喷嚏、鼻塞、流涕，舌苔薄白，脉弦滑。因风痰阻于气道，致气道挛急，肺气上逆，故咳嗽不止。此证当以祛风解痉为法，方选三拗汤合苍耳子散加减。药用炙麻黄、苦杏仁、桔梗、辛夷、苍耳子、僵蚕、地龙、胆南星、生甘草等。方中炙麻黄、苦杏仁宣散风邪，调理肺气；桔梗宣肺利咽，化痰止咳；辛夷、苍耳子祛风宣窍；地龙、胆南星、僵蚕祛风化痰解痉；生甘草调和诸药。

6. 乳食积滞壅于胃肠，则碍滞气机，升降失司，再加外感风邪，则肺气宣肃失司，咳嗽难解。证候：咳嗽迁延，每因饮食不节而加重，或伴恶

心，咳剧易吐，口中常有异味，脘腹饱胀，嗳气，大便不调，或便中夹不消化物，舌苔白或黄垢腻，脉滑。此证当以化滞消积、止咳化痰为法，方选杏苏散合保和丸加减。药用紫苏叶、紫苏梗、苦杏仁、前胡、陈皮、法半夏、枳实、莱菔子、焦山楂、焦神曲、炙枇杷叶等。方中紫苏叶、紫苏梗宣肺理气；苦杏仁、前胡止咳化痰；陈皮、法半夏运脾化痰；枳实、莱菔子行气消滞；焦山楂、焦神曲消积化滞；炙枇杷叶和胃止咳。

7.肺脾气虚，益气固表证。久咳易耗气，又因小儿肺常不足、脾常不足的生理特点，故肺脾气虚常见于本病。临床多见于素体脾虚、久咳不止的患儿。证候：咳声低沉少力，常呈单声咳嗽，咳痰清稀，食欲缺乏，面色少华，动则汗出，反复感冒，舌质淡、苔薄白，脉弱。此证当以健脾益气、补肺固表为法，方选玉屏风散合异功散加减。药用炙黄芪、白术、防风、茯苓、太子参、陈皮、百部、远志等。方中炙黄芪为君，加白术共用益气固表；防风御风达邪；茯苓、太子参健脾益气；百部、远志、陈皮化痰止咳。

8.肺阴亏虚，养阴润肺证。本病属热证咳嗽者，迁延日久，易于灼伤肺津，形成肺阴亏虚证，阴津亏虚，肺脏失于濡养，又易于滋生内热，以致久咳不已。证候：咳嗽日久，以干咳为主，无痰或痰少黏稠难咳，或有声音沙哑、盗汗、咯血、低热延绵，舌红少苔，脉细数。当以养阴清热、润肺止咳为法，方选沙参麦冬汤加减。药用沙参、麦冬、桑白皮、玉竹、天花粉、百部、芦根、地骨皮等。方中沙参、麦冬滋养肺阴，生津润燥，吴鞠通称此为"甘寒救其津液"之法；桑白皮肃肺止咳；地骨皮内清虚热；玉竹、天花粉养阴清热；百部、芦根养阴生津。

【治疗绝技】

1.肺气上逆证临证加减，若有发热，可加生石膏、黄芩清肺泄热；咳痰黄稠，加天竺黄、黛蛤散清化痰热；肝火犯肺，加栀子、野菊花清肝泻火。

2.肺失清宣证临证加减，咽红肿痛加蝉蜕、板蓝根；鼻流浊涕加辛夷、胆南星。

3.肺蕴痰浊证临证加减，痰液色黄加浙贝母、黛蛤散、黄芩、金荞麦清化痰热；胸闷脘胀加枳实、紫苏梗；食滞纳呆加莱菔子、焦山楂。

4.痰阻气逆证临证加减，痰液黄稠难咳者，加竹沥、胆南星、远志清热化痰；咳逆气促者，加射干、青礞石、僵蚕解痉降逆止咳。

5.风邪内着证临证加减，干咳无痰，加五味子、乌梅、白芍酸甘敛阴；

鼻咽作痒，加蝉蜕、防风疏风利咽；肤痒湿疹，加白蒺藜、地肤子祛风止痒。

6. 宿食内积证临证加减，兼脾虚者，加茯苓、白术健脾益气；脾弱乳积者，加炒谷芽、炒麦芽；大便秘结者，加槟榔、瓜蒌仁导滞通便，重者加生大黄。

7. 肺脾气虚证临证加减，汗多者加桂枝、白芍、炙甘草温卫和营，煅龙骨、煅牡蛎敛汗固表；痰多清稀，加法半夏、白前燥湿化痰；食欲缺乏，加焦山楂、焦神曲、炒谷芽健脾开胃助运。

8. 肺阴亏虚证临证加减，久咳无痰者，可加五味子、炙乌梅敛肺止咳；咽干音哑者，加蝉蜕、玄参、胖大海滋阴清咽；兼咽红肿痛者，加蒲公英、土牛膝、芦根；咳嗽咯血加阿胶、白茅根；低热加银柴胡。

【验案赏析】

患儿，男，18个月，2010年2月20日初诊。主诉：咳嗽20余天。患儿20余天前受凉感冒后开始咳嗽，口服罗红霉素颗粒8日后，咳嗽较前稍减。现白天平均半小时作咳1次，干咳无痰，偶有鼻塞流涕，纳谷不香，大便日行1次，质干，小便尚调，寐中欠安、时有哭闹。查体：咽红、舌质红、苔薄，心肺听诊（-）。诊断：慢性咳嗽。辨证为阴虚内热、肺气失肃，治以肃肺养阴止咳，方选沙参麦冬汤加减。药用：北沙参10 g，天门冬10 g，麦门冬10 g，桑白皮10 g，百合10 g，百部10 g，炙款冬花6 g，天花粉6 g，黄芩10 g，地骨皮10 g，辛夷6 g，五味子6 g，拳参12 g，炙枇杷叶10 g。7剂，每日1剂。

二诊：患儿咳嗽有明显缓解，以干咳为主，频次减少，无明显鼻塞，大便转调，寐安和，唯食欲仍较差。原方减拳参、辛夷，加焦山楂10 g，焦神曲10 g，枳实6 g，再进7剂。后随诊，患儿家长诉咳嗽渐消，纳食增加。

【按语】

此例患儿属慢性咳嗽，损伤气阴，结合症状及舌象可辨证。汪师认为咳嗽特别是慢性咳嗽多以肺气失肃、肺气上逆为基本病机，故在选用沙参麦冬汤时，以桑白皮肃肺止咳，炙款冬花、炙枇杷叶清肺降气止咳，黄芩、拳参共清肺之余热，天花粉、地骨皮能清阴伤之虚火，辛夷宣通鼻窍，五味子敛阴润肺。二诊中鼻窍已通，脾运未健，故加焦山楂、焦神曲调脾助运，枳实行气消滞，调治而安。

【参考文献】

[1] 徐珊,汪受传.汪受传教授治疗小儿慢性咳嗽八法[J].中医儿科杂志,2010,6(6):1-3.

贾六金教授运用麻杏石甘汤及六君子汤治疗小儿慢性咳嗽经验

【名医简介】

贾六金,男,主任医师,山西中医药大学硕士研究生导师,首届全国名中医,第三、第五、第六、第七批全国老中医药专家学术经验继承工作指导老师,山西省名中医,山西省"三晋英才"支持计划高端领军人才,兼任中华中医药学会儿科分会第八届委员会顾问等。发表论文30余篇,出版专著5部。研究学科(领域)为中医儿科学。研究方向为中医药防治小儿肺脾疾病。

【学术思想】

贾老的主要学术思想概括为奉行中西医结合,取长补短,力求实效;重视小儿生理病理特点在临床中的重要地位和作用;以五脏证治,突出肺、脾论治;治疗上善用清法、和法,补法少用;诊断时强调四诊合参,注重望口腔、察咽喉;博采众长,融会贯通,善复方多法合用;心系患者,用药偏廉。

【诊断思路】

贾老立足小儿"肺脾不足"说,指出慢性咳嗽患儿多肺脾虚弱,痰浊内伏。五行中脾属土,肺属金,土能生金。肺气的充实有赖于脾气的输布,脾气的运化有赖于肺气的濡养,脾气虚则肺气亦虚,肺病日久脾亦受损,两者在生理、病理上相互联系,相互影响。脾为生痰之源,肺为贮痰之器,肺气不足,宣降失司,发为咳嗽,反复发作,损伤脾土,气不化津,水液失运,痰湿内生,久咳不愈;或脾气虚弱,生化乏源,中阳不运,聚湿成痰化饮,母病及子,肺气失充,久咳难止。

【治疗方法】

对于小儿肺炎缓解期反复咳嗽，辨证治疗，贾老喜用以下经典方剂。

麻杏石甘汤出自《伤寒论》，是治疗咳喘的名方，常用于太阳病汗不得法或误治以后的"汗出而喘，无大热"，邪热壅肺是病机关键。吴谦云："汗出而喘，身无大热而不恶寒者，知邪已不在太阳之表，其所以汗出而喘，既无大热，又不恶寒，是邪独在太阴肺经。"叶天士也用麻杏石甘汤治肺气闭塞、宣降失司之证；刘渡舟教授亦指出，汗出而喘是肺热的明证。本案患儿虽无汗出，但咳喘明显，故方中用蜜炙麻黄，取其宣肺平喘之功；石膏清热生津，可制麻黄之温热；苦杏仁降肺气以止咳平喘，甘草以和其中，体现清、宣、降三法齐用的特点。贾老取原方加减后常用于小儿各型肺炎及其不同的病期，早期用宣泄平喘逆，中期用开闭清痰热，后期用化痰祛余邪。

六君子汤始见于《太平惠民和剂局方》，是历代医家治疗脾胃气虚并挟痰湿的代表方。"肺为贮痰之器，脾为生痰之源"，小儿肺炎恢复期除肺失宣降外，主要病机是脾虚痰聚。健脾既可消除已生之痰，又可杜绝生痰之源，是治本之法。方中重用太子参补益肺脾、益气生津，以助燥湿化痰、宣肺止咳之力，达标本兼治的目的；白术苦甘温，有健脾气、燥水湿之功，《本草通玄》赞其"补脾胃之药，更无出其右者"；茯苓甘淡平，甘可益脾制水，淡能渗湿利水，正如徐灵胎所论"茯苓生山谷之中，得松柏之余气，其味极淡，故为调补脾阴之药"；半夏燥湿化痰，近代医家张锡纯称其"辛之至者，得肺金之气最重，禀有肺金肃降之性，故半夏一药中独有发散、收敛两性"；陈皮理气燥湿，甘草补中益气、调和诸药。全方共奏益气健脾、燥湿化痰之效。

小儿肺炎恢复期，辨证属肺失宣降、脾虚痰聚者，贾老临床均善用复方麻杏石甘汤合六君子汤治疗。前者清余热、化痰涎、消啰音；后者健脾气、益肺气、化痰气、扶正气。复方清补兼施，清不伤正，补不留邪，甚为合拍。两方理法方药环环相扣，法随证立，方由法出，方药对证，有机结合，真正体现出复方的合理高效。一诊即获佳效，二诊加生龙骨、生牡蛎敛汗涩精兼治汗证，三诊再加焦三仙消食导滞，标本同治，半年顽疾，一朝治愈。

三拗汤由《伤寒论》麻黄汤减桂枝而来，收录于北宋《太平惠民和剂局方》。原方遵古炮制，麻黄切断去根节，杏仁煮后去外皮和尖，甘草用蜜炙。本方与古法相悖而行，故名"三拗汤"。治感冒风邪，鼻塞声重，语音不出；或伤风伤冷，目眩，四肢拘蜷，咳嗽多痰，胸满气短，主要功效为宣肺解

表、平喘。贾老强调此方不仅能治疗外感风寒初期咳嗽,还是治疗慢性咳嗽的有效方剂,诚如尤在泾《金匮翼》所云:"经年累月,久咳不愈,余无他证者,得三拗汤恒愈。"

止嗽散被后人称为"止嗽第一方",是由清代医学名家程钟龄在继承前人学术思想的基础上创立,治以温润,相反相成。止嗽散以一方而统四法,止咳要义俱全,所以灵活加减应用,外感六淫咳嗽多有良效。其用药倡导"用热远热,用寒远寒",方中紫菀、百部、桔梗、白前调整气机升降,佐以陈皮宣肺利气祛痰,荆芥散风解表,甘草缓急止咳。七药合用,既辛甘为开,又苦甘而降,具有温以散寒、温而不燥、润以去燥、润而不腻、温润和平等特点,达到"既无攻击过当之虞,大有启门驱贼之势,是以客邪易散,肺气安宁"的治疗效果。治疗重在止咳化痰,微加疏风解表利咽之药,以除在表之余邪。同时合用理气化痰、利咽止咳之品。

【治疗绝技】

经方治疗临证加减:贾老强调,支气管肺炎如治疗不及时,或病原体清除不彻底,病情易复发,而反复咳喘极易诱发哮喘,因此要注意标本兼治,紧追余邪,增强患儿体质,以防继发他病。临床如见咳嗽较著、痰多而稠者,加桔梗、蜜紫菀等增强止咳化痰之功;舌苔白厚有食积者,加焦三仙、鸡内金、莱菔子等消食化积导滞;苔白腻夹湿者多用砂仁、豆蔻仁等化湿和胃;痰喘显著者加地龙、白果止咳解痉平喘;喘息严重者加五味子敛肺止咳;脾虚不著,可减太子参、白术。

三拗汤合止嗽散,配伍平和,散寒不助热,解表不伤正。既能针对小儿感冒初期外感风邪之证,又能治疗风寒之邪进一步犯肺咳嗽频作。两方合用,体现了《证治准绳·幼科》中五拗汤之意,即三拗汤加荆芥、桔梗以蜜拌炒制而成,治感受风寒、形寒肢冷、痰嗽咳连声者。复方应用于小儿咳嗽的治疗中,收效良好。贾老主张在辨证准确的基础上,守方而治,随症灵活加减。临床见鼻塞明显、打喷嚏,可加用苍耳子、辛夷散风邪,通鼻窍;咽痒痛加射干、僵蚕利咽解毒;咳嗽频作、声重、咽痒、痰白清稀,加紫苏子、芥子、茯苓等降气止咳化痰;风寒初起,头痛鼻塞、发热恶寒等表证较重者,可加大荆芥用量,并酌加防风、紫苏叶以疏风散邪。

【验案赏析】

患儿,男,8岁,因"反复咳嗽半年"于2019年8月12日就诊。患儿素体脾虚,半年前因反复发热伴咳嗽,在外院诊断为支气管肺炎,予静脉滴注头孢哌酮钠后症状缓解,但仍反复咳嗽,持续5个多月,遂来诊。症见咳嗽、晨起明显、咳甚气促,时咳白痰,进甜食后加重,精神稍差,纳眠差,大便不成形,小便正常。查体:体重23 kg,面色萎黄,舌淡红、苔白腻,脉滑。咽部充血,双肺听诊呼吸音粗,偶可闻及痰鸣音。血常规:白细胞6.15×10^9/L,中性粒细胞35.1%,淋巴细胞52%。肺炎支原体血清学检测:肺炎支原体抗体(−)。胸部X线:肺纹理增粗,右肺底可见点片状阴影。西医诊断:慢性支气管肺炎;中医诊断:肺炎喘嗽(缓解期),为肺失宣降、脾虚痰聚证。治以健脾益气、燥湿化痰、宣肺止咳。予麻杏石甘汤合六君子汤加味口服。组成:太子参、炒白术、茯苓、陈皮、姜半夏、炒苦杏仁、蜜紫菀、蜜百部、白前、款冬花、浙贝母各10 g,炙麻黄8 g,生石膏15 g,蝉蜕、甘草各6 g。6剂,每日1剂,水煎,早晚分服。

2019年8月19日二诊:患儿服药后咳嗽大减,气促消失,晨起偶咳,出虚汗,前方加生龙骨、生牡蛎各25 g,继服6剂。

2019年8月26日三诊:患儿服药后咳嗽基本消失,痰不多,虚汗减轻,纳稍增。于二诊方再加焦三仙各10 g,继服2周以巩固疗效,每周5剂。治疗1个月后随访,病愈,复查实验室指标均恢复正常。

【按语】

据病史、临床表现及辅助检查结果,本案西医诊断慢性支气管肺炎明确。患儿素体脾虚,又患支气管肺炎迁延数月,母子同病,导致咳嗽反复不愈,此乃中医肺炎喘嗽恢复期。发展到此期,脾肺俱损,既有咳嗽无力、喉中痰鸣,又见纳差神倦、大便溏薄、面色不华,辨证为肺失宣降、脾虚痰聚证。此时,虚实互见,邪少虚多,攻邪则伤正,补虚则留邪,必须扶正祛邪同用,以扶正为主,治当健脾燥湿、止咳化痰,方用麻杏石甘汤合六君子汤加味。

【参考文献】

[1]王盼盼.基于数据挖掘技术分析贾六金教授治疗儿童慢性咳嗽用药规律[D].晋中:

山西中医药大学，2021.

［2］张焱．贾六金学术思想和临床经验总结及治疗儿童咳嗽变异性哮喘的临床研究［D］．北京：北京中医药大学，2016.

王应麟教授运用经验方治疗小儿咳嗽经验

【名医简介】

王应麟，首都医科大学附属北京中医医院，主任医师，国家级名老中医。1964年毕业于北京中医学院（现北京中医药大学），现任北京中医药学会儿科专业委员会副主任委员、国家药品监督管理局药品评审专家、北京老医药卫生工作者协会理事。从事中医儿科的科研、教学工作40余年。具有多年临床经验和祖传儿科独特经验，擅长治疗小儿消化、呼吸系统疾病。长期开展小儿肝炎、小儿多动症专科门诊，同时进行小儿皮肤病、小儿癫痫、小儿遗尿、小儿过敏性疾病的治疗和研究。

【学术思想】

王教授结合儿科特点，在生理上重视两点：第一，小儿脏腑娇嫩、形气未充，为稚阴稚阳之体；第二，小儿纯阳之体生机蓬勃、发育迅速。在病理上他认为因小儿气血未充，易触外邪、易虚易实、易寒易热，故发病急、传变快。王教授结合小儿的生理、病理特点，在小儿疾病辨证时强调辨虚实、补虚泻实或补泻兼施，并与脏腑辨证、经络辨证、卫气营血辨证紧密结合。王教授四诊合参，尤重望诊。小儿诊病别于成年人，王教授推崇钱氏"有诸内，必形诸外"的理论，尤其重视望诊在小儿诊查中的重要性，不仅望头发、天庭、面色、二目、耳、鼻、口、牙齿、舌质及舌苔、爪甲、汗，而且更有其家学"望上颚"的独到之处，对于诊断意义重大。王教授遣方用药巧裁古方、勇创新方，化裁时注意小儿生理病理特点，处方力求攻不伤正，补不滞邪，依从传变，未病先防。王教授创新了一系列治疗儿科疾病行之有效的经验方，如治疗肺系疾病的"银杏合剂"系列方，治疗消化系统疾病的"厌食合剂""固肠止泻散"系列方，以及治疗小儿神经系统疾病的"安神益智"系列方，治疗皮肤疾病的"青紫合剂"系列方等，均理法严谨、配伍精当。

【诊断思路】

小儿咳嗽是肺系疾病中最易发病、发病率高且易反复发作的病证，季节变化或温度骤变时最易发病，为儿科临床最常见的疾病之一。王教授认为小儿脏腑较弱，尤其肺常不足，乃为娇脏，易感受外邪尤其风邪，夹寒夹热，或种种原因导致脏腑功能失调，如肺胃蕴热、脾虚身瘦、情志所伤、病后余毒未清、耗伤气阴等影响肺的宣发肃降功能，造成肺之气机不畅，上逆作咳，咳吐痰涎。王教授认为引起咳嗽的主要病理因素为痰，无论外感六淫之邪，还是脏腑内伤，痰液的滋生为主要矛盾。

【治疗方法】

小儿脏腑娇嫩，藩篱不密，如调护失宜，极易为外邪所侵。风寒或风热之邪客于肺卫，肺气失宣，出现咳嗽，此时治咳应以解表为先，使用疏法，药用辛夷、苍耳子、荆芥、防风、金银花、桑叶、薄荷、菊花等疏散表邪，使邪气从表而解，肺气得宣，咳嗽自止，如邪尚在表，不用疏法反而过早使用肃降，每使邪气深陷。肺为华盖之脏，居于上焦，主气，司呼吸，主宣发肃降，如为外邪所束，则肺气失宣，症见咳嗽，咳声不扬。故宣肺之法常为治咳之要，用前胡、桔梗、麻黄等药宣发肺气，只有使肺气恢复升宣、舒展之职，上逆的肺气才可得以肃降，咳嗽自止。

无论寒热还是痰邪侵犯肺脏，终将使肺气失宣、肺失肃降、肺气上逆，令小儿阵咳不止，不仅影响小儿睡眠和食欲，咳嗽甚者，常令小儿眼眶下及面部出现细小出血点。此时当务之急宜以肃降止咳为重。多选紫苏子、莱菔子、枇杷叶、苦杏仁、旋覆花、赭石等。但肃法常为治标之法，需与其他治法配合应用，否则有留痰敛邪之弊。

肺开窍于鼻，小儿感邪后肺气失宣，鼻窍不通，常引起鼻塞、流涕，临床所见咳嗽往往因为鼻塞、鼻涕后坠刺激咽喉而出现。此时非止咳药所能缓解，需通鼻窍，药用辛夷、苍耳子、细辛、白芷、葱根等，此通法之一；另外，通法还包括通下法。由于肺与大肠相表里，如腑气不通，可致肺气失于宣降，加重肺气上逆，并可产生化热或生痰之变，故对于咳嗽伴大便秘结，通便正如釜底抽薪，腑气得通，肺气便可肃降，痰热得以宣化，药用制大黄、瓜蒌、芒硝之属，视病情轻重酌加1～2味；小儿脾常不足，易为乳食、生冷所伤，使脾失健运，水谷不能化生精微，积久酿成痰浊，上贮于肺，痰阻气道，肺失宣降，故咳嗽痰多，此时消食化积乃为治咳之道，食化方使痰消，气道宣通，故消食化积祛痰实为通法之三，药用山楂、神曲、麦芽、稻芽、鸡内金、陈皮、半夏，痰涎壅盛可加葶苈子等。

小儿形气未充，肺气不足，常易感寒，加之小儿常喜食生冷，致寒邪客肺，肺气壅遏不宣，清肃之令失常而出现鼻流清涕、咳痰清稀，此时需以温法为要，药选干姜、桂枝、半夏、细辛、橘红等温肺散寒。由于生活条件的改善，小儿常恣食肥甘厚味之品，致使体内蕴热，感邪后也极易化热，热邪伤肺，肃降无权，气逆而咳。患儿可见发热、咳嗽、咳痰、舌红、苔黄腻，药用黄连、黄芩、栀子、桑白皮、地骨皮、生石膏、知母、竹叶等；如痰热明显，可酌加瓜蒌、竹茹、浙贝母、黛蛤散、天竺黄等清化痰热。

小儿肺常不足，如久咳，可表现为肺气虚、肺阴虚，肺气虚不仅致咳嗽反复不已，而且易感外邪，致咳嗽时轻时重，反复不已。虚则补之，故宜补肺气，用太子参、黄芪、茯苓、白术、扁豆、山药，脾土生肺金，如脾气不足，则常令子病，故治疗时适当健脾运脾，脾气足不仅可生肺金，还可杜绝生痰。如小儿嗜食香燥之品，势必耗津劫液，伤及肺金，发生干咳，此时宜滋阴润肺，选用南沙参、玄参、麦冬、玉竹、黄精等。如肺津不足不能上润咽喉，可致咽干咽痒，继发咳嗽，可在滋阴基础上，辅以锦灯笼、山豆根、牛蒡子、薄荷、板蓝根等利咽润喉。

小儿如久咳不止或喘促难平，可令肺气耗散。此时单纯应用上述七法难以速效，可适当选用敛肺止咳治法，如选择五味子、乌梅、白果、诃子等药，以发挥收敛肺止咳之功。此法如同肃法，均为治标之法，用之不当，会闭门留寇，反致咳喘难愈，故需与他法合用。

【治疗绝技】

王教授善于参四诊、重望诊、辨证用药。自古以来即称小儿科为哑科，其痛苦不能自言，然脏腑之色，皆荣于面，有诸内必形诸外，故望之可知疾病之起始，决预后之吉凶。至于闻、切二诊，虽在诊断上也很重要，但就儿科来说，均以望诊为主。王教授对患儿望诊时除望神志、体质、面色、精神、二便，察舌苔、爪甲等外，还吸取了中医学中濒于失传的宝贵经验——望上颚的方法，能够从患儿上颚各部位颜色的变化来判断疾病之寒热虚实，在临床中用以指导辨证论治和用药，颇有得心应手之处。上颚望诊主要是观察患儿口腔上颚各部位颜色的变化，或是否有出血点、小凹点。小儿患病后与疾病所相应的脏腑之上颚部位的颜色会发生变化。尤其合并有脾胃病的小儿，其上颚部位颜色变化尤为明显。在小儿腹泻时，务必观察其上颚颜色而决定用药。若其颚前、颚后均为粉红色，二臼齿处乳白，中柱淡黄或乳白，多属脾胃虚寒，治宜温补脾肾、固肠止泻，多能取得较好的效果。

小儿咳嗽是常见的呼吸道疾病，症状复杂，类型很多，全国各地都一直沿用《伤寒论》的名方——麻杏石甘汤加减，以宣肺泄热、止咳定喘，获得了较好的疗效。仲景之方多适用于成年人，其中温药初学者在应用于儿科热性病时常掌握不好，时有失治或误治者。根据小儿脏腑柔弱、稚阳未充、稚阴未长、成而未全、全而未壮等特点，王教授在诊治小儿肺炎时创造了以宣肺降逆、清化痰热为治则的银黛合剂，即银杏、青黛、寒水石、地骨皮、紫苏子、天竺黄六味药，应用于临床，多年来获得了较好的效果。

咳嗽重症"肺痈"一病，首先在张仲景《金匮要略》中得以确认，对其病因、病理、脉象、疾病的过程及预后，都进行了系统的总结，奠定了中医学对该病形成与辨证论治的基础。分析张仲景的观点，可以了解肺痈的病因为风热入肺、壅遏营血、热伤血脉、久之热盛则肉腐血败而蓄结成脓。其病机是里证、热证、实证。此外他还指出了在不同情况下的诊断与治则，认为对肺痈的诊断，应突出咳唾脓血腥臭为主要症状，治疗上他把肺痈分为"脓未成而又喘不得卧"的初期与"口中辟辟燥，咳则胸中隐隐痛，咳唾脓血"的肺痈已溃期两个阶段，并提出前者用葶苈大枣泻肺汤以泻肺行水平喘，后者则可用桔梗汤以排脓解毒，但从患者的症状严重程度来看，上述方剂似有病重药轻之嫌。各医家在仲景泻肺治则的基础上，又有新的发展，如喻嘉言在《医门法律》中提出："肺痈属在有形之血络，宜骤攻。"余听鸿《外证医案汇编》说："治肺痈之法，如始萌之时，将一通字着力，通则壅去。"两论精凿切当，诚为至理名言。继而出现了千金苇茎汤等效果不错的方剂。王教授在临床中看到患儿高热起伏，咳吐脓血痰，联想到《金匮要略·肺痿肺痈咳嗽上气病脉证并治》所说"热之所过，血为之凝滞，蓄结痈脓"的条文，始悟到此处也正是热盛气滞血瘀之病证。经过反复推敲，逐渐开始用以活血化瘀为主，佐以清热解毒、排脓消肿的方药——脓疡散（主要药物为乳香、皂荚、紫草、青黛、天竺黄、寒水石等）治疗小儿肺脓肿50余例，结果无一例死亡及转外科手术治疗者。这不但简、便、廉、安全，同时也可避免经胸壁直接穿刺排脓、肺内注射青霉素、气管内注入药物等所引起的不良反应。长期服用脓疡散，临床不仅未见有不良反应，相反在后期，患儿的体重都普遍得到增加。道理是紫草色紫质滑，甘咸气寒，专入血分，功能凉血解毒，在血热毒盛的肺痈早期能疗"恶疮"，在后期有补中益气（见《本草经疏》）的作用。所以，王老师认为，对于药物除记住各家公认的主要功能外，还要记住某些临床医家对该药的不同认识与用法，这样才能在配伍时灵活多变。

【验案赏析】

1. 患儿，男，5岁，流涕、咳嗽3天，痰不多，纳食欠佳，二便调。查体：咽充血，双侧扁桃体不大，双肺呼吸音稍粗，未闻及干、湿啰音，舌尖红、苔薄腻，脉浮。方药：辛夷10g，苍耳子5g，玄参10g，板蓝根10g，白前5g，前胡5g，桔梗3g，浙贝母10g，紫苏子5g，谷芽10g，款冬花10g，天竺黄10g，枇杷叶10g，胆南星6g。5剂，水煎服。

2. 患儿，男，6岁，咳嗽7天，咳时伴喘，并汗出较多，舌淡、苔白。方药：辛夷10g，苍耳子5g，玄参10g，桔梗10g，乌梅10g，紫菀10g，钩藤10g，蝉蜕6g，紫苏子10g，胆南星6g，葶苈子3g。5剂，水煎服。

【按语】

验案1为小儿咳嗽，多为感受外邪，其病机不外肺失宣肃。上述方剂是在审证求因的基础上，秉承辨证论治原则具体拟定。审证为风邪犯肺、肺失宣肃，确定疏法、宣法、肃法，选择辛夷、苍耳子疏散风邪；前胡、桔梗、紫苏子、枇杷叶宣降结合，恢复肺的司宣肃功能。患儿咽红，加用板蓝根、玄参、天竺黄、胆南星清热利咽。纳食不佳，酌加谷芽消食和胃。服药5剂后痰去咳止，饮食明显增加，为巩固疗效，嘱其原方继服3剂，3个月后电话随访述患儿情况一直很好，没有再发生咳嗽。

验案2中的患儿咳喘较明显，故方中选用乌梅、紫菀、紫苏子敛肺降气止咳；钩藤、蝉蜕、胆南星降逆平喘，一敛一降，相辅相成，加强止咳平喘之功效；辛夷、苍耳子、玄参、桔梗既有疏散外邪之用，又可防外邪再次侵及鼻咽，加重咳喘。半年后因皮肤湿疹再次就诊，追问病史得知自上次服药后，咳喘一直未再复发。

【参考文献】

[1] 徐旭英. 王应麟治疗小儿咳嗽的经验 [J]. 北京中医药, 2011, 30 (2): 112-114.

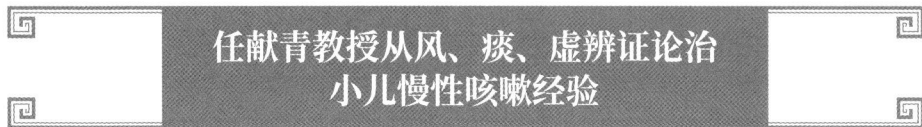

任献青教授从风、痰、虚辨证论治小儿慢性咳嗽经验

【名医简介】

任献青,医学博士,教授、主任医师,毕业于北京中医药大学,任世界中医药学会联合会儿科专业委员会常务委员,中华中医药学会儿科分会常务委员,中国民族医药学会儿科分会秘书长,全国中医药高等教育学会儿科教育研究会常务委员,河南省中医药学会儿科专业委员会秘书。擅长中西医结合治疗肾脏疾病如过敏性紫癜、紫癜性肾炎、血尿、蛋白尿、肾病、肾炎、狼疮肾、乙肝肾、矮小症、性早熟,以及中医药治疗小儿咳嗽、食积、发热、厌食、哮喘、反复呼吸道感染、遗尿等儿科常见病。

【学术思想】

慢性咳嗽是儿科常见症状,任教授认为肺脾气虚、痰饮内伏、风痰上扰是主要病因病机,咳嗽有痰或无痰,伴或不伴有发热、流涕、咽痛等症状。中医认为咳嗽的病因,一是六淫外邪侵犯肺卫;二是其他脏腑的功能失常,引起肺气不清、失于宣肃、肺气上逆而作咳。

【诊断思路】

任教授根据慢性咳嗽的发病特点及临床表现,认为本病的外因多为感受风热、风寒之邪或接触异物(过敏原);内因主要为小儿肺脾虚弱,加之久咳病邪入络、痰阻经脉,使疾病迁延难愈。本病病位在肺,常涉及脾。小儿肺常不足,藩篱不固,易受外邪,肺失宣降,气逆而咳,日久肺气损耗,发为久咳。脾失健运,水液不化,聚湿生痰,上贮于肺,发为痰嗽喘咳,即所谓"脾为生痰之源,肺为贮痰之器"。痰饮伏留于肺,接触异物,肺失宣肃,引动伏痰，痰气互结，气机升降不利，经脉痉挛，发为咳嗽。总之，外邪伤肺，接触异物，肺脾虚弱，正虚邪恋，痰饮内伏，致宣发肃降失常，肺气上逆，发为久咳。

【治疗方法】

任教授根据本病的病因病机提出从风、痰、虚三方面辨证论治，并结合小儿自身的过敏体质及现代社会环境的变化综合治疗，以补虚、化痰、祛风为主要治疗方法。

1. 补虚——补肺健脾是根本，不以止咳为重点。咳嗽日久耗伤肺气，表虚不固，见咳嗽无力、气短懒言、语声低微、自汗畏寒、反复感冒、咳嗽频繁复发等肺气虚损、表虚不固的症状。小儿脾常不足，脾气虚弱，运化失司，气不布津，痰液内生，蕴于肺络，出现久咳不止、痰白清稀、面色苍白、食少纳呆、舌边齿痕等症状。治宜补肺固表、健脾化痰，方选玉屏风散和二陈汤加减，药选黄芪、白术、防风补肺固表兼祛风邪，选茯苓、苍术、陈皮、半夏、厚朴、百部等燥湿理气化痰。临床观察发现以玉屏风散为主加减预防小儿慢性咳嗽，可以使患儿感冒次数减少、发作间歇延长、发作次数减少、发作程度逐渐减轻。玉屏风散的药理研究显示本方有调节机体免疫功能、灭活、抑制病毒的作用，这为慢性咳嗽临床应用玉屏风散提供了有力的药理学依据。叶天士认为："从来久病，后天脾胃为要，土旺以生金，不必穷究其咳。"小儿脾常不足，饮食不能自调，若饮食不节，食积内伤，致脾胃失和，上犯于肺，阻碍气道，使肺之清气不得宣降而致咳嗽。因此任教授在治疗久咳时常佐以莱菔子、焦山楂、炒麦芽等消食导滞之品，调畅气机，每获显效。

2. 化痰——化痰止咳疏肺气，润肺止咳固肺阴。小儿为"纯阳之体"，阳常有余，阴常不足，痰邪留恋，易从热化火，可见痰多质稠不易咳出、咽红、大便偏干的症状。治宜清热化痰、润肺止咳，故选用沙参麦冬汤加减，其中黄芩、浙贝母、苦杏仁、半夏、白屈菜、鱼腥草等药物清热化痰；痰热恋肺，肺气不畅，故除化痰外增加疏肺气的药物，如紫苏子、桑白皮、葶苈子等降气除痰；久咳伤阴，故佐以麦冬、沙参等药物补阴润肺，最终热痰清、肺气畅则咳嗽自止。

3. 祛风——祛风解痉治其本，平喘止咳治其标。过敏性咳嗽又称咳嗽变异性哮喘，是一种以慢性咳嗽为主要或唯一临床表现的特殊类型的哮喘。中医古籍中对小儿过敏性咳嗽无明确记载，但经现代临床观察认为，其病机与中医"哮喘"相似，因此以哮论治。此类患儿多为过敏体质，即在禀赋遗传基础上形成的一种特异体质，在外在因素的作用下，生理功能和自我调适力低下，反应性增强，其敏感倾向表现为对不同过敏原的亲和性和反应性，呈现个体体质的差异性和家族聚集的倾向性。

过敏体质患儿本就肺脾气虚，肺卫不固，加之风性主动，入侵肺经后肺内痰气互搏，气道痉挛，发为咳嗽。风为百病之长，其性善行而数变，可表现为接触异物后咳嗽加重、发病迅速、咳嗽气促、喉间痰多，而且咳嗽有很明显的时间特征，一般多发作于夜间入睡后、半夜醒来及晨起后，白天较少咳嗽。此外，咳嗽发作跟小儿的运动和情绪变化有很大关联，当小儿哭闹、情绪变化较大时咳嗽常会加剧。治宜祛风解痉，止咳平喘。选用僵蚕、蝉蜕、羌活、射干、川贝母、荆芥、防风等药物解痉止咳。

【治疗绝技】

任教授运用万全"四不足"的儿童体质学说探讨小儿慢性咳嗽的证治规律。

1.肺常不足——益气固表，补肺散邪。治疗小儿久咳，在遣方用药时也要将"肺常不足"贯穿始终。小儿体质"易寒易热、易虚易实"，肺为娇脏，更不耐寒热，故选方用药时应在扶正补肺之基础上，中病即止，勿用过寒过热之剂。曾世荣《活幼口议》曰："所言牙儿及婴儿咳嗽难治者，盖为初生血气微弱，五脏未充，肌体未固……不可强生攻治，妄吐妄下，妄汗妄补，皆令儿疾转盛，不惟无益，甚有伤害。"此肺常不足体质患儿临证常见汗出恶风，面色㿠白，舌质淡、苔薄白，脉浮数，方选玉屏风散。玉屏风散中黄芪为君，既能补肺气，更善益气固表；白术益气健脾益胃，平补三焦；防风解表发汗、祛风邪，正如《医宗金鉴》曰："惟黄芪能补三焦而实卫，为元府御风之关键，且无汗能发，有汗能止，功同桂枝……所以防风得黄芪，其功愈大耳。白术健脾胃，温分肉，培土即以宁风也。夫以防风之善驱风，得黄芪以固表，则外有所卫，得白术以固里，则内有所据。邪去而不复来，此欲散风邪者，当依如屏，珍如玉也。"

2.脾常不足——培土生金，健脾化痰。《医学心悟》曰："久咳不已，必须补脾土以生肺金。"《石室秘录》言："治肺之法，正治甚难，当转治以脾，脾气有养，则土自生金。"中焦运化失司，必致痰饮留肺。《医门法律》曰：

"痰饮之患，未有不从胃起者矣""病痰饮者，当以温药和之"。故久咳患儿若痰饮为患，应以温化痰饮、健运脾胃为法。此体质患儿，临证常见久咳不止、食少纳呆、咳多有痰、痰白清稀，患儿多面色㿠白无泽，舌淡苔白、边有齿痕，方选二陈汤。二陈汤中半夏辛温，为开胃泻肺、祛湿行水之要药，能消痰涎、开胃、健脾、降肺气；橘红善理气化痰、消食导滞，功居于诸治痰药之上；茯苓味甘性淡平和，功善健脾燥湿、通利水道，使痰生之无源；甘草为使药，调和诸药。临证亦多见因脾胃积热而咳久之患儿，加焦山楂、神曲、麦芽等消食化积之品亦多做醒脾之用。

3. 肾常虚——金水相生，滋肾益肺。《素问·五常政大论》言："气反者，病在上，取之下病在下，取之上。"临证见肺肾阳虚而致咳嗽、气短、自汗出、形寒肢冷、舌质淡红苔白；或干咳无痰、五心烦热、舌红少苔、脉沉细。因肾阴不足、阴不济阳、水不制火、虚火上炎而致久咳，应用同治肺肾之"金水相生"之法。《石室秘录》曰："肺得命门而治节。"若见久咳以肺燥阴亏为主证时，滋阴降火乃为治疗之法，常用六味地黄丸加减。方中重用熟地黄为君药，滋阴补肾；臣药以山萸肉补养肝肾，山药脾肾双补，既补肾之阴精，又补脾以助后天化生之源；佐以泽泻利湿泄浊，防熟地黄之滋腻，牡丹皮清泻相火，制山萸肉之温涩，茯苓健脾利湿，配伍山药补脾健运。全方六味药合用，补泻兼施，泄浊有利于生精，降火有利于养阴。《医方论》云："此方非但治肝肾不足，实则三阴并治之剂。"临证常加五味子敛肺止咳亦滋肾，阴火不旺则燥气不升。若见以肺气虚冷、肾阳亏虚为主证时，重在补气温肺，但同时应佐以补肾阳之药，如补肺温阳之蛤蚧、补肾温肺之核桃仁，以助肺生气，此乃"子母同补"，使其宣则能使阳守于外，降又能下引肾阴。

4. 阴常不足——益气养阴，生津润燥。此证患儿，多见咳嗽气喘，咽喉燥痛，时见午后潮热，头晕目眩，动辄汗出或盗汗，睡时打鼾，舌质红、苔少，脉细数，治宜益气养阴、生津润燥，方选玉屏风散合沙参麦冬汤加减。吴鞠通《温病条辨》云："燥伤肺胃阴分，或热或咳者，沙参麦冬汤主之。"玉屏风散乃益气固表之方，两方合用气阴双补、温润并用、肺脾肾三脏同治，可使卫表固密、脾胃健运、肺气肃降。方中黄芪补肺脾之气，实卫固表；白术益气健脾健中焦；防风走表祛风邪；沙参、麦冬甘寒，清热润燥，滋养肺胃之阴；玉竹甘平滋肺阴，天花粉甘寒，清热止渴除烦；佐以扁豆健运中焦脾胃而助运化；桑叶清肺润燥；甘草健脾和中。诸药合用，共奏滋养肺胃阴分、生津润燥之功。

【验案赏析】

患儿，7岁，1个月前因受凉出现咳嗽、发热、鼻塞、流清涕等症状，至当地医院治疗后热退，但咳嗽久不痊愈。至今反复咳嗽1月余，期间口服抗生素治疗，效果不佳。患儿受凉后咳嗽易反复。现咳嗽无力、有痰、晨起与夜间较重，无喘憋，精神稍差，汗多，纳呆，面色白，小便可，大便干，2日1次，舌红、苔薄黄。诊断为慢性咳嗽，肺脾气虚证兼有内热。予黄芪、白术、防风、白屈菜、浙贝母、炒莱菔子、葶苈子、决明子各10 g，半夏、陈皮、蝉蜕、桔梗、炙甘草各6 g，共7剂。服用1周后复诊，患儿咳嗽明显减轻，喉间少痰，无鼻塞、流涕症状，汗出减少，食欲增加，大便正常，日行1次。故上方去决明子，继服7剂后咳嗽痊愈。

【按语】

患儿反复咳嗽1月余，久咳耗气伤津，肺气虚，卫表不固，出现咳嗽无力、多汗、易感冒等症状；小儿脾常不足，脾气虚，运化无力，出现食少纳呆、精神困倦等症状。因此方中选用黄芪益气固表，白术健脾益气，防风祛除风邪。此三味药即为玉屏风散，可益气固表止汗，针对患儿肺卫虚弱，表虚失固之汗多、易感冒而设；患儿痰多，遂加入半夏、葶苈子、浙贝母、白屈菜以化痰止咳；此患儿被诊为过敏性咳嗽，需以哮论治，遂加入蝉蜕以解痉止咳，且可助防风祛除风邪；加入炒莱菔子消食除胀，改善食少纳呆的症状，同时炒莱菔子亦有降气化痰的作用，有助于理气止咳；桔梗为舟楫之剂，上焦引经药，引诸药至肺发挥药效，且其本身亦可宣肺祛痰以治咳；此外患儿尚有鼻塞流涕、大便干的症状，肺与大肠相表里，用消积导滞之法使胃肠气机通畅，以助肺气宣肃有序，咳嗽便可自止，遂加入葶苈子祛风通窍、决明子润肠通便。诸药合用，以达到补肺固表、健脾化痰、解痉止咳的疗效。7剂后复诊，咳嗽明显缓解，无鼻塞流涕，食欲增加，大便正常，遂上方去决明子，继服7剂以巩固疗效，达到治愈的目的。

由此可见，任教授辨治本病临床遣方用药独具特点：①重在调理患儿自身体质。小儿肺脾不足，先天禀赋过敏体质，外邪内饮侵犯肺卫，肺气上逆，咳嗽不止，予玉屏风散加减以固表治本，预防反复；②善用息风止痉药（如蝉蜕）治疗过敏性咳嗽。此类咳嗽反复发作，病机与哮喘相似，外邪引动伏痰，痰气互搏，气道痉挛，引发咳嗽，治宜息风止痉、化痰止咳；③

根据小儿外邪易从热化火的病理特点，运用清肺化痰、润肺止咳之品，使余热清，咳自止。总之，任教授颇为重视辨证论治，临证中紧扣肺脾气虚、痰饮内伏、风痰上扰之病机，善用补虚、化痰、祛风之法，内外兼顾，标本同治，使病邪祛，咳自止。

【参考文献】

[1] 刘丽平，任献青．任献青教授从虚、积、痰论治小儿反复呼吸道感染经验［J］．中国民族民间医药，2017，26（24）：75-76．

[2] 孙宇莹，任献青．任献青教授从风、痰、虚辨证论治小儿慢性咳嗽经验［J］．中国中西医结合儿科学，2017，9（2）：178-180．

张士卿教授从子午流注论治小儿咳嗽经验

【名医简介】

张士卿，医学硕士研究生，中医儿科学教授、主任医师，中医儿科学博士研究生导师。1995—2003年曾任甘肃中医学院（现甘肃中医药大学）院长。现任中华中医药学会儿科分会副主任委员、甘肃中医药学会中医儿科专业委员会主任委员，享受国务院政府特殊津贴专家。2019年9月29日，张教授获全国中医药杰出贡献奖。

【学术思想】

总结张教授从子午流注论治小儿咳嗽的经验。张教授从客观的子午流注时间观着手，定位时辰所对应的脏腑，结合"五脏六腑皆令人咳，非独肺也"的理论，从四时五脏论治，依据证候出现或加重的时间，诊断其为何脏之病，总结病因病机，因时立法，从本治之，故五脏安和，气顺咳宁。张教授强调掌握不同经脉气血流注的时间规律，按时施治，可辅助精确辨证，临床疗效满意。

【诊断思路】

中医以时为本,《素问·宝命全形论》记载:"人以天地之气生,四时之法成。"自然界四时、日月、时辰的周期性变化与人之生长发育、疾病发展息息相关。子午流注学说最早见于《黄帝内经》,主要用于指导诊断、用药和预防疾病。子午者以子时、午时二时辰言时间,流注者有如流水灌注之意,它以"天人相应"的整体观为理论基础,阐述了人体气血运行随时间演变,从子及午,由午及子,随着十二时辰的推移,沿十二经脉循环往复,流灌周身。子午流注学说是中国时间医学的代表,其具体所指气血流注的时间规律为从寅时到丑时分别对应肺经、大肠经、胃经、脾经、心经、小肠经、膀胱经、肾经、心包经、三焦经、胆经、肝经。掌握气血盛衰的时间规律,按时施治,可辅助精确辨证,提高临床疗效。

咳嗽为肺的主要病证之一,如张景岳在《景岳全书》中记载:"咳证虽多,无非肺病。"肺为清虚之脏,当其他脏腑有疾,涉及肺时,肺之功能失调,亦可出现咳嗽之症,如《素问·咳论》指出:"五脏六腑皆令人咳,非独肺也。"故张教授认为咳嗽不只限于肺,亦不离乎肺。依据《素问·阴阳应象大论》的"天气通于肺"和《素问·咳论》的"皮毛者,肺之合也"理论,张教授指出肺脏通过呼吸与外界直接相通,因此肺脏受时令等因素影响更为明显,而相应时辰不同经脉气血流注与手太阴肺经的生、克、制、化关系,可对咳嗽节律产生重要影响。

【治疗方法】

平旦咳因肺肠伤,平旦指寅、卯二时辰,依子午流注理论,气血此时流注并旺于肺经、大肠经。

寅时(3:00—5:00)为肺经主时。若外感六淫自皮毛、口鼻犯肺,肺宣发肃降失司,则发为咳嗽。张教授认为体质素虚及经常嗜食冰镇冷饮之小儿,多在此时发病或加剧,如《灵枢·邪气脏腑病形》记载:"形寒饮冷则伤肺,以其两寒相感,中外皆伤,故气逆而上行。"辨证要点:咳声短促、咽痒欲咳,遇风、受凉咳嗽加重,痰白质稀,清涕,汗多恶风,舌淡、苔薄白,脉浮。治以解表温肺、表里同治,方选小青龙汤加减。方中麻黄、桂枝除外寒而宣肺气;干姜、细辛温肺化饮;半夏辛温而性燥,燥湿化痰、和胃降逆、消痞除满,《本草从新》载其为"治湿痰之主药";五味子益气兼止咳逆上气；白芍和营敛阴；甘草和中。诸药相配，风寒解、水饮去，肺气宣肃正常，诸症自平。若肺脏本虚或误治后肺脏受损明显者，合桂枝汤外解肌和营卫，内化气和阴阳；体虚易感、汗多者，加黄芪、防风益气固表；痰多者，加紫菀、款冬花止咳化痰。

卯时（5:00—7:00）为大肠经主时。肺为脏，属阴；大肠为腑，属阳。肺手太阴之脉起于中焦，下络大肠，肺与大肠相表里，大肠为传导之腑，腑气降则肺气肃降正常。大便不畅，致使传导失职，肃降不行，大肠火甚上逆，发为咳嗽。辨证要点：大便多不规律。张教授嘱咐家长让患儿养成每日排便的习惯。治以通腑化痰、降气开肠，方选三子养亲汤合二仁丸。方中紫苏子降气行痰；莱菔子疏利降痰，利气消谷；芥子温肺化痰，利气散结，食消气顺，咳喘自宁；桃仁活血润肠；苦杏仁降肺止咳，气血兼调。其中莱菔子药性平和，用量10～15g。大便多日一行者，加制大黄通腑降气；咽痒者，加荆芥穗、蝉蜕疏风利咽；大便干、咽干者，加麦冬、玄参生津润肠。

午前咳因脾胃不和。午前，指辰时、巳时这一时间段，依子午流注理论，气血此时流注并旺于脾经及胃经。

辰时（7:00—9:00）为胃经主时。《灵枢·经脉》记载："肺手太阴之脉，起于中焦，下络大肠，还循胃口，上膈属肺。"可知肺与胃以经脉相联。《素问·咳论》在论久咳时提出："聚于胃，关于肺。"强调咳嗽与肺胃关系密切。肺胃为咳之源，胃居中焦，气以降为顺。《幼幼集成》记载："小儿之病，伤食最多，故乳食停滞，中焦不化而成疾者。"小儿胃腐熟之功未壮，不知饥饱，加之父母过度喂养，致停食在胃，阻滞胃气，肺胃之气不降反而上逆，肺气上逆发为咳，胃气上逆则作呕。明代黄甫中在《名医指掌》中记载："凡晨咳嗽，由胃有食积，至此时火气流入肺中，故咳。"张教授辨证此时之咳，除病因有饮食不节外，其余辨证要点：咳声重浊，咳痰多黏，胸闷脘痞，大便臭秽，口气重浊，苔白厚腻，脉滑有力。治以健脾化痰、消食和胃，方用加味保和丸合泻白散加减。方中焦山楂、六神曲化油腻陈腐之积，半夏行气和胃，茯苓、陈皮健脾化痰，桑白皮、连翘疏风散热、泻肺平喘，地骨皮清退虚热，甘草合药调中。苔黄厚腻者，合平胃散燥湿运脾。

巳时（9:00—11:00）为脾经主时。肺脾二经同属太阴，脾土生肺金，肺脾二脏为母子关系。若脾失健运，水湿停滞，湿聚成痰，上贮于肺，肺失宣降，气机不畅则成咳。《素问·经脉别论》记载："饮入于胃，游溢精气，上输于脾，脾气散精，上归于肺，通调水道，下输膀胱。"水饮入胃，其精华由脾气转输至肺脏，经肺之宣发肃降，水液敷布至全身。小儿脾常不足，脾失输布，水津不运，停而为痰为饮，上逆犯肺，亦为咳嗽，如《类证治裁·咳嗽论治》记载："以一日计之清晨嗽为气动宿痰。"辨证要点：咳声无力，咳痰清稀或有痰咳不出，倦怠懒言，语声无力，舌淡、苔白、脉弱。治以健脾燥湿、化痰止咳，方选六君子汤加减。方中党参、白术补气健脾，茯苓健脾渗湿，半夏燥湿化痰，陈皮理气消痰，炙甘草安定中州。鼻塞流涕者，加苍耳子、辛夷宣通鼻窍；咽喉肿痛者，加射干、牛蒡子利咽消肿；痰多色黄、痰黏难咳者，加前胡、瓜蒌清肺降气、化痰止咳。

夜半咳因肝胆气逆。子、丑时（23：00—3：00）为肝胆经主时。张教授依据《灵枢·经脉》中"肝足厥阴之脉……其支者，复从肝别贯膈，上注肺"，认为经络上五脏之肝与肺关系密切。肝胆属木，居东方为少阳，其气主升于左肺属金，居西方为太阴，其气主降于右。左升右降，龙虎回环。若肺气充足，则肺金肃降正常，有助于肝气之从左升发；肝气疏泄，肝木条达如常，有助于肺气之从右肃降。而小儿纯阳之体，肝常有余，肝升太过，郁而化火，木火刑金，娇脏为肝火所袭，肺失清肃，发为上气咳逆。此证之咳多伴有头痛面赤，胁肋胀痛，性情急躁，心烦易怒，咳甚呕吐，夜不能寐。治以疏利肝胆、调畅气机，方选柴陈汤加减。方中柴胡、黄芩疏半表半里之邪，疏泄肝胆气机之郁滞；半夏、茯苓燥湿和胃；党参益气扶正；陈皮理气化痰；生姜、大枣、甘草调护脾胃。清代唐宗海云："小柴胡汤能通水津，散郁火，升清降浊，左宜右有，为通利三焦，治肺调肝，和营卫之良方。"用二陈汤理气化痰，两方合用，肝平肺清，气顺火降，则咳喘自平。口干者，加芦根、天花粉生津止渴；久咳不止者，加百部止咳化痰。

【治疗绝技】

张教授治疗小儿咳嗽的经典药对如下。

1. 疏风解表、清热解毒药对

（1）荆芥穗-防风。荆芥穗味辛、性微温，入肺、肝经，功能解表散风、透疹。其味辛芳香，性温不燥，轻宣发散，能疏解在上、在表的风寒，轻散血分之伏热，以引邪外透，可治疗感冒、头痛、麻疹、风疹、疮疡初起。防风味辛、甘，性微温，入膀胱、肝、脾经，具有散风解表、胜湿止痛、祛风止痉的功效。其气味俱升，性温而润，为祛风圣药，既可治风寒感冒之发热

恶寒、头痛、身痛诸症，又可治风热感冒之发热恶寒、目赤、咽痛等症。张教授认为，荆芥穗长于发表散风，且微温不烈，药性缓和，为发散风寒药中药性最为平和之品，对小儿外感表证，用麻桂偏热，银翘则偏凉，先用荆芥穗最为适宜，而防风乃"风药之润剂"，二药伍用，相辅相成，并走于上，发散风寒之力增强，对小儿外感表证无论风寒、风热或寒热不明显者均可使用。二药配合薄荷、蝉蜕，辛温与辛凉并用，则发表祛邪之功增强，疗效尤佳。

（2）苍耳子-辛夷。苍耳子、辛夷伍用出自《证治准绳》苍耳子散，用于治疗鼻渊。苍耳子味辛、苦，性温，有小毒，入肝、肺经。本品辛苦温润，具有较强的疏散宣通、行气活血之功，上行脑巅，散风除湿，宣肺通窍。辛夷味辛，性温，入肺、胃经。本品辛温香散，芳香走窜，体轻气浮，轻清上行，专走头目，宣散风热，宣通鼻窍，为治鼻渊之圣药。

张教授认为，二药味辛性温，皆入肺经，均有散风通窍之功，相须为用，并走于上，散风宣肺而通鼻窍之力倍增。肺为娇脏，喜清肃，外合皮毛，开窍于鼻。外邪自皮毛、口鼻而入，肺气失宣，外窍不利，故小儿感冒后出现鼻塞、流涕等症者，无论寒热，皆适宜用此药对。

（3）牛蒡子-桔梗。牛蒡子味辛、苦，性寒，入肺、胃经，性寒辛散，苦寒泄热，功能疏散风热、清热解毒、利咽消肿，既能用于治疗外感风热，聚于上焦所致咽喉肿痛、咳嗽、痰吐不利，又散风热、透疹毒。桔梗味辛、苦，性平，入肺经，其辛开苦泄，但辛而不燥，苦而不峻，既能开宣肺气、泻火散寒以利咽喉，治疗感冒咳嗽、咽喉肿痛、声音嘶哑等，又能宣通气血、祛痰排脓、载诸药上行，治疗咳嗽痰多、咳痰不爽，不论肺寒、肺热均宜使用。张教授强调，小儿为纯阳之体，外感风寒易从热化，故小儿感冒多属风热型。二药均有疏散风热、宣肺利咽、祛痰止咳之功，二药伍用，直达上焦，清解风热蕴毒之力益彰。张教授常选此药对治疗小儿风热感冒咽喉肿痛、咳嗽有痰。

（4）紫苏子-紫苏叶。紫苏子味辛、性温，入肺、大肠经，质润不燥，既是降气平喘、化痰止咳之要药，又可润肠通便，使降肃之痰随大便而出，则邪有出路。紫苏叶辛、甘，微温，入肺、脾、胃经，其辛温行散，叶轻入肺，既能发汗散寒以解表邪，又宣肺理脾、行气宽中，故对风寒表证而兼见咳嗽或胸闷呕吐者最为适宜。《本草纲目》载："苏子与叶同功，发散风气宜用叶，清利上下则宜用子也。"张教授指出，小儿脾常不足，寒暖不能自调，饮食不知自节，易感外邪而夹滞、夹痰。二药相伍，发汗解表中有行气宽中之力，具有很好的发汗退热和行气醒脾之效，尤其适合小儿感冒、咳嗽伴呕吐、腹胀纳差等中焦气滞者。

（5）金银花-连翘。金银花、连翘伍用出自《温病条辨》银翘散。金银花味甘，性寒，入肺、胃、心、脾经，其质体清扬，气味芳香，既清气分之热，又解血分之毒，清热之中有轻微宣散之功，故善治外感风热或温病初起、表证未解、里热又盛的病证。连翘味苦，性微寒，入心、胆经，轻清上浮，故善走上焦，能泻心火、破血结、散气聚、消痈肿。小儿风热感冒居多，张教授以此药对为疏散风热、清热解毒之良品，二药伍用，并走于上，轻清升浮宣散，清气凉血、清热解毒之力增强。二药参合，还能流通气血，宣导十二经脉气滞血凝，以消肿散结止痛。遇小儿风热或暑热感冒、急乳蛾及痈疖肿毒之症每每选用。

（6）僵蚕-蝉蜕。僵蚕味咸、辛，性平，入肝、肺经，其僵而不腐，得清化之气为最，气味俱薄，轻浮而升，故能祛风清热、息风解痉、化痰散结、通络止痛。蝉蜕味甘，性寒，入肺、肝经，"其气清虚"（《本草纲目》），"其体轻浮"（《神农本草经疏》），轻清升散，善走皮腠，能疏风清热、宣肺利咽开音、透发瘾疹，善疏散肝经风热而又凉肝息风止痉。张教授认为，小儿体禀纯阳，感邪之后最易化热化火，出现发热，甚至并发惊厥。二者配伍，相得益彰，祛风散热、化痰利咽、息风定痉之力甚佳，用于外感发热患儿不仅退热快，还可有效防止惊厥发生，有"未病先防"之意。

（7）桑叶-菊花。桑叶、菊花伍用见于《温病条辨》桑菊饮。桑叶味苦、甘，性寒，入肺、肝经，其质轻气寒，轻清发散，能升能降，为疏散风热、宣肺止咳、清肝明目之要药。菊花味辛、甘、苦，性微寒，入肝、肺经，其质轻气凉，轻清上行，善疏风清热、清肝明目。张教授指出，小儿脏腑娇嫩，形气未充，易感受外邪，尤易受风邪，邪犯肺卫，肺气不宣，清肃失司，肺气上逆则咳嗽。桑叶清疏之力较强，菊花清疏之力略弱，故二药协同为用，疏风清热、清肝明目、润肺止咳之力增强，适于治疗小儿风热感冒、风热咳嗽或温病初起、温邪犯肺所致发热、头痛、咳嗽等症。

（8）石膏-知母。石膏、知母伍用出自《伤寒论》白虎汤。石膏味辛、甘，性大寒，入肺、胃经，其质重气浮，入肺经，既清泄肺热平喘，治疗肺热气喘诸症，又清热泻火，清泄气分实热，以解肌肤邪热，用于治疗温病而邪在气分。知母味苦、甘，性寒，入肺、胃、肾经，其质润，苦寒不燥，沉中有浮，降中有升，上清肺热，中清胃火，下泻相火。

张教授将此药对广泛应用于小儿外感热病、里热、痰热闭肺、感冒热化等证而见高热不退者。二药伍用，相互促进，清泄肺、胃实热之力增强。其中知母退热力缓但作用持久，石膏退热虽速但作用短暂，二者参合，互制其短而展其长，故为退热佳品。如以清热降火为主，可取石膏体重潜镇，剂量加倍。并注重顾护胃气，常加焦三仙健脾调胃，为防止大剂量石膏损伤胃阳，药后宜给稀粥以调养胃气。

2. 清热化痰、止咳平喘药对

（1）前胡-百部。前胡味苦、辛，性微寒，入肺经，辛散苦降。既能宣肺散风清热，治风热感冒、咳嗽痰多、气急等症，又降气化痰，治肺热咳嗽、痰黄黏稠、呕逆等症。百部味甘、苦，性微温，入肺经，甘润苦降，温而不燥，善润肺止咳，寒热咳嗽、新旧咳嗽均宜使用，尤善治小儿顿咳（痉咳）等症。张教授认为，肺主气，外合皮毛，肺气宜宣降，若外感风寒、风热或痰浊蕴肺，均可引起肺的清肃功能失调以致气逆，见咳嗽多痰等症。二药伍用，一润一宣，宣润相合，润肺不碍祛痰，祛痰且有润肺之功，从而具有较强的祛痰止咳作用。小儿咳嗽，无论寒热、新旧均可使用此药对。

（2）陈皮-半夏。陈皮、半夏伍用源自《太平惠民和剂局方》橘皮半夏汤，用于治疗痰饮、食积。陈皮味辛、苦，性温，入肺脾经，辛散苦降，其性温和，燥而不烈，为肺脾气分之药，既行气健脾、调中快膈，又健脾燥湿、导滞化痰，还可健脾和胃、降逆止呕。半夏味辛，性温，有毒，入脾、胃、肺经，其体滑性燥，能走能散，能燥能润，有燥湿化痰、降逆止呕、消痞散结之功效。张教授认为，小儿脾常不足，卫外不固，易生痰湿、外感风邪。外风引动伏痰，导致肺气不利而见咳嗽、痰多、呕吐等症，而此二药均入脾、肺二经，相互参合，故脾可健、湿可去、痰自化，气机通畅，则恶心呕吐、咳嗽有痰者自除。

（3）瓜蒌-浙贝母。瓜蒌味甘、微苦，性寒，入肺、胃、大肠经，功专清肺化痰、宽中理气、润肠通便，治痰热咳嗽、咽痛等。浙贝母味苦，性寒，入心、肺经，开泄力胜，长于宣肺化痰止咳，治疗外感风热、痰热郁肺、咳嗽吐痰、痰稠色黄，又长于清火散结，用于治疗瘰疬诸症。

张教授认为，小儿咳嗽临床以外感所致最为多见，究其病因，是由于小儿脏腑娇嫩，卫外功能未固，外邪每易由表而入，侵袭肺系，使肺失宣降，其气上逆而发为咳嗽。咽喉为肺卫之门户，外邪犯肺，循经上炎，则多伴咽喉病变；又小儿乃纯阳之体，感邪之后，宜从热化，故见咽部充血、舌红、脉数。治当宣肺通气、祛痰止咳、清热利咽。二药配对，相辅为用，皆具开散之性，故药效增倍，荡热涤痰、开胸散结、化痰止咳甚效。

（4）桑白皮-苦杏仁。桑白皮味甘、辛，性寒，入肺经，善走肺中气分，能清肺热、泻肺火、散瘀血、清痰止嗽、下气平喘，治疗肺热咳喘、痰多而黄。苦杏仁味苦、辛，性温，有小毒，入肺、大肠经，其辛苦甘温而利，辛能散邪，苦可下气，润能通便，温可宣滞，既发散风寒，又下气平喘，用于治疗外感风寒、咳嗽气喘、痰吐不利等症。张教授指出，肺为娇脏，不耐寒热，且小儿体属稚阴稚阳，少阳相火易旺，故护养过温易致肺热，致肺气失于清肃，上逆而咳。此药对一寒一温，寒温平调，能清泄肺热、降气平喘，故可止咳喘。

（5）麻黄-地龙。麻黄味辛、微苦，性温，入肺、膀胱经，中空而浮，其性升散、专疏肺郁，是气喘咳嗽之常用要药。地龙味咸，性寒、沉降，入肺、肝经，有清热息风、平喘通络之效。两药合用，麻黄宣肺止咳平喘，地龙泻肺通络、解痉平喘。张教授常将此药对用于小儿肺系疾病，起平喘之效。二药相使为用，一寒一温，一升一降，寒温平调，升降既济，开合适度，相辅相成，宣散通利并用，最宜治疗邪热壅肺、肺失宣降之喘息不止、喉中哮鸣有声者。张教授强调，麻黄虽能平喘，但其乃发汗之峻剂，使用剂量不宜过大，小儿常用1.5~3g，不超过6g。且一般用炙麻黄，不用生麻黄。

【验案赏析】

患儿，男，5岁，2020年9月15日初诊。主诉：间断咳嗽1月余，加重10日。患儿因咳嗽，曾就诊某医院，查胸片未见异常，予苏黄止咳胶囊、蓝芩口服液，咳嗽未见缓解。刻下症：痰黏，难咳出，咳嗽以晨起7—8点为甚，其余时间不著，大便干，排便困难，2~3日1行，素喜肉食，挑食，不吃绿叶菜，寐可，舌红、苔白厚腻、中根为甚，脉沉滑有力。中医诊断：咳嗽，证属痰滞犯肺证。治以消食降气、化痰肃肺，予保和丸加味。处方：茯苓10g，陈皮10g，法半夏10g，桑白皮10g，苦杏仁10g，莱菔子15g，紫苏子10g，厚朴10g，枳壳10g，葶苈子10g，连翘10g，牛蒡子10g，桔梗10g，蜜百部10g，前胡10g，瓜蒌皮15g，浙贝母10g，当归10g，炙甘草6g，蝉蜕6g。7剂，水煎，每日1剂，分3次饭后温服。忌食生冷油腻，饮食宜八分饱。

2020年9月22日二诊：咳嗽减，痰能咳出，大便通。一诊方去莱菔子、葶苈子、厚朴，加竹茹6g。7剂，用法及饮食注意事项同前。药后痊愈。

【按语】

本案患儿咳嗽以晨起7—8点为著，张教授依据子午流注理论，诊为午前咳，此时为辰时，胃经主时，患儿素喜肉食，苔白厚腻，食滞胃脘，胃以降为顺，胃气不降而反上逆，犯肺发为咳，故用保和丸加味以消食化积治其本，瓜蒌皮、苦杏仁、紫苏子降气化痰以治其标，标本兼治，重用莱菔子、厚朴降气通肠。二诊时，咳嗽减，痰能咳出，大便通，故去通腑下气之莱菔子、葶苈子、厚朴，加竹茹清化痰热。药证相符，故疗效满意。

【参考文献】

［1］景文芳，史正刚.张士卿教授治疗小儿咳嗽经验拾萃［J］.中医儿科杂志，2017，13（3）：10-12.

［2］李玉霞，史正刚，张士卿.张士卿治疗小儿肺系疾病常用对药经验［J］.中国中医药信息杂志，2020，27（11）：122-124.

［3］牛泉旺，李玉霞，吴丽萍，等.张士卿教授从子午流注论治小儿咳嗽经验［J］.中医儿科杂志，2022，18（2）：4-6.

刁本恕教授运用中医综合治疗小儿脾虚痰阻型咳嗽经验

【名医简介】

刁本恕，男，主任中医师，省市级名中医，第三批全国老中医药专家学术经验继承工作指导老师，先后师从蜀中名医李志成、余仲权、王静安等，多篇论文获国际国内优秀论文一等奖、二等奖、三等奖。1994年赴香港调查有关中医药的医疗预防工作，1996年赴美国洛杉矶进行学术交流、讲学、诊病，2004年到北欧（丹麦、芬兰）访问、讲学、进行学术交流。擅长治疗慢性疲劳综合征、放化疗后白细胞减少、小儿咳喘、厌食发热等内科、儿科疑难重症。

【学术思想】

中医学认为，咳嗽是由肺气不清、失于宣肃、上逆作声而引起，咳嗽、咳痰是主要症状，由于病因和机体反应性的不同，则出现相应的症状和特征。内伤所致咳嗽一般无外感症状，多由外感之邪治疗不及时或失治、误治而发，起病缓慢、病程长，常伴有脏腑功能失调的证候。刁老以"脾为生痰之源，肺为贮痰之器""脾为肺母，母病及子"的理论为出发点，认为脾虚痰阻型咳嗽患者素有脾虚或外感湿邪或药物损伤脾胃，导致脾胃运化功能失常、痰阻中焦、上犯于肺而发为咳嗽。

【诊断思路】

脾虚痰阻型咳嗽归属于中医内伤咳嗽范畴，一般无外感症状，或有外感之邪治疗不及时，或失治、误治而发，起病缓慢，病程长，常伴有脏腑功能失调的证候。此证多邪实正虚并见，病理因素主要为痰。刁老认为脾虚痰阻型咳嗽患者素有脾虚或外感湿邪或药物损伤脾胃，导致脾胃运化功能失常，水谷不能化为精微上输以养肺，反而聚为痰浊、肺气壅塞而发为咳嗽。刁老认为，本病主要临床症状为咳嗽反复发作，咳声重浊，胸闷气憋，尤以晨起咳甚，痰多，舌白或带灰色，痰出则憋减咳缓，常伴食少、腹胀、脘痞、大便溏，舌苔白腻，脉濡滑。以健脾化痰、理气止咳为治疗大法。

【治疗方法】

刁老善于用中医内外法联合治疗疾病。针对小儿脾虚痰阻型咳嗽的方法如下。中药汤剂内服，刁老方中喜用厚朴3g，陈皮3g等燥湿化痰；豆蔻3g，紫苏梗15g，藿香15g等行气醒脾；茯苓30g，焦山楂15g，建曲15g，炒麦芽30g，炒谷芽30g等健脾、运脾；苦杏仁10g肃降肺气；炒冬瓜仁30g，荷叶10g，锦灯笼3g等化痰利尿。联合中药泡水代茶饮：常用人参叶3g，木蝴蝶10g，锦灯笼3g，豆蔻6g等泡水代茶饮。

外用法治疗：腧穴贴敷法穴位常用天突、定喘、神阙、中脘等，常常根据患者的病情及穴位特点，辨证选择相应的贴敷药物。

中药香包：将石菖蒲3g，川芎3g，豆蔻3g，草果3g，荆芥穗3g，薄荷3g等研磨成粉制成香包，时时嗅之。

耳穴压豆：穴位选肺、气管、咽喉、肝、胆、脾、胃等，每日早中晚各按压1次，3日后取下。

【治疗绝技】

中医学认为，咳嗽是由肺气不清，失于宣肃，上逆作声而引起，咳嗽、咳痰是主要症状，由于病因和机体反应性的不同，则出现相应的症状和特征。外感引起的咳嗽、咳痰大多伴有发热、头痛、恶寒等，起病较急，病程较短；内伤所致咳嗽一般无外感症状，或有外感之邪治疗不及时，或失治、误治而发，起病缓慢，病程长，常伴有脏腑功能失调的证候。治疗上刁老采用多元疗法，内外合治，共奏健脾化痰、理气止咳之功。

中药汤剂内服方中厚朴味辛、性温，具有行气化湿、降逆平喘的功效。厚朴树皮含木脂体类化合物厚朴酚、和厚朴酚、和厚朴新酚等成分，有研究表明和厚朴酚用于细颗粒物（PM 2.5）暴露哮喘小鼠的干预治疗，可减少支气管肺泡灌洗液中淋巴细胞、降低嗜酸性粒细胞比例和TLR4/NF-κB及Th17细胞的表达，升高Treg细胞水平，结果显示肺组织损伤和炎性细胞浸润程度均明显降低，能很好地抑制哮喘引起的呼吸道炎症。陈皮性温，味辛、苦，归脾、胃、肺经。苦温燥湿而能健脾行气，为治湿痰壅肺、痰多咳嗽的常用药，故常用于湿阻中焦、脘腹胀闷、便溏苔腻等症。陈皮及其提取物含有多种挥发油、类黄酮等成分，有促进胃排空、肠推进、抗菌、抗病毒、抗炎、平喘等作用。陈皮与厚朴同用，取厚朴陈皮汤之意。豆蔻味辛、性温，归肺、脾、胃经，功能化湿、行气、温中。紫苏梗是唇形科植物紫苏的干燥茎，具有理气宽中的功效，主要含紫苏醛、左旋柠檬烯及少量α-蒎烯等挥发油，煎剂有解热、增进胃肠蠕动、缓解支气管痉挛等作用。藿香具有芳香化湿、和胃止呕、祛暑解表的功能，用于湿阻中焦之脘腹痞满、食欲缺乏、胸闷不舒、外感暑湿等的治疗。藿香含黄酮类、生物碱、萜类、甾体类、酚酸类、腺苷类等化学成分，具有抗菌、抗病毒、杀虫、改善胃肠功能等药理作用。豆蔻、紫苏梗、藿香三药均为芳香类药，为刁老常用治疗中焦疾病的组合药物，具有行气醒脾之效。苦杏仁用北杏仁，味苦，降肺气以止咳，其发生镇咳作用的主要成分为苦杏仁苷，经内服后在体内β-葡萄糖苷酶的作用下分解为苯甲酸和氢氰酸，氢氰酸有抑制呼吸中枢的作用。茯苓、焦山楂、建曲、炒麦芽、炒谷芽、炒稻芽、薏苡仁等健脾药味多、剂量大，突出刁老从脾胃论治此型咳嗽的观点。炒冬瓜仁、荷叶、锦灯笼合用具有清凉、化痰、利尿之功效。

中药泡水代茶饮是在中医理、法、方、药理论原则指导下，用中草药与茶叶配用或以中草药（单味或复方）代茶冲泡、煎煮，然后像茶一样饮用。目前临床上应用的中药代茶饮是以草药粉碎或切薄片后泡水或煎汤小剂量饮用，利用了中药具有的安全性、实效性、便捷性及享受性四大优点。它既保持了汤剂作用显著的特色，又克服了汤剂制作繁杂、浪费药材的缺点。人参叶味苦、甘，性寒，归肺、胃经，《日华子本草》："调中治气，消食开胃。"木蝴蝶归肺、肝、胃经，能利咽润肺、疏肝和胃。锦灯笼性寒，味苦，有利咽、化痰、利尿之功。豆蔻化湿、行气、醒脾。中药泡水代茶饮可协同内服汤剂，增强疗效。

中药香囊源自中医里的"衣冠疗法"，民间有"戴个香草袋，不怕五虫害"之说。香囊常用的是具有芳香开窍之功的中草药，如芳香化浊驱瘟的苍术、菖蒲、山柰、川芎、香附等药，这些药含有较强的挥发性物质。芳香性药物聚于一囊，香气馥郁，轻清灵动，极易通过鼻腔和玄府吸收而透入清窍，可驱清虚之浊邪、鼓上焦之灵动。正如《神农本草经百种录》中所信："香者，气之正，正气盛则除邪辟秽也。"现代研究认为，中药香囊里中草药浓郁的香味散发在人体周围，形成高浓度的小环境，而中药成分通过呼吸道进入人体，芳香气味能够兴奋神经系统，刺激鼻黏膜，使鼻黏膜上的抗体-分泌型免疫球蛋白含量提高，不断刺激机体免疫系统。同时，药物气味分子被人体吸收以后，还可以促进消化腺活力，增加分泌液，从而提高消化酶的活性，增强食欲。刁老认为"补脾不如健脾，健脾不如醒脾"，故外治法采用石菖蒲、川芎、豆蔻、草果、荆芥穗、薄荷等研磨制成香包以醒脾化痰。

腧穴贴敷是在中医理论指导下将药物施于人体腧穴，使药物通过经络系统而达脏腑组织，是中医特色外治法之一，刁老常用天突、定喘、神阙、中脘等穴位治疗咳嗽。天突多气多血，为任脉阴维之会，其气以通为顺，具有宣肺化痰、下气平喘、利咽开音之功。《针灸甲乙经》载："本穴具有调节气机，疏通气血之功，为呼吸之要道。"现代研究报道针刺天突穴可明显降低吸气或呼气阶段的气道阻力。定喘为经外奇穴，可止咳平喘，将药物贴敷于穴位表面，可直接进入经络，使得药物的药效得到充分的发挥，达到药物、穴位、经络刺激的多重作用。神阙为任脉上穴位，研究显示刺激神阙八阵穴可以健脾祛湿、理气通络，有效地改善胃肠运动障碍的临床症状。中脘位于"上脘下一寸，脐上四寸，居心蔽骨与脐之中"（明代杨继洲《针灸大成·卷

七》），为八会穴之腑会，又为胃之募穴，刺激该穴可增强胃肠蠕动，促进消化液分泌，促进胃肠消化吸收功能。刁老常根据患者的病情及穴位特点，制作相应贴敷药物，如贴天突选清咽的药物，定喘选化痰的药物，神阙用健脾的药物，中脘用行气的药物，体现刁老辨证施治的特点。

耳穴压豆法是用胶布将药豆（炒芥子）准确地贴于耳穴处，常用肺、气管、咽、肝、胆、脾、胃等耳穴，给予适度的揉、按、捏、压，使其产生麻、胀、痛等刺激感应，直接作用于相关脏腑，以达到治疗目的的一种外治疗法。

【验案赏析】

患儿，男，5岁，2019年5月27日初诊，咳嗽3月余。患儿于2019年2月20日因感冒后开始出现咳嗽症状，曾在多家医院住院及中医馆诊治，给予口服西药、中药汤剂、输液、针灸理疗等治疗后症状减轻，但仍未痊愈。证见偶有咳嗽，咳声重浊，咳白痰，无喉痒，时有胸闷，无心慌，口苦，纳较差，大便正常，小便黄。舌红、苔厚腻，脉滑数。辨证：咳嗽，脾虚痰阻证。治则：内外合治。治法：健脾化痰，理气止咳。①内治。中药汤剂：厚朴3 g，陈皮3 g，紫苏梗15 g，藿香15 g，茯苓30 g，焦山楂15 g，建曲15 g，炒麦芽30 g，炒谷芽30 g，炒稻芽30 g，豆蔻3 g，薏苡仁30 g，苦杏仁10 g，炒冬瓜仁30 g，荷叶10 g，锦灯笼3 g。1剂，水煎，熬取300 mL，每日150 mL，分5次口服，每次30 mL。中药泡水代茶饮：人参叶3 g，木蝴蝶10 g，锦灯笼3 g，豆蔻6 g。1剂，分5次泡水代茶饮；②外治。腧穴贴敷法：天突清咽，定喘化痰。耳穴压豆：穴取肺、气管、咽喉、肝、胆、脾、胃，每日早中晚各按压1次，3日后取下。中药香包：将石菖蒲3 g，川芎3 g，豆蔻3 g，草果3 g，荆芥穗3 g，薄荷3 g，桑叶3 g，菊花3 g研磨成粉，制成香包，时时嗅之。

2019年5月30日二诊：仍有咳嗽，咳声重浊，但较初诊减轻，咳白痰、量少，无喉痒，无胸闷，无心慌，口苦减轻，纳可，大便正常，小便黄。舌红、苔黄厚，脉滑数。①内治。中药汤剂：厚朴3 g，陈皮3 g，藿香10 g，茯苓30 g，焦山楂15 g，建曲15 g，炒麦芽30 g，炒稻芽30 g，豆蔻3 g，薏苡仁30 g，鸡内金15 g，苦杏仁10 g，炒冬瓜仁30 g，荷叶15 g，锦灯笼3 g，黄芩10 g，芦根30 g。2剂，水煎，熬取500 mL，每日250 mL，分5次口服，每次50 mL。中药泡水代茶饮：人参叶3 g，木蝴蝶15 g，锦灯笼3 g，豆蔻 3 g，荆芥穗 3 g。1 剂，分 5 次泡水代茶饮；②外治。腧穴贴敷法：天突清咽，定喘化痰，神阙健脾，命门补肾。耳穴压豆：穴取肺、气管、咽、肝、胆、脾、胃，每日早中晚各按压 1 次，3 日后取下。中药香包：将石菖蒲 3 g，川芎 3 g，豆蔻 3 g，草果 3 g，荆芥穗 3 g，薄荷 3 g，金银花 3 g 研磨制成香包，时时嗅之。

2019 年 6 月 3 日三诊：患儿咳嗽症状基本消失，纳差、胸闷、口苦、舌苔恢复正常，刁老续以中药食疗方（百合 30 g，白茅根 100 g 另包，薏苡仁 30 g，熬汁 1000 mL，加小米、大米、糯米各 30 g 煮粥）巩固治疗。

【按语】

芳香燥湿类药物有化热的可能，故在二诊中需根据患儿症状、舌象、脉象等酌加黄芩、芦根等清泄肺热。刁老在临床实际中常常根据患儿胃纳好转情况，适当增加汤剂一次口服量。诸法合用，充分展示刁老多元疗法特点，且将健脾理念贯穿治疗的每一个环节，从多角度、多方面治疗疾病。

【参考文献】

[1] 张仁义，唐文龙，刁本恕．刁本恕老中医综合治疗脾虚痰阻型咳嗽经验[J]．中医外治杂志，2021，30（1）：98-100．

第三节　肺炎喘嗽

王绵之教授运用经方治疗小儿喘嗽经验

【名医简介】

王绵之，男，汉族，1923 年 10 月出生，北京中医药大学主任医师、教授，1942 年 1 月起从事中医临床工作，为全国老中医药专家学术经验继承工作指导老师、首都国医名师、国家级非物质文化遗产传统医药项目代表性传

承人。曾任国家药典委员会中医组组长、药品审评委员会中（成）药分会主任、国家自然科学名词审定委员会（现全国科学技术名词审定委员会）委员等职，为第六、第七、第八届中国人民政治协商会议全国委员会委员及全国人民代表大会教育科学文化卫生委员会副主任。主要编著有《中医学概论（初版）》《汤头歌诀白话解》《方剂学》等9种著作；撰有论文30余篇。王绵之为国家中医药管理局第一批师带徒指导老师（北京地区）。

【学术思想】

王老强调人以五谷为养，而又生活在现代社会中，故临证当重视脾胃功能与情志影响。治外感与有形之病，祛邪为主，但不可伤胃气；治内伤，必先明脏腑气血。老年病以心脾肾为主，小儿病要注重调补脾胃，妇女病当重视调经，以肝脾肾为先，经期活血祛瘀，效捷且不伤好血。在多年的医疗实践中，他深切体会到："对待病人不仅要看到他的生物性，更要看到他的社会性；不仅要把他看成生物的人，更要把他看成社会的人。"这样才能根据每个患者的不同特点，遣药组方，达到"药与病合""药与人合"。

【诊断思路】

王老认为，本病因内而发者，大多责之于脾肾二脏。肾精虚损，肾阳不振，不能温煦他脏，使他脏亏虚，或脾虚运化失司，肌腠失主，土不生金，肺虚卫外不固，失于宣降，病发本证。

【治疗方法】

治疗要标本同治，要注意以下三点。其一，痰热胶着，热易清而痰难祛，是以临证不但须详审痰热之孰轻孰重，权衡用药；而且清热化痰务必彻底，治痰需治气。故常以前胡、枳壳为对，配以青皮、橘皮等宣降肺气之品，以助祛痰。其二，"肺朝百脉"，肺气郁滞常致血瘀。故方中一般佐以川芎行气活血。其三，当注重小儿脾肾不足的生理特点，注意消食健脾以绝痰源（可用神曲、山楂、莱菔子），培植元气以固根柢（可用仙茅、淫羊藿）。而王老认为，对于小儿咳喘因脾肾亏虚而致者，一定要注意抓住根本，从健脾益肾、补气填精、调理气血入手，以扶助正气，促使患儿生理功能恢复，其证自除。

【治疗绝技】

小儿为稚阴稚阳之体，脏腑娇嫩，形气未充，易感外邪。因此王老在方中常用气血双补、阴阳同调的八珍汤化裁以峻补真阴真阳、培元固本，尤其方中伍以熟地黄、枸杞子可谓匠心独具。熟地黄苦甘而温，质润滋腻，能养五脏、化阴血、调肝气、养心血，为血中之圣药。且滋润纯净，其性缓和，守而不走，能补肾生精、封填骨髓，为补肾生精之要药。故《本草正》曰："熟地性平，气味纯净，故能补五脏之真阴，而又于多血之脏为最要……阴虚而神散者，非熟地之守不足以聚之；阴虚而火升者，非熟地之重不足以降之；阴虚而火燥动者，非熟地之静不足以镇之；阴虚而刚急者，非熟地之甘不足以缓之。"而枸杞子味甘气平，质地滋润，能补肝血、益肾精、扶阳气、壮筋骨，为养血补精之要药。故《本草经疏》曰："枸杞子，润而滋补，兼能退热，而专于补肾。润肺、生津、益气，为肝肾真阴不足，劳乏内热补益之要药。"《本草正》也曰："枸杞子，味重而纯，故能补阴，阴中有阳，故能补气，所以滋阴而不致阴衰，助阳而能使阳旺。"同时，又用补气健脾和益胃生津之药以培土生金，如此配伍，使其阴得充，浮阳得潜，肾能纳气，肺能呼气，一呼一纳，气道通畅，咳喘自止。

肺与大肠相表里，一方面肺气不降则腑气不通；另一方面，若腑气不通亦必肺气难降，而使咳喘难愈。故对于此类咳喘，治疗关键在于宣畅气机。王老深谙此道，因此在方中配用了润肠通便、通腑气以复肺气肃降之法。尤其是火麻仁、当归，对于津亏血虚之肠燥便秘功效尤佳。如《沈氏尊生书》润肠丸、《景岳全书》之济川煎均取此义。火麻仁，体滑滋润，为养阴润燥常用之品，尤以润肠燥、通肠道、滑大肠、养阴血较为擅长。故《本草思辨录》曰："脾不散精于肺，肺宣降令亦失，肺与脾胃俱困而便何能下。火麻仁甘平滑利、柔中有刚，能入脾滋其阴津，化其燥气。"而当归苦甘质润，能化阴生血、润燥滑肠、解结通便，故《本经》曰当归"主咳逆上气"，实乃归结于能通便之功。如此相伍，腑气通则肺气降，肺气降则喘息无，且能使邪热随大便而出。

为了防止大堆的温补和滋阴药物腻滞胃气，影响脾胃的升降功能。因此王老又配伍了木香这味药物。本品芳香浓烈，善开壅导滞、升降诸气，能醒脾开胃、疏肝理气、消积导滞。其作用有四：一可使补而不滞；二可使气顺，则一身津液随之而顺矣，气顺则气化正常，无水湿内停成痰成饮之忧；

三可使气行血行、营卫调和，使营阴内守、卫气外固，无外邪乘虚而入之虑；四可使胃气和顺降下，胃降带动肺气也降。故《本草纲目》云："木香乃三焦气分之药，能升降诸气。"《药品化义》曰："木香能通气，和合五脏，为调诸气要药。"但本品毕竟属温燥辛散之品，为防耗气伤阴，故王老在方中只用了木香2g。

【验案赏析】

患儿，男，10岁。自出生百日起近10年反复高热咳喘，咽喉肿痛，并伴有淋巴结肿大，且发病频繁、间隔不逾月，每予抗感染治疗暂时缓解。经多家医院确诊为先天性免疫缺陷病。查淋巴细胞转化率低于正常值，T细胞亚群示T3、T4、T4/T8处于低值状态，T8高于正常值，尤以NK细胞减低明显，体液免疫指标尚属正常。10年来，患儿屡次住院，并予多种免疫治疗，效果不显，且病情日渐加重。其家长特慕名请王老诊治。患儿能食而体胖（日食2.5 kg牛肉，体重80 kg），但不耐劳，甚至坐下不能自起。常自汗出，大便不正常，或日一行或干你秘，面色淡白，颧微红，唇亦红，舌苔前薄、中部以后苔腻而润，脉弦大而数右寸弱。王老以健脾益气、补肾填精为基本治法。处方：党参20 g，炒白术12 g，茯苓18 g，炒白芍18 g，枸杞子12 g，生地黄、熟地黄各12 g，麦冬12 g，牡丹皮6 g，川石斛12 g，玄参9 g，炒杜仲12 g，广木香2 g，火麻仁12 g。水煎服，每日1剂。原方加减，治疗近1年，患儿上述诸症未发，食肉大减，形体亦较正常（体重降至52 kg），身高增长6 cm，活动自如，二便调畅，尤其T细胞亚群检查各项均达到正常范围。王老嘱患儿家属效不更方，以巩固疗效。其后随访3年，病未复发，化验指标正常。

【按语】

观王老辨治此验案，其病机关键为脾肾亏损，阴阳俱虚。脾胃为后天之本，气血生化之源。脾虚运化失职，可致诸候蜂起，变证丛生。气血无源、四肢失充，故见不耐劳，甚至坐下不能自起；水湿不运，痰湿壅阻，泛溢肌肤，故见形体肥胖；脾虚及肺，卫气不固，腠理疏松，故见面色淡白、常自汗出；脾虚及肾，肾者胃之关，肾虚固摄无权，开合失司，故见大便失常；病程日久，耗气伤阴，正不抗邪，火邪内伏，肺失宣肃，故见反复高热咳喘、咽喉肿痛；舌质、舌苔、脉象也均为脾肾亏损、气阴俱虚之证。由此可见，患儿高热咳喘、咽喉肿痛等肺系病候乃表象，而脾肾亏损、气血阴阳俱虚才是本质，故治宜温补脾肾、养肝润肺、益气生津、燮理阴阳。方中党参、炒白术、茯苓归经入脾胃，补中益气，健脾养胃；枸杞子、炒杜仲、熟地黄归经入肾，温补肾气，益精填髓，以上共为君药。炒白芍、生地黄归肝经，补血养肝，和营敛阴；玄参、麦冬、川石斛归肺、胃经，养阴润肺，益胃生津，以上共为臣药。火麻仁味甘，性平，归脾、胃、大肠经，滋养补虚，益胃润肠；牡丹皮味苦、辛，性微寒，归心、肝、肾经，善清伏火，凉血生新，以上共为佐药。广木香味辛、苦，性温，归脾、胃、大肠经，醒脾开胃，升降诸气，为使药。诸药合用，共奏温补脾肾、养肝润肺、益气生津、燮理阴阳之功。

【参考文献】

[1] 刘淑红.国医大师王绵之教授辨治小儿咳喘验案赏析[J].光明中医，2011，26（3）：433-435.

张涤教授运用经方治疗小儿肺炎喘嗽经验

【名医简介】

张涤，男，1971年生，中华人民共和国第十四届全国人民代表大会代表。湖南中医药大学第一附属医院儿科主任医师，教授，博士研究生导师，享受国务院政府特殊津贴专家，出身中医世家，精通中医古籍，从事中医儿科临床工作近30年，坚持纯中医药治疗儿科疾病，尤其擅长治疗小儿呼吸系统、消化系统疾病，是湖南省极具名气与口碑的好大夫，也是湖南省中医药界一张闪亮的名片。2010年被评为"全国医药卫生系统先进个人"，2012年湖南省特批专项资金建立了"张涤中医儿科临床研究所"，2013年获"湖南省白求恩奖"，2015年获湖南省首届"三湘好医生-医者仁心奖"，2016年获"中国好人"称号，2017年获"最美中医"称号，2018年获"中国好医生"称号。

【学术思想】

中医学认为本病之发生,其外因责之于感受风邪,内因责之于小儿脏腑娇嫩、形气未充。若将养失宜,寒温不调,小儿卫外能力不足,易为外邪所侵而发病。肺脏位最高,为五脏之华盖。肺为娇脏,主皮毛,小儿感受风邪,从皮毛或由口鼻而入,侵犯肺卫。肺主气司呼吸,肺和则呼吸畅,肺病则气机升降失司,肺失宣降,即可出现肺炎喘嗽。小儿肺炎喘嗽病位主要在肺,常累及脾,亦可内窜心肝。肺主一身之气化,其性以降为顺,上升则逆。若邪气郁阻于肺,肺失宣发,则水液输布无权,滞留于肺,气道受阻,常致咳嗽,气促,喉间痰鸣。若温邪化热,热炽灼津,炼液成痰,痰热壅于气道,痰随气逆,可见壮热烦渴,喘嗽痰多,甚则漉漉痰鸣。肺主气而朝百脉,心主血而运营阴,气滞则血瘀,肺气闭塞,可致心血瘀阻、心阳不振之变证;如热邪炽盛化火,内陷厥阴,则可致昏迷,甚则狂乱、抽搐等内陷厥阴之变证。

【诊断思路】

患儿年龄、体质因素不同,感风邪有寒热之别,病情有轻重浅深之分。张涤教授依据小儿肺炎喘嗽病证特点,并结合湖南地区气候因素,认为初期为风邪犯肺证,且以风温闭肺多见,中期为痰热闭肺证多见,后期正虚邪恋,多为阴虚肺热证、肺脾气虚证。

【治疗方法】

张涤教授认为,肺炎喘嗽的病机主要是肺气郁闭之演变,而痰热为主要的病理产物,其基本治则以开肺化痰、止咳平喘为主,而每个阶段又有其病证相应特点,因此,根据疾病的不同阶段,痰多者应涤痰,喘甚者应平喘,肺热者宜清肺泄热,病久气阴耗伤者宜益气养阴。

疾病初期多以风邪犯肺证多见,风邪犯肺证又可分为风寒闭肺证、风温闭肺证。风寒闭肺证症见发热无汗,呛咳气急,痰白而稀,舌苔薄白或白腻、质不红,指纹青,多在风关,脉象浮紧。治以辛温开肺,止咳平喘。方用三拗汤合止嗽散加减。舌苔白腻、痰多者,加法半夏、陈皮化痰止咳;喘促者加白果、紫苏子降气平喘。

因小儿为"纯阳"之体且发病"传变迅速",故风寒闭肺证为时较短且易于化热。因此，风邪犯肺证以风温闭肺证较为多见。风温闭肺证症见恶风发热，咳嗽气促，微有汗出，口渴，痰多，咽红赤，舌苔薄白或微黄，脉象浮数。治以清热涤痰，开肺定喘。身热较甚而咳喘不剧烈者，以银翘散主之；热邪偏重，伴有频咳、气促痰多者，以麻杏石甘汤合银翘散加减主之；若热邪偏盛则加连翘、紫花地丁、蒲公英清热解毒；若壮热烦渴，则重用石膏加知母，取白虎汤清热生津之意；喘息痰鸣者加白果、紫苏子、葶苈子泻肺化痰，止咳平喘。

肺炎喘嗽中期，《小儿药证直诀·五脏所主》言："肺主喘，实则闷乱喘促。"肺炎喘嗽，在清代以前被称为"马脾风"。痰热闭肺证症见发热，烦躁，咳嗽而喘，呼吸困难，气急鼻煽，声高息涌，胸闷胀满，面赤口渴，痰黄稠，喉间痰鸣，声如拽锯，苔黄腻，脉滑数，指纹紫滞。此即所谓"马脾风"证。治以清热宣肺，涤痰定喘。方用麻杏石甘汤合泻白散加减。痰多壅盛者，加款冬花、紫菀肃肺化痰止咳；痰热者可予川贝母、天竺黄清热化痰；喘憋甚者，以白果、紫苏子、厚朴、葶苈子降气定喘。

肺炎喘嗽疾病后期特点是虚多邪少，根据病邪性质和体质情况可分为阴虚肺热证和肺脾气虚证。

阴虚肺热证症见潮热盗汗，面色潮红，口唇樱赤，干咳无痰，舌苔光剥、质红而干，脉象细数。治以养阴清肺，润肺止咳。方用沙参麦冬汤加减。若久热久咳，加泻白散，少予桑白皮清泄肺热，地骨皮清降肺中伏火，滋阴退热；咳甚者加紫菀、款冬花止咳化痰；盗汗者加煅龙骨、煅牡蛎敛汗固涩。

肺脾气虚证症见低热起伏不定，面白少华，神疲，消瘦纳呆，咳嗽日久，咳痰无力，痰稀白易咳，气短喘促，动则喘甚，大便溏薄，舌苔白滑、质偏淡，脉细无力。治以益气补肺，健脾化痰。方用四君子汤加减。咳嗽甚者加紫菀、款冬花肃肺止咳；便溏者加炒扁豆、芡实以健脾益气；纳差者加鸡内金、山楂炭开胃消食。

此外，若肺炎喘嗽出现变证，可有心阳虚衰证、邪陷厥阴证。心阳虚衰证症见面色苍白，唇指发绀，呼吸浅促、困难，四肢不温，多汗，胁下痞块，心悸动数、虚烦，神萎淡漠，小便减少，舌质淡紫，脉疾数、细弱欲绝，指纹紫滞。治以温补心阳，救逆固脱，方用参附龙牡救逆汤加减。邪陷厥阴证症见壮热不退，口唇发绀，气促，喉间痰鸣，烦躁不安，谵语狂躁，神志昏迷，口噤项强，角弓反张，四肢抽搐，舌质红绛，脉细数，指纹紫。

治以平肝息风，清心开窍，方用羚角钩藤汤加减合牛黄清心丸。张涤教授认为，因变证病情危重，且症状变化多端，故需根据病情变化辨证遣方，灵活施治，必要时中西医结合治疗，庶不致误。

【治疗绝技】

张涤教授临床常用药对：①浮小麦-葛根-白术-磁石。浮小麦味甘性凉，能除虚热、止汗；葛根味甘性平，能通经气、清胃热、生津止泻；白术味甘、苦，性温，能健脾气、燥湿气；磁石味辛、咸，性寒，能安神潜阳、纳气平喘。诸药合用，共奏安神、健脾、固表之效，偏于脾虚自汗、盗汗、夜寐不安的患儿。②桔梗-白芍-山药-紫苏子。桔梗味辛、苦，性平，开宣肺气，有载药上行之效；白芍味酸性寒，酸敛阴柔，既能收涩，又可滋阴柔肝、缓急止痛；山药味甘性平，归肺脾肾经，实经气、养阴、补脏腑不足；紫苏子味辛性温，止咳平喘、润肠通便。本方三味药归肺经，侧重于咳嗽不剧烈的患儿。③蔓荆子-川牛膝-防风-玄参-牡丹皮。蔓荆子味辛、苦，性平，发散风寒；川牛膝味甘、微苦，性平，活血化瘀、祛风邪、利水湿；防风祛风解表；玄参味甘、苦、咸，性寒，清热解毒、养阴活血；牡丹皮凉血活血，与川牛膝、玄参合用增强活血祛瘀之效。哮喘患儿多为过敏体质，肺开窍于鼻，适用于伴有鼻炎症见打喷嚏、流涕等的患儿。④紫苏子-白果-煅牡蛎-薏苡仁。紫苏子味辛性温，止咳平喘兼润肠通便；白果敛肺止咳；煅牡蛎收涩之性更强，可软坚散结；薏苡仁祛湿安神。四药合用，既可止咳化痰，又能安神祛湿。⑤紫苏子-葶苈子-煅牡蛎-薏苡仁。葶苈子收涩之性较白果弱，但润肠、降气之性较强，侧重于咳甚有痰，兼夜寐不安的患儿。

【验案赏析】

患儿，男，1岁3个月。2016年3月14日初诊。主诉：咳嗽4日。患儿自3月12日受凉后开始咳嗽频繁，咳时呼吸稍急促，无喘息，喉间痰鸣音明显，当日于某医院经X线诊断为支气管肺炎。血常规：白细胞 $19.5×10^9/L$，中性粒细胞 $13.22×10^9/L$，淋巴细胞 $1.29×10^9/L$，嗜酸性粒细胞 $0.53×10^9/L$，嗜碱性粒细胞 $0.137×10^9/L$，单核细胞 $1.33×10^9/L$。建议住院治疗，今为求中医治疗来我院就诊。现症见咳嗽较频，喉间痰鸣，无明显喘息，稍气粗，无鼻塞流涕，无发热，纳食欠佳，夜寐欠安，二便正常。体格检查：体温36.7℃（肛），呼吸30次/分，心率126次/分，急性病容，烦躁不安，咽部充血红肿，双肺闻及明显细湿啰音，舌红、苔薄白，指纹浮紫红达风关。患儿体质偏弱，既往有肺炎病史2次，平素易因天气变化而引起咳嗽，本次复感风寒，外邪入侵，肺气失宣，肃降失常，故发咳嗽、咳痰。根据病史、检查结果及舌象、指纹，西医诊断为支气管肺炎，中医诊断为肺炎喘嗽，辨证为风寒闭肺证。治法：辛温宣肺，化痰止咳。处方：炙麻黄2g，苦杏仁3g，茯苓5g，桔梗3g，桑白皮5g，地骨皮5g，白果2g，紫苏子2g，白前3g，百部3g，款冬花3g，紫菀3g，鸡内金2g，山楂炭5g，牛蒡子2g，甘草2g。共7剂，嘱水煎服，每日1剂，早晚温服。考虑患儿尚幼，嘱其可少量多次分服。

2016年3月21日二诊：药后患儿咳嗽明显减轻，喉间痰鸣较前减轻，无明显气喘，晨起稍有鼻塞流涕，无发热，纳食一般，夜寐安，二便调。体格检查：精神可，咽部无红肿，舌淡、苔薄黄。双肺未闻及明显异常。现外邪消退，然滋生痰液仍存，阻塞气道引发咳嗽，现阶段应继续以化痰止咳为主，治疗以理肺健脾、止咳化痰为法。处方：前胡3g，茯苓5g，桔梗2g，桑白皮3g，白前3g，百部2g，款冬花2g，紫菀2g，鸡内金2g，山楂炭5g，甘草2g。共5剂，嘱少量多次分服。

随诊，患儿服上方5剂咳嗽已消，喉间无明显痰鸣，纳食可，夜寐安，二便调。

【按语】

本案患儿平素体弱易感，有肺炎病史2次，此次因天气变化，复感风寒邪，导致咳嗽。患儿初诊时，见咳嗽、喉间痰鸣而呼吸急促，察患儿舌质红、咽部红肿，可知风邪已初入里化热，但热象不显，遂兼顾清热。张涤教授在初诊时选用三拗汤合止嗽散加减方进行治疗，是以宣肺化痰、止咳平喘为法。方中炙麻黄发汗散寒，宣肺平喘，蜜制而长于宣肺平喘，不过于汗；用苦杏仁、桔梗宣降肺气，止咳化痰；白果、紫苏子、款冬花、紫菀、白前、百部皆有降气平喘、化痰止咳之功效；桑白皮、地骨皮清泄肺热；牛蒡子清热利咽；鸡内金、山楂炭消食健胃；甘草调和诸药。寒散则表解，肺开则喘定。二诊中，患儿咳嗽已明显减轻，病邪也由寒转热，但热象不甚，属于肺炎喘嗽缓解期。张涤教授认为此时治疗的关键为化痰、排痰，同时调理脏腑气机。"脾为生痰之源，肺为储痰之器。"张涤教授在遣方用药中继续以理肺化痰止咳为主，兼顾健运脾胃。二诊时方用止嗽散加减，前胡辛苦微寒，降气化痰，散风清热；桑白皮甘寒，泻肺平喘；茯苓甘淡，利水渗湿，健脾；桔梗宣肺祛痰；款冬花、紫菀、白前、百部行降气化痰止咳之功；鸡内金、山楂炭消食健胃；甘草调和诸药。

【参考文献】

[1] 何炜星，张南.张涤教授治疗肺炎喘嗽经验拾萃[J].湖南中医药大学学报，2019，39（12）：1462-1465.

第四节 哮喘

王烈教授治疗小儿哮喘缓解期四方解析

【经典名方】

1.缓哮方（王烈教授经验方）

药物组成：紫苏子、前胡、白前、莱菔子、白屈菜、茯苓、款冬花、胆南星、北沙参、清半夏、苦杏仁、桃仁。

功效：理肺健脾，止咳化痰。

主治：哮喘缓解期脾虚痰盛证。

临床症见：咳嗽，痰多，神疲懒言，形瘦纳差，面白少华或萎黄，便溏或大便正常，舌质淡胖、苔薄白，脉细软，指纹淡。

2.利肺方（王烈教授经验方）

药物组成：紫苏子、前胡、白前、苦杏仁、桃仁、冬瓜子、薏苡仁、木蝴蝶、莱菔子、芦根、胆南星、白屈菜。

功效：宣肺止咳，清热化痰。

主治：哮喘缓解期肺热痰盛证。

临床症见：咳嗽，痰稠黄难咳出，胸膈满闷，身热，面赤，鼻塞，流黄浊涕，口干，咽红，尿黄，便秘，舌质红、苔黄，脉滑数，指纹紫。

3.保肺方（王烈教授经验方）

药物组成：天冬、麦冬、北沙参、太子参、桑白皮、地骨皮、川贝母、知母、款冬花、旋覆花、紫苏子、芥子。

功效：益气养阴，润肺止咳。

主治：哮喘缓解期肺气阴两伤证。

临床症见：干咳无痰或咳痰不爽，面色潮红，潮热盗汗，口咽干燥，手足心热，便秘，舌红少津、苔花剥，脉细数，指纹淡红。

4.哮痰汤（王烈教授经验方）

药物组成：芡实、紫苏子、地龙、半夏、陈皮、茯苓、山药、桔梗、枳壳。

功效：固肾纳气，止咳化痰。

主治：哮喘缓解期肾虚痰盛证。

临床症见：咳嗽，喉中痰鸣，痰多质稀、色白、易咳，面色欠华，神疲纳呆，小便清长，舌淡、苔薄白，脉细弱或沉迟，指纹淡滞。

【学术思想】

王烈教授治疗小儿哮喘经验丰富，创新地提出"人味毒"可为哮喘发作诱因，病性为本虚标实，兼有风、痰、瘀三邪，并根据临床特点将本病分为3期治疗，以发作期治其标、缓解期标本兼治、稳定期治其本为治则，分别以祛邪保肺、补虚化痰、益气除痰为治法，临床效果显著。

【诊断思路】

王烈教授于1988年率先提出哮喘三期分治理论，将哮喘分为发作期、缓解期、稳定期。他认为哮喘发作期经治疗缓解后，哮鸣症状基本消失，遂进入缓解期，以咳嗽、咳痰为主要症状。对于缓解期，目前专家认为主要分阳虚饮伏证、气虚痰阻证、气阴虚痰热证；王烈教授则将缓解期主要分为脾虚痰盛证、肺热痰盛证、气阴两伤证、肾虚痰盛证四型，分别采用缓哮方、利肺方、保肺方、哮痰汤进行治疗。

【治疗方法】

1.缓哮方

本方为王烈教授治疗小儿哮喘缓解期最常用的方剂。方中白屈菜苦寒，

理肺镇咳、化痰；紫苏子辛温，下气消痰，其味辛、气香、主散，降中有散，专利郁痰；前胡性寒，除内外之痰实，消咳嗽；白前性温，降气化痰；茯苓甘淡平，健脾渗湿化痰；清半夏辛温，燥湿化痰，《药性论》载其"消痰涎，去胸中痰满"；胆南星苦寒，涤化顽痰；款冬花辛温，主治咳逆上气，润肺下气化痰，对"寒束肺经之饮邪喘、嗽最宜"；北沙参甘凉，养阴润肺、止咳化痰，可防诸温药伤阴之弊；苦杏仁苦温，入气分，宣肺止咳化痰；桃仁苦甘，入血分，化瘀除痰止咳，现代药理学研究表明，活血化瘀药能扩张血管，加速血流，降低毛细血管通透性，改善局部组织的血液循环，减少炎性渗出和促进渗出液的吸收；莱菔子辛甘，降气化痰、消食除胀，与桃仁、苦杏仁相伍，可导肺中之痰从大便而出。本方寒热并用，但以治寒为主，遵病痰饮当以温药和之，故温药为多，足见本方立意之旨。考虑饮郁化热和温药伤阴之患，故加入4味清热养阴化痰之品。

2. 利肺方

肺主宣发肃降，肺气不利则津聚为痰，痰阻气道则咳嗽不已，故肺不布津首在利肺。方中桃仁、冬瓜子、薏苡仁、芦根为千金苇茎汤，本为治肺痈而设，在此王烈教授取其清热化痰之力；其中薏苡仁甘淡凉，具有解除痰结凝滞的作用，尤其对于痰热胶结效果尤佳；冬瓜子甘凉，清热化痰；芦根甘寒，清肺胃之热；木蝴蝶苦寒，清肺利咽；前胡、白前、苦杏仁、桃仁、紫苏子、莱菔子、胆南星、白屈菜用药之意同缓哮汤，旨在加强降气化痰止咳之功。本方寒热并用，气血同调。寒热各半，尤其加入苇茎汤，说明本方清热化痰之力强。

3. 保肺方

久咳痰嗽必伤肺，保肺方功在"保肺"。方中含二冬膏、二母汤、泻白散、三子养亲汤之四方药味，并由6对药组成：二冬、二参、二皮、二母、二花、二子，配伍可称妙用。天冬、麦冬甘寒，清热润肺养阴，取自清代张璐的二冬膏，对于肺肾之阴不足的咳嗽、有痰的患儿效果尤佳；治咳在润，北沙参甘凉，专补肺阴、清肺火，用于肺胃两伤；太子参甘微温，补肺健脾，助北沙参疗虚，改善肺胃不足；桑白皮、地骨皮源于钱乙的泻白散，桑白皮泻肺平喘，地骨皮退热除蒸，二药合用以泻肺中明火与伏热；川贝母、知母取自二母汤，川贝母润肺止咳，知母清泄肺热，二药合用，加强治咳效力；款冬花润肺下气止咳，旋覆花降气化痰、温中下气逐饮，二药重在治嗽，消痰作用明显；紫苏子、芥子取自《韩氏医通》中的三子养亲汤，其中紫苏子降气定喘，芥子利气祛痰。全方共由6对药组成，对于咳、痰、喘、哮等证的缓解阶段，疗效可靠，偏于治疗病程日久、气阴两虚之证。

4.哮痰汤

哮喘患儿喘平咳止后痰邪壅盛，用常规治痰之剂无效，故王烈教授于1981年提出"以哮论痰"的"哮痰"理论，创立经验方哮痰汤。哮痰汤是在《太平惠民和剂局方》二陈汤与张锡纯理痰汤的基础上发挥创造的。方取二陈汤中的半夏、陈皮、茯苓和理痰汤中的芡实，在此基础上加山药、桔梗、枳壳、紫苏子、地龙。方中芡实为主药，借其收涩之力，以潜降肾气，导龙归海，以治痰之本，正如张锡纯所说"痰之标在胃，痰之本原在肾"；紫苏子降气化痰、止咳平喘，对于哮喘发作和缓解均有降逆功效，地龙祛风、平喘、止哮作用强，二者配伍，不仅可以助痰尽化，尚可防哮再起，若无此二药，此方将与一般治痰之剂毫无区别，故乃本方标新立异之处；半夏、陈皮、茯苓燥湿化痰，以治痰之标；山药健脾化痰，与芡实相伍，一补一涩，《本草求真》谓"山药之补有过于芡实，芡实之涩更有胜于山药"，二者协同，增强补肾固涩之力，以治痰之本；痰为阴邪，随气而动，气聚则痰凝，气顺则痰消，方中桔梗有"诸药之舟楫"的美誉，可以载药上行，枳壳理气宽中，二者一上一下，调理全身气机，带领全方药物到达上下内外，消除体内顽痰。本方标本兼治，补涩兼施，上下并行，实为治疗小儿哮痰证之良方。

【治疗绝技】

以上四方为王烈教授治疗小儿哮喘缓解期的常用方，临床应用多年，疗效显著。虽皆用于小儿哮喘缓解期的治疗，但各具特色。缓哮方与利肺方相比，前胡、白前、莱菔子、白屈菜、胆南星、苦杏仁、桃仁、紫苏子为两方共有药物。缓哮方独有北沙参、清半夏、茯苓、款冬花，利肺方独有冬瓜子、薏苡仁、木蝴蝶、芦根。从二者不同药物进行药证分析，缓哮方独有之药可以看为二陈汤变方，利肺方独有之药可以看为苇茎汤。由此可见，在共有降气化痰药物的基础上，缓哮方偏于健脾化痰，治疗虚痰、寒痰；利肺方偏于清热化痰，治疗实痰、热痰，清热消积之力较强，病情较缓哮方证重。保肺方则重在养肺伤之阴，治在清肺泄热、益气养阴、止咳化痰，适用于气阴两伤有热证，症见干咳无痰或痰少而黏等阴虚内热表现。哮痰汤中以芡实、紫苏子、地龙为本方独特之处，在一般止咳化痰之剂治疗无效的情况下，提出"以哮论痰"和"以肾治痰"的新观点，所治之咳、痰较前三方顽固，病情较重，适用于哮喘缓解期久治无效的患儿。王烈教授应用上述四方治疗小儿哮喘缓解期，传承医方，灵活辨病、辨病程化裁，疗效卓著。

【验案赏析】

患儿，女，6岁，2018年10月1日初诊。主诉：间断咳嗽伴喘促1年余。患儿于1年前因感冒后出现咳嗽，呈阵发性咳嗽，喘促，喉间哮鸣有音，经雾化吸入糖皮质激素及口服孟鲁司特钠片好转，之后咳嗽、喘促常因感冒而诱发，平素间断服用孟鲁司特钠片及中药免煎颗粒（具体药物不详），发作时雾化吸入沙丁胺醇、布地奈德，病情控制欠佳。刻诊：患儿咳嗽阵作，伴哮鸣，以晨起明显，痰稠不易咳出，鼻塞鼻痒，咽红，纳可，夜寐欠安，二便调，舌质红、苔白，脉数。双肺听诊呼吸音粗糙，可闻及散在哮鸣音。西医诊断：支气管哮喘；中医诊断：哮病，辨证为肺热痰瘀证。治以清热化痰，活血平喘。处方：细辛1g，全蝎2g，地龙20g，紫苏子20g，前胡20g，射干20g，黄芩20g，川芎20g，白鲜皮20g，白屈菜10g，苦杏仁5g，桃仁5g。4剂，2日1剂，水煎分早、中、晚3次口服。

2018年10月8日二诊：咳嗽较前明显减轻，以晨起及活动后咳嗽为主，痰少而黏，鼻塞鼻痒，咽红。治以泻肺降气，清热化痰。处方：辛夷8g，苍耳子8g，锦灯笼20g，百部20g，瓜蒌20g，黄芩20g，枇杷叶25g，川贝母5g，白屈菜12g，清半夏10g。4剂，2日1剂，水煎分早、中、晚3次口服。

2018年10月15日三诊：咳嗽已平，咳吐黄痰，神疲纳呆，易于汗出。治以理气健脾，清热化痰。处方：橘红20g，茯苓20g，瓜蒌15g，北沙参10g，芡实15g，桔梗20g，清半夏10g，川贝母5g，白屈菜12g。7剂，2日1剂，水煎分早、中、晚3次口服。

2018年10月29日四诊：患儿病情较为稳定，但仍有痰，纳呆，易汗出。治以补益肺脾，润燥化痰。处方：白芍20g，天冬20g，麦冬20g，甘松3g，桑白皮15g，白术15g，旋覆花15g，款冬花15g，紫菀15g，北沙参15g，川贝母3g。4剂，2日1剂，水煎分早、中、晚3次口服。

2018年11月5日五诊：服药后患儿诸症消失，疾病进入稳定期。治以益气除痰，固本祛根。处方：黄芪20g，白芍20g，灵芝8g，玉竹18g，山药15g，大枣15g，百合15g，白术15g，佛手10g，冬葵子10g。7剂，2日1剂，水煎分早、中、晚3次口服。

嘱患儿家长于2018年11月19日以该方加枸杞子20 g，续服7剂，之后继服益气固本胶囊（由黄芪、冬虫夏草、玉竹、五味子、补骨脂、何首乌、女贞子、海螵蛸、佛手、大枣等组成），每次3粒，每天3次，连服18天后停药。2019年8月电话随访，哮喘未再发作。

【按语】

哮喘的发作是外因作用于内因的结果，而感受外邪是外因中最常见的诱因。本例患儿在感冒之后发病，以咳嗽、喘促、喉间哮鸣有音为主症，查体双肺可闻及散在哮鸣音，症状及体征均提示本病处于发作期，支气管痉挛较重，故急予祛风通络，兼顾理气、祛瘀。初诊以地龙、全蝎为君，祛风通络、解痉平喘；射干、紫苏子、前胡降气祛痰，桃仁、苦杏仁活血理气、宣肺止咳，共为臣药；黄芩、白鲜皮清热化痰，川芎活血行气，白屈菜止咳平喘，共为佐使药。二诊患儿症状减轻，无喘促及哮鸣，仍时有咳嗽，此时邪气虽衰，但仍留恋在内，故继续攻邪，君以枇杷叶、锦灯笼泻肺降气，臣以百部、白屈菜下气止咳，黄芩、瓜蒌清泄肺热，佐以辛夷、苍耳子宣通鼻窍，川贝母、清半夏清热化痰。三诊患儿咳嗽已平，去枇杷叶、锦灯笼、百部，患儿无鼻塞、鼻痒，去辛夷、苍耳子；针对患儿痰热及脾气虚表现，加橘红、茯苓、北沙参、芡实、桔梗，以理气宽中健脾、清热化痰。四诊患儿诸症大减，呈现肺脾两虚之候，投以天冬、麦冬、北沙参、川贝母养阴润肺，白术、甘松健脾益气，紫菀、款冬花、桑白皮、旋覆花化痰，白芍敛阴止汗。五诊患儿诸症消失，疾病进入稳定期，此时是真正治疗的开始，是祛除宿根、减少哮喘复发或减轻发作症状的重要时机。纵观全程，治疗的重点根据疾病主症及病情变化，由止哮平喘到清肺化痰再到益气固本，体现了哮喘分三期辨治的治疗原则。

【参考文献】

[1] 郭磊，孙丽平，王烈.国医大师王烈教授治疗小儿哮喘缓解期四方解析[J].中医儿科杂志，2019，15（1）：1-3.

[2] 杨福双，王烈，孙丽平.国医大师王烈治疗小儿哮喘学术思想揽撷[J].中华中医药杂志，2021，36（11）：6477-6480.

[3] 郭磊，王烈，孔一卜，等.基于三焦辨证探讨国医大师王烈治疗小儿哮喘病临证经验[J].中华中医药杂志，2021，36（10）：5915-5917.

[4] 李香玉, 王永吉, 王烈. 王烈教授善用动物药治疗小儿哮喘经验 [J]. 中国中西医结合儿科学, 2013, 5 (3): 204-205.

佘继林教授运用自拟经验方治疗儿童哮喘经验

【名医简介】

佘继林, 男, 主任医师, 第三届首都国医名师, 第六批全国名老中医药专家学术经验继承工作指导老师, 北京中医药传承"双百工程"指导老师。毕业于首都医科大学儿科系, 从事中医儿科医、教、研工作近50年, 为中医儿科冯氏捏积疗法代表性传承人。历任首都医科大学附属北京中医医院儿科主任及中国中医药高等教育学会儿科分会常务理事等职。擅长治疗小儿久咳、久喘、久泻等儿科疑难病。

【学术思想】

儿童哮喘是当今严重威胁儿童健康的主要慢性病之一。全球哮喘防治倡议有关儿童哮喘的治疗方案中,家长始终担心激素等药物的不良反应,其治疗方案尤其在缓解期依从性并不高。佘师在几十年的反复实践中形成了治疗儿童哮喘的融中西医于一体的整体观念,以及分期辨病与辨证论治、膏方缓调的中西医并重的诊疗思路。在提高临床疗效的同时,降低了激素的应用和哮喘的复发率。

【诊断思路】

现代医学把儿童哮喘分为3期,即急性发作期、慢性持续期和临床缓解期。对于中医药治疗儿童哮喘也具有同样的指导意义。急性发作期治其标,中医认为哮喘急性发作期是以邪实为主的证候,又由于本病具有遗传因素的"宿根"特点,除哮喘本病所表现出来的喘息、咳嗽、气促、胸闷等症状外,还会出现与本病相关的多系统、多靶点的合病、并病的多种证候。此期常采取"急则治其标"的原则进行治疗。儿童哮喘急性发作期,佘师主要总结为4

个字，即"哮""喘""痰""咳"。

【治疗方法】

儿童哮喘急性发作期主要表现为"哮""喘""痰""咳"4个标症，余师在参阅了与哮喘相关的大量古今方剂的基础上结合临床进行了长时间的观察、总结、遴选，最终选出清半夏、茯苓、葶苈子、地龙、炙麻黄5味药组成"化痰定喘汤"，作为治疗儿童哮喘急性发作期"哮""喘""痰"并作的代表方药。针对急性发作期的"咳"的标症，余师遴选出苦杏仁、紫苏子、前胡组成"宣降止咳汤"作为代表方药。"化痰定喘汤"中清半夏为健脾燥湿化痰的主药，佐以茯苓健脾渗湿，选取这2味药正与本病脾虚湿困、湿聚为痰的病机相符，其他3味药葶苈子、地龙、炙麻黄均为止哮定喘的要药，同时在中医药理方面又有各自的优势。葶苈子中有5种强心成分，可以在防治哮喘引发心衰方面发挥作用，地龙在抗变态反应方面、麻黄在调节免疫方面起着重要的作用。痰液变稠变黄或痰液黄白相间者，可加清热化痰药物如浙贝母、海浮石、海蛤壳等；脾虚便溏者，应注意葶苈子少用或不用，或佐以燥湿健脾的药物如炒苍术等；呕吐者可将清半夏换成姜半夏，用以止呕化痰。针对标症"咳"，余师认为其病因无非内、外二因，本病发生的内因就是素体肺、脾、肾三脏功能不足，其中肺脏娇嫩、卫外不固，给外邪的入侵创造了条件；外因责之于感受外邪，主要是感受风邪为主，"风为百病之长"，外感诸邪往往以风邪为先导，可以"单刀直入"，也可与其他外邪合而伤人发病。因此，对外应以宣散之药疏风祛邪，对内应安抚肺气降下，防止肺气遇邪上逆，宣散之药选用苦杏仁，降气化痰选用紫苏子，再添一味前胡承上启下，前胡苦辛微寒，既能疏散风热，又能清肺下气，三药共奏宣降止咳、祛风止咳之功。

慢性持续期以正虚邪实为主，是指在近3个月内不同频率或不同程度地出现过喘息、咳嗽、气促、哮鸣、胸闷等症状，同时还可伴随着一些多系统、多靶点的合病、并病轻重不一的症状。中医认为此期往往痰伏未消，气逆未平，肺、脾、肾三脏虚证更显，已成正虚邪实的证候。治疗当标本兼治、扶正祛邪，使哮喘尽快进入缓解期。此期代表方药为余师创制的宣降止咳汤、桑沙百花汤，并常合用生脉散、二陈汤化裁。在此期中期，邪退正虚之时，余师常介入膏方治疗，疗效显著。此期治"咳"，方药常用余师经验方宣降止咳汤（苦杏仁、紫苏子、前胡）与生脉散（太子参、麦冬、五味子）

合方化裁。治"痰"方面，除用二陈汤化裁治疗湿痰外，常加用浙贝母、海浮石、海蛤壳清化热痰。治"哮""喘"方面，多用麦味地黄丸，即在六味地黄丸的基础上，加麦冬、五味子以滋肾润肺、止咳平喘。对于儿童久咳久喘，余师常选取泻白散、沙参麦冬汤、百花膏合方化裁组为桑沙百花汤，由桑白皮、地骨皮、北沙参、麦冬、炙枇杷叶、百合、款冬花、防风组成。共奏息风止咳、养阴清肺之功。

【治疗绝技】

在临床实施过程中，尽管强调病情缓解后应继续使用长期控制药物规范治疗，但较长时间接受激素和不良反应较为明显的药物对机体的远期影响，使患儿家长产生了担忧和顾虑，促使患儿和家长没有依从长期规范治疗的原则，导致病情出现反复，不能得到长期有效的缓解，这种情况至今仍未得到很好的解决。在临床缓解期，余师充分发挥了中药膏方的优势，利用中药膏方口感甜润、服用方便、药效明显、适宜儿童服用的特点，使众多的患儿病情得到长时间的缓解，解决了家长对于患儿激素使用的担忧和依从性差的问题，实践出一种运用个体化中药膏方在缓解期控制儿童哮喘的方法，得到了患儿和家长的认可。

临床缓解期多正气不足、余邪稽留，治疗多以扶正为主，兼以清除余邪。其正气不足常有肺脾气虚、肺肾阴虚2个证型；余邪稽留，患儿可有干咳、少痰、喘憋、乏力、手足心热或手足不温、纳食不香等症状。临床多用四君子汤、玉屏风散、麦味地黄丸等方药治疗。膏方处方药物的味数，一般在20～25味。每料处方总量应在1000～1250 g，服用1个月，每袋15～20 g，每日1次，服用时用等量温水兑入，进食30分钟后服用。儿科中医膏方的收膏提倡使用饴糖，饴糖性味甘、温，归脾、胃、肺经，具有补脾和中、护胃缓急、润肺止咳的作用，适合儿童使用。

儿童哮喘合病、并病、继发病的治疗思路。儿童哮喘各期治疗均要同时涵盖哮喘的合病、并病、继发病，如过敏性鼻炎、过敏性结膜炎、湿疹、变态反应性唇炎等病症及继发性腺样体肥大、鼻窦炎、分泌性中耳炎、急性喉炎等。余师十分重视过敏性鼻炎的防治，因为过敏性鼻炎与支气管哮喘之间存在"同一气道，同一气道疾病"的相关性，因此同时治疗不仅可加快哮喘的缓解，而且避免了哮喘的反复发作。余师防治过敏性鼻炎的经验方为肺窍平抑汤，由连翘、防风、辛夷、菖蒲组成，其功效为祛风通窍、止涕除痒、消肿止嚏，对预防和治疗过敏性鼻炎有满意疗效。

过敏性结膜炎是儿童哮喘常见的合病或并病之一，常与过敏性鼻炎并见，又称过敏性鼻结膜炎。本病的发生除与哮喘变态反应Ⅰ型的病理机制相关外，还可通过鼻泪管诱发。对过敏性结膜炎，余师的经验方为疏风明目汤，该方由菊花、桑叶、钩藤、僵蚕组成。方中菊花、桑叶疏风明目，用以治疗目痒、目赤；钩藤、僵蚕息风止痉，治疗眨眼目动，也体现以风论治的治则。腺样体肥大是过敏性鼻炎的继发病，它是一个急慢性炎症交替呈递进行性加重的病理过程，病理特征是多元的，有急性发作可逆性的细胞和组织炎性水肿，又有迁延或慢性期的增生、肥大及纤维化。余师经验方为消肿散结汤，由夏枯草、浙贝母、昆布、路路通组成，功用为利湿消肿、活血化瘀、软坚散结，方中夏枯草性寒味苦，以散结消肿为著；浙贝母性寒味苦，有止咳化痰之功，又有清火散结之力；昆布性寒味咸，有消痰软坚之功；路路通性平味苦，有活血通络之效。

【验案赏析】

患儿，8岁，2018年9月28日初诊。主诉：反复咳喘伴鼻痒、鼻塞1个月。患儿1个月前因外出接触花草而出现咽痒、咳嗽，伴鼻痒、鼻塞，打喷嚏、流清涕、涕中有血丝，体倦，胸闷，喉间痰鸣、咳稀白痰等症状。当地就诊诊断为哮喘，予雾化吸入沙美特罗替卡松气雾剂，口服孟鲁司特钠治疗半个月，病情明显好转，近日又因运动过度，病情出现反复，咳喘复作，尤以晨起为重，鼻塞、流清涕仍有血丝，遂来诊求治。刻下咳嗽、喘息，偶有喉间痰鸣，咳白稀痰，鼻痒、鼻塞，流清涕、涕中带血丝，胸闷。既往患儿有湿疹史、肺炎史、鼻出血史。神清，体温正常，精神欠佳，咽微红，双肺呼吸音粗，偶闻干啰音，呼吸21次/分，心律齐整，未闻杂音，心率84次/分。腹部平软，肝脾肋下未及。舌红、苔白腻、脉缓。2018年9月27日查肺功能：小气道功能降低、支气管舒张试验阳性，FEV1上升13.57%；鼻咽侧位片提示腺样体轻度肥大，气道受压变窄。西医诊断：支气管哮喘、过敏性鼻炎、腺样体肥大、鼻出血。中医诊断：哮喘、鼻鼽、鼻窒、鼻衄，风邪袭肺、邪滞鼻窍证型。治则：疏风宣肺、通窍平喘、化痰散结。方剂组成：肺窍平抑汤、化痰定喘汤、宣降止咳汤、消肿散结汤、三炭汤（以上5首方均为余师经验方）合方化裁。连翘10 g，防风8 g，辛夷10 g（包煎），

菖蒲8g，清半夏4g，茯苓、葶苈子（包煎）各10g，地龙4g，炙麻黄2g，苦杏仁6g（后下），紫苏子8g，前胡、夏枯草、浙贝母、昆布、路路通、黄芩炭、侧柏炭、金银花炭各10g，甜叶菊2g。上药水煎服，每日2次，早晚各1次，每次125 mL，饭后服用。

2018年10月19日二诊：服上药后哮喘消失，鼻涕中带血丝已消失，除仍有轻咳少痰外，复受风，痰黄、鼻塞，去首诊方中三炭汤（金银花炭、黄芩炭、侧柏炭），痰色白兼淡黄为湿从热化之象，故首诊方中加入天竺黄、海浮石。

2018年10月26日三诊：服二诊药后，患儿哮喘再度明显好转，哮停喘止，晨有轻咳、痰减色白、鼻塞已不明显，但仍自感体倦、腹胀，平日便稀、汗多。根据上述病情哮停喘止及痰色变化，二诊方中减裁化痰定喘汤及清热化痰药味天竺黄、海浮石，加入四君子汤、玉屏风散补益肺脾，以疗体倦、腹胀、便稀、汗多等肺脾气虚诸症。连翘10g，防风8g，辛夷10g（包），菖蒲8g，苦杏仁6g（后下），紫苏子8g，前胡、夏枯草、浙贝母、昆布、路路通、太子参、茯苓、炒白术各10g，炙甘草6g，炙黄芪10g，甜叶菊2g。上药水煎服，每日2次，早晚各1次，每次125 mL，饭后服用。

2018年11月7日四诊：服上药后，病情稳定、明显好转，哮喘诸症除偶有轻咳外，已无不适。继服膏方缓调，巩固缓解疗效，为防止再度复发，三诊方中已具有祛除余邪未尽诸症的方药，又含有补益肺脾的四君子汤、玉屏风散的方药，以此方化裁做膏方缓调。连翘75g，防风、辛夷、菖蒲、紫苏子、前胡各50g，夏枯草、浙贝母、昆布、路路通、太子参、茯苓、炒白术各75g，炙甘草30g，炙黄芪75g，甜叶菊15g，饴糖150g。上方一料作膏方，每袋15g，日服1次，每次1袋，饭后30分钟温开水冲服。药后病情持续缓解，未再复发，本膏方连服2料，时达3个月，病情缓解。

【按语】

本验案是支气管哮喘合并过敏性鼻炎、腺样体肥大、鼻衄的病例，因此对几个病进行联合治疗是尽快缓解哮喘患儿临床症状的最佳选择。在本案中，余师认为腺样体肥大应归属到中医"鼻窒"的范畴。过敏性鼻炎的长期存在是导致腺样体肥大的重要原因。它的病理特点既有急性发作期炎症特点，又有反复发作迁延不愈慢性炎症增生、纤维化的病理特点。因此治疗原则应以清热消肿、活血化瘀、软坚散结为主，余师经验方为夏枯草、浙贝母、昆布、路路通4味药组成的消肿散结汤，疗效显著。本案患儿涕中带血丝，属中医"鼻衄"，过敏性鼻炎引起的鼻出血主要原因是鼻黏膜水肿，毛细血管充血扩张，出血位置大多在鼻中隔前下方。中医认为风为阳邪，善行走上，邪热灼伤鼻窍脉络、迫血外溢而致本病。余师在临证时善用自己多年经验方三炭汤治疗鼻衄，三炭汤由黄芩炭、侧柏炭、金银花炭组成，意在清热凉血止血。

【参考文献】

[1] 丁丹丹，佘继林. 佘继林治疗小儿哮喘临床经验[J]. 国际中医中药杂志，2021，43（12）：1247-1251.

张涤教授运用经方治疗小儿哮喘经验

【学术思想】

张涤教授认同历代先贤的观点，认为儿童哮喘的发病乃外因作用于内因的结果。而小儿脏腑娇嫩，形气未充，肺常不足、脾常不足、肾常虚，不耐寒暑攻伐。脾为生痰之源，肺为储痰之器，肾为生痰之本，肺气宣发肃降失常，津液不得布散，停聚肺而成痰；脾失健运，津液不得正常输布，停聚肺中为痰；肾之蒸腾气化主宰着整个津液代谢，对维持体内津液代谢平衡起关键作用；脾肺有亏则气化不足，不足则短促而喘，脾肾有亏则气不摄纳，不纳则浮散而喘。小儿对病邪侵袭、药物攻伐的抵抗和耐受能力较成年人差，感受外邪未及时发散，内因于肺，触动宿痰而发哮喘。尤以风寒之邪受自皮毛，得以入肺，而风为百病之长，其性善行数变、传变迅速、时发时止，故小儿易于感受外邪刺激而致哮喘反复发作。因此，张涤教授认为小儿的特异性体质和易外感风寒之邪与小儿哮喘的反复发作密切相关。

【诊断思路】

张涤教授在继承前人观点的基础上认为小儿哮喘发作是外因作用于内因的结果。外因多责之于外感风寒之邪，尤年龄幼小的小儿多见；内因责之于伏痰宿根及肺、脾、肾三脏不足。张涤教授亦认为小儿的特异性体质和易外感风寒之邪与小儿哮喘的反复发作密切相关，在治疗哮喘的临床中着重强调以防为主、防治结合，从整体上调整机体的动态平衡，达到改善临床症状的目的。

【治疗方法】

张涤教授认为内有宿痰伏肺、外有邪实触发，坚持治病求本。张涤教授认为急性发作期是以邪实为主，当以攻邪为主，从内、外2个层次着手，以祛邪、止咳化痰、降气平喘为主要治则，病位从肺、脾、肾3个方面考虑。张涤教授强调把握疾病的整体，在疾病发展的不同时段务必要辨别主症，抓住重点。其认为缓解期是以正虚为主，以肺、脾、肾脏腑辨证结合气血、阴阳辨证，尤其注重患儿的生活护理，防治结合。张涤教授于前人定喘汤基础上巧妙拆方加减，创降气平喘汤以降气平喘化痰、散寒泄热祛邪，具体用药有炙麻黄、桔梗、桑白皮、地骨皮、白果、紫苏子、白前、百部、苦杏仁、款冬花、紫菀、厚朴和甘草。诸药合用，表寒得解，肺热得清，共奏降气平喘、止咳化痰之功。张涤教授通过多年临床经验，巧妙随症加减，证实降气平喘汤颇有良效。

【治疗绝技】

张涤教授临床治疗哮喘急性发作期基本采用纯中医药治疗，尽量不用或少用糖皮质激素和支气管扩张剂。其用方多为基于定喘汤而创的降气平喘方加减，治疗儿童哮喘急性发作期临床疗效颇佳。

基于对上述有关小儿哮喘的病因、病机的认识，张涤教授善从解表、化痰及化瘀等角度出发，病位从肺、脾、肾考虑，遣方用药；同时在疾病的不同时段强调对疾病传变的整体把握。发作期以邪实为主，重点辨寒热；缓解期以正虚为主，以肺脾肾脏腑辨证结合气阴阳辨证。治疗上遵照张仲景的主张"未发时以扶正为主；既发时以攻邪为主"，予以五虎汤加减以平喘止咳、清热化痰。五虎汤出自《医宗金鉴·幼科心法要诀》，方由麻黄、苦杏仁、石膏、甘草、桑白皮、生姜、细辛7味中药组成。张涤教授在临床中随证加减，每获良效。

【验案赏析】

患儿，女，4岁。2010年11月9日因咳喘3日就诊，既往有哮喘史1年，经中医调理数月后哮喘发作次数较前明显减少，3日前外出游玩受凉后回家出现咳喘，服咳喘灵、氯雷他定、沙丁胺醇等药后效果欠佳，遂来就诊。刻诊：咳喘，喉间痰鸣，胸高气粗，痰黄稠不易咳出，烦躁、面赤、咽痛，声音稍嘶哑，纳寐欠佳，二便可。舌红、苔黄腻，脉滑数。听诊：双肺闻及以呼气相为主的哮鸣音，呼气相延长。诊断为哮喘，证属热性哮喘；治以止咳平喘，清肺涤痰。处方：炙麻黄2g，苦杏仁3g，桑白皮5g，紫苏子（包煎）3g，鸡内金2g，茯苓5g，僵蚕3g，黄芩2g，牛蒡子2g，矮地茶5g，甘草2g，共5剂，每日1剂，水煎服，分2次服。

服药5剂后，患儿复诊见稍咳嗽，不喘，喉间少痰、难咳出，食欲稍增，寐安，二便调，舌红、苔薄黄，脉细。双肺听诊可闻及散在湿啰音。予以止咳化痰、益气健脾法治疗。处方：桑白皮5g，地骨皮5g，款冬花5g，紫菀5g，茯苓5g，桔梗3g，白果3g，紫苏子（包煎）5g，鸡内金2g，瓜蒌5g，枳壳3g，五味子2g，甘草2g，共5剂，每日1剂，服法同前。

三诊时患儿咳喘症状全部消失。嘱其饮食清淡，忌生冷油腻、辛辣酸甜及海鲜等可能引起过敏的食物，避免活动过度和情绪激动，防止诱发哮喘。

【按语】

张涤教授认为小儿先天禀赋不足，后天失调，机体素弱，腠理不密，卫气不固，不能适应外界环境的突然变化，易为外邪所侵。儿童哮喘发作期以邪实为主，治当祛邪，临床辨证虽有寒热之分，但因小儿体质"纯阳"，感邪之后易从热化，或因寒痰内伏，积久化热，痰热壅肺，故证多以"热喘"为主。本例因外感风热，引动伏痰，痰热相结，阻于气道而发作。患儿咳喘，痰黄稠不易咳出，烦躁，面赤为热性哮喘的特征。五虎汤系在《伤寒论》中麻杏石甘汤的基础上化裁而来，方中炙麻黄为首选药，以宣肺定喘兼解表；白果敛肺止咳；苦杏仁、紫苏子、紫菀、款冬花皆有降气平喘、化痰止咳之功效；牛蒡子、黄芩、桑白皮清肺泄热，以止咳平喘；鸡内金健脾化痰消食；僵蚕祛风化痰、通络；甘草调和诸药，共奏清肺化痰、止咳平喘之功效。

【参考文献】

[1] 韩欢.张涤教授治疗小儿哮喘经验初探[J].中医药导报，2011，17（11）：33-35.
[2] 朱沁泉，陈创，张涤.基于中医传承辅助系统的张涤教授治疗儿童哮喘急性发作期组方用药经验挖掘[J].湖南中医药大学学报，2021，41（2）：280-285.
[3] 陈创，刘微艳，朱沁泉，等.张涤教授运用降气平喘汤治疗儿童哮喘经验介绍[J].中医儿科杂志，2017，13（2）：14-17.

第五节　反复呼吸道感染

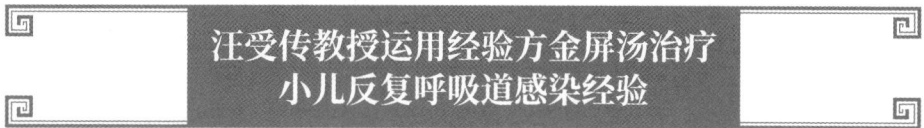
汪受传教授运用经验方金屏汤治疗小儿反复呼吸道感染经验

【经典名方】

金屏方（出自汪老经验方）

组成：炙黄芪、白术、防风、川桂枝、白芍、煅龙骨、煅牡蛎、炙甘草等。

用法：常法煎服。

【诊断思路】

病机之重在卫气，卫气不固、营卫不和是本病的基本病机，但侧重在卫气，与儿童反复呼吸道感染发病的主要机制是呼吸道免疫受抑制，以致抵抗病原体入侵的能力不足，易引起反复感染的认识基本一致。卫气出于下焦，是肾中阳气的一部分，长养于中焦脾胃之气化生的水谷精微，宣发于上焦，具有保护、守卫机体免受外邪入侵的作用。卫气虚损不固则腠理空疏、元府不闭、营阴外泄，虚邪贼风极易乘虚而入。

【治疗方法】

儿童反复呼吸道感染急性发作期多以小儿感冒、乳蛾、咳嗽、肺炎喘嗽或哮喘等肺系急性炎症为主，治疗多参照各病证予以施治，中医药治疗本病的优势和特色在于缓解期的治疗。在益气固表、调和营卫的基础上，需要注意辨清病变部位，判断主要的致病因素，再予以调护及规避贼风，多获良效。

依据本病缓解期的基本病机特点，汪老临证常以益气固表、调和营卫为基本大法，善用经验方金屏汤为基础方进行加减。金屏汤是玉屏风散和桂枝加龙骨牡蛎汤合方，主要由炙黄芪、白术、防风、川桂枝、白芍、煅龙骨、煅牡蛎、炙甘草等组成。玉屏风散是中医扶正固表、预防外感的名方，由炙黄芪、白术、防风3味药组成。方中君药炙黄芪可助卫气、固卫表、补中气、升清阳，白术补气健脾为臣，佐以防风走表而散风邪。三药合用系补中有疏、散中寓补，可益气固表、防治外邪。研究证实玉屏风散具有明显的免疫增强作用，可减少患儿感染频率。桂枝加龙骨牡蛎汤，由张仲景的"万方之祖"桂枝汤加煅龙骨、煅牡蛎而成，不仅具有解肌发表、调和营卫之功，还可收敛固涩、宁心安神，对于卫阳不足、卫外不固致营阴外泄而汗出的反复呼吸道感染患儿尤为合适。两方相合，玉屏风散益气固表，配以桂枝龙骨牡蛎汤调和营卫、收敛止汗，则卫阳外护，营阴内守，营卫调和，外邪难侵。临证时，汪老常将玉屏风散中炙黄芪、白术、防风的用量比例调整为3：2：1，以增强益气固表功效，更切合小儿反复呼吸道感染的基本病机特点。

【治疗绝技】

虽然卫气不固、营卫不和是儿童反复呼吸道感染的基本病机，但患儿在临床上的表现又各有特点，主要责之于病变部位的差异。病在喉核，急性发作时，多发热或高热不退、咽痛呕吐、咳嗽打鼾、吞咽困难、纳少便秘等，可望见喉核红肿、化脓；缓解期常有咽干、刺激性咳嗽、发痒或伴有呼吸不畅、口腔异味等症状，可望见喉核脉络迂曲，或有分泌物，常伴有颌下肿块。在疾病缓解期，除扶正外，需化痰祛瘀、软坚散结，常用中药有桃仁、当归、赤芍、丹参、牡丹皮、土牛膝、煅牡蛎、青黛、玄参、半夏、浙贝母、蒲公英、虎杖等。病在肺者，常表现为反复发作性的咳嗽、喘息，常因外邪侵袭或接触异气、嗜食酸咸甜腻、精神失调或过度疲劳诱发，以儿童哮喘、变应性咳嗽多见，尚有闭塞性毛细支气管炎、肺结核等慢性肺炎。缓解期以多汗气短、咳嗽无力、神疲倦怠、面色无华、腹胀纳差、大便溏泄多见，在益气扶正基础上，需针对"风痰"这一常见宿根予以祛风化痰，疏利肺气。常用中药有蝉蜕、僵蚕、地龙、菊花、乌梅、辛夷、桔梗、芥子、百部、瓜蒌等。病在胃肠，表现为长时间的食少、腹胀、大便干、口中气秽、舌红苔厚、烦躁、夜眠不安或啼哭等症状，多属积、热，宜消积清热、助运和降、调和中州。常用中药有佛手、连翘、莱菔子、鸡内金、神曲、槟榔、麦芽、焦山楂、陈皮、炒山栀、枳实、木香等。若见患儿生长发育迟缓、神气怯弱、语声低微、汗出畏风、食欲缺乏、夜尿频多或遗尿等症状，病位在肾，且多为肾气虚损，应在调补肺脾、益气固表基础上，培元补肾。常用中药有人参、熟地黄、附子、肉桂、菟丝子、补骨脂、益智仁、黄精、怀山药、山茱萸等。上述不同病变部位在儿童反复呼吸道感染也可兼见，如哮喘患儿伴有喉核肿大，则需分清痰邪、风邪、瘀邪及肺脾、营卫虚损之主次以施治，此外尚有反复呼吸道感染患儿伴有紫癜、水肿等其他病证的。

【验案赏析】

患儿，女，8岁。2018年4月28日初诊。主诉：反复呼吸道感染伴扁桃体肿大4年余。患儿自2014年初反复出现外感，表现为发热、咳嗽、咽痛、鼻塞流涕、打鼾，每月1～2次，反复迁延至今。刻下：患儿无恶寒发热，无鼻塞流涕，无咳嗽，纳食欠佳，咽部不爽，口有异味，二便可，汗出较多，夜寐时头汗明显，偶有夜间打鼾，舌红苔根部薄黄腻。查体：咽红，扁桃体Ⅱ度肿大、质硬，无分泌物，周身未见皮疹、紫癜，心肺听诊正常。尿常规（－）。患儿平素汗出较多，易外感，有湿疹病史，2年前外感后出现过敏性紫癜，至今已反复发作多次，已予清肺利咽、养阴活血法调治1月余，病情尚平稳。当前西医诊断：反复呼吸道感染（恢复期）；过敏性紫癜；慢性扁桃体炎。中医诊断：感冒；紫癜；乳蛾。辨证为卫气不固、阴虚内热证，治以益气固表、养阴清热。以金屏汤合二至丸加减，处方：炙黄芪15 g，炒白术10 g，防风5 g，煅龙骨（先煎）15 g，煅牡蛎（先煎）15 g，党参10 g，茯苓10 g，北沙参10 g，全当归10 g，牡丹皮10 g，墨旱莲12 g，女贞子12 g，玄参10 g，生甘草3 g。14剂，每日1剂，水煎服，早晚1次。

2018年5月12日二诊：患儿服用上药期间，复外感，出现低热、咳嗽、双下肢散在瘀点，于当地医院就诊，诊断为支气管炎，查胸部X线及血、尿常规未见明显异常，口服"头孢"5天及上述中药后，瘀点已消，现无咳嗽，无鼻塞流涕，纳食尚可，口有异味，大便偏干，每日行1~2次，夜寐安，汗出不多，打鼾少闻，舌苔薄白。查体：咽稍红，扁桃体Ⅲ度肿大、质硬，心肺听诊正常。证候如前，治以益气固表、养阴清热为主，增补肾利咽之品。处方：炙黄芪15g，炒白术10g，防风5g，煅龙骨（先煎）15g，煅牡蛎（先煎）15g，生地黄10g，山萸肉10g，枸杞子10g，牡丹皮10g，墨旱莲12g，女贞子12g，玄参10g，板蓝根12g，生甘草3g。14剂，每日1剂，水煎服，早晚各1次。

2018年5月26日三诊：患儿服用上药期间无外感，紫癜未发，无咳嗽发热，偶自述乏力，纳可，二便调，夜寐安，无打鼾，舌淡苔薄白。查体：咽稍红，扁桃体Ⅱ度肿大，心肺听诊正常。证候如前，治以前法出入。处方：二诊方去枸杞子、玄参、板蓝根，加虎杖12g，蒲公英15g。14剂，每日1剂，水煎服，早晚各1次。患儿服用上药后，病情平稳，后继续于门诊调理，以益气固表、养阴散结为主，患儿调理3个月后，外感次数明显减少。

【按语】

汪老认为本案患儿平素肺脾两虚、卫阳不固，感受外邪后，风热、风痰之邪循经上达咽喉，搏结于喉核，痰热阻滞，气血不通，遂致喉核红肿疼痛，痰热之邪未祛又未规避贼风而反复受邪，病久入络，以致痰瘀互结，使正气更虚，卫阳虚损，极易外感。患儿卫阳不足，感受时令之邪，六气皆从火化，风热邪毒与气血相搏，热伤血络，迫血妄行，溢于脉外，发为紫癜，且患儿病久，气阴耗伤，气虚不能摄血，血液不循常道而溢于脉外；阴虚火炎，血随火动，以致紫癜反复发作。初诊时，患儿病机相对复杂，但总以卫气不固、阴虚内热为主，兼有痰瘀阻络，治以益气固表、养阴清热，兼以活血散结，以金屏汤合二至丸加减。金屏汤中去桂枝与芍药这一调和阴阳之对药，主要因桂枝易辛温助热、伤阴动血，致阴虚火旺，故兼有出血表现者当忌用；《饲鹤亭集方·补益虚损》中云："二至丸，益肝阴，补肾精，壮筋骨，调阴阳，乌须发。"墨旱莲、女贞子与清热活血之北沙参、全当归、牡丹皮联用，既能补益肝肾、养阴止血、调和阴阳，又可活血不留瘀，使血行风自灭，再益党参、茯苓等补气健脾之品，可使卫气固、营阴养、虚热除、瘀

结祛。二诊时，患儿复外感，但病情较轻，续服中药，瘀点消、热渐退，唯有喉核肿大、大便偏干，且病久及肾，故增加山萸肉、枸杞子、板蓝根等补肾利咽之品，由于患儿舌苔黄腻已消，增用生地黄以清热凉血、养阴生津。三诊，患儿病情平稳，无外感，紫癜未作，喉核肿胀渐消，续守本法，终获良效。

【参考文献】

［1］陶嘉磊，汪受传，袁斌．汪受传治疗儿童反复呼吸道感染临证经验［J］．中华中医药杂志，2021，36（1）：207-210.

老昌辉教授运用"二分论"治疗小儿疳积经验

【名医简介】

老昌辉，男，主任医师，副教授，广州中医药大学硕士研究生导师，佛山市南海区中医药学会会长。从事临床工作三十余年。擅长以中医为主、中西医结合的方法治疗各种内科杂病，特别是咳嗽、哮喘、慢性阻塞性肺疾病等呼吸系统疾病。

【学术思想】

老教授治疗岭南小儿疳积经验丰富，独创"二分论"辨治理论。老教授提出小儿疳积病机以脾虚、气滞夹湿为主，将病程分为起病期和缓解期，分期施治。起病期辨清虚实主次，治以消积导滞、清热化湿或健脾益气，消补兼施为主；缓解期以平补脾肺肾为则。临证善用道地药材，注重顾护脾肺，同时重视体质综合调护。

【诊断思路】

老教授认为小儿疳积病机为本虚标实，脾虚为本，气滞夹湿为标。小儿脾虚为内外因共同所致。一方面，小儿本脏腑娇嫩、形气未充，诸脏之中尤以脾不足最明显，表现为消化功能弱，小儿一旦进食过多或进食难消化食物则容易造成食物在胃肠停滞；另一方面，小儿为纯阳之体，生机蓬勃，需要大量营养满足各脏腑的迅猛发育，小儿先天的消化能力有限与进食过量之间的矛盾会导致积滞的产生。此外，外因也可致脾虚。部分家长喂养不当，如常予肥甘厚腻零食或不节制饮食生冷，均可导致小儿脾失健运，久而脾气受损致脾虚。

岭南小儿疳积病机上多有气滞之标实证。小儿肝常有余，心理发育不完善，自我调控能力差，易肝志过激，肝气横逆乘脾土，进而中焦气机逆乱，运化失常，饮食积滞，出现纳差、腹胀等肝脾失调之症。现代学者也认为患儿的精神、心理压力可导致体内胃肠道激素分泌异常，从而导致消化不良。积滞常郁而化热，循胃络扰心，则可见小儿心烦不安、夜间眠差，甚则哭啼不安。故气滞也是小儿疳积的重要病机之一。老教授临床治疗小儿疳积，在消食化积之余，常佐以调肝之法，疗效甚佳。岭南小儿疳积另一重要病机则是"湿"。岭南地湿土薄，不敛地气，雾瘴蒸腾之象多见。人居住其间，环境中湿邪常围罩人身，体质稍弱则容易感邪致病。食积停于中焦，损及脾阳，聚生痰湿，阻碍中焦气机。不论是外湿、内湿，均可使脾运失常，发展成疳积。老教授认为该病的本质是脾虚，湿和滞贯穿疾病全程，该病总属虚实夹杂之证，治疗上应当消积化滞，健脾化湿。

【治疗方法】

二分辨证，辨清虚实主次。老教授将小儿疳积的辨证和治疗总结为"二分论治"的理论体系，认为临床上岭南小儿疳积症状虽千变万化，但究其根本，病机皆可用脾虚气滞夹湿总括，将之分为虚实两面分析辨证，可知岭南小儿疳积多为虚实兼有的疾病。《幼幼集成》亦云："疳之为病皆虚所致，积者亦虚中之积。"故老教授提出了辨证时可从虚实角度出发，分清虚实主次。先辨是否内有食积，内有食积者，壮者治疳必先去积，后扶胃气，而后消之。食积已消后，小儿体虚为主，必扶胃调脾，避免病情再生。专证专方治疗，方可取得良效。根据是否有食积等实象，可将整个病程分为起病期和缓解期。

起病期患儿有食积内停的标实证，食积中阻，聚生湿热，胃纳脾运失司，临床可表现为纳差、稍进食即觉腹胀、嗳气酸腐、舌中部苔厚腻、口臭等。由于不同患儿先天体质、后天喂养、生活环境不同，标实证患儿症状有标实为主与本虚为主之分。标实为主的患儿,多见土虚木乘,肝木亢旺,肝火内生,煎灼津液,出现脾气暴躁、夜间眠差、爱哭闹、大便秽臭或秘结等症状。本虚为主者,久病脾胃受损,气虚运化失宜,机体气血失养,形体不充,可见神疲乏力、面黄肌瘦、头发干枯、下眼袋大伴暗红色、大便烂软不成形、甚至夹有食物残渣,舌淡红、苔白腻、脉细弱或细滑等症状。

经治疗后,患儿积消湿去,气机平和,症状表现以虚证为主,此为小儿疳积的缓解期。结合小儿两个生理特点:一是五脏六腑形态结构及功能相对不足;二是五脏"三不足两有余",即肺、脾常不足和肾常虚,肝、心常有余。此阶段小儿积滞之标实刚去,以脾虚为主证,肺、肾亦常不及,临床表现多为体形瘦小、纳一般、易受凉、易觉乏力、汗出多、舌淡红苔白、脉细弱或细滑等。

起病期:一证一方。小儿疳积起病期以标实为主者,治疗以消积导滞、理气化湿为则,老教授方用自拟小儿积滞方,药物组成:白芍10g,山楂10g,麦芽15g,稻芽15g,薏苡仁10g,独脚金5g,淡竹叶5g,灯心草2g,布渣叶5g,钩藤10g,炒神曲10g,鸡内金10g,罗仙子5g。方中大量使用消食化积类的中药,如山楂、麦芽、稻芽、炒神曲、鸡内金,消解一切面、肉积滞。疳积患儿要恢复正常的脾升胃降,就必须消除已停之"滞",除消积外,还需调畅气机,清利湿热。少佐白芍、钩藤清肝柔肝,理气兼有清热之功,符合小儿肝常有余的生理特点,以及气滞易化热的病机特点。外加以薏苡仁、淡竹叶、灯心草清热利湿,解小儿烦热。全方无过分苦寒之药物,多可药食同用,药量小,讲究中病即止。

小儿疳积起病期以本虚为主者,治法以健脾益气、消补兼施为主。此证老教授自拟小儿健脾积滞方,药物组成:太子参10g,白术5g,茯苓10g,甘草5g,砂仁3g,白芍10g,大枣10g,鸡内金5g,山楂10g,防风10g,稻芽10g,麦芽10g,布渣叶5g。该方除用鸡内金、山楂、稻芽、麦芽消积外,加用四君子汤加强补脾之功,加白芍柔肝调气,亦有助脾气运化、升清降浊、抑木培土之意。考虑岭南气候常年湿热,积滞亦易郁而生热,故少佐布渣叶消积、清热毒。

缓解期:小儿疳积缓解期,老教授多用自拟补气健脾方平补肺脾肾,药物组成:太子参10g,白术5g,茯苓10g,甘草5g,法半夏10g,陈皮5g,桂枝5g,白芍10g,大枣10g,鸡内金10g,山楂10g,炙黄芪10g,酒黄精10g,防风10g。全方以补气健脾为主,在玉屏风散合陈夏六君子汤基础上加减，考虑小儿脾常不足，然各脏腑生长迅速，用药避免过于滋补，改党参为太子参，合黄芪补脾益气，结合小儿肾常虚的生理特点，少佐黄精补肾，外加少量山楂、鸡内金消食化积，预防积滞再次加重，白芍养血柔肝，调气血之郁滞，令中焦安泰、六腑通调。该方可调畅气机，改善消化功能，避免再次积滞，同时补充气血，促进脏腑生长，提高免疫力，增强体质。

在小儿疳积缓解期，除药物治疗外，老教授额外重视疳积小儿体质的生活调护。第一，老教授认为要结合气候，用适当的茶饮保健。老昌辉自拟"二味消积茶"，具体组成为布渣叶及地胆草，有消积、清热毒的功效。地胆草除有促进胃肠道消化的作用外，还有抗病毒、解热抗炎等作用。该茶饮对于治疗小儿夏季积滞轻症及预防积滞效果奇佳。第二，善用中医外治法。有临床研究表明，穴位贴敷、推拿按摩、刮痧等方法对治疗小儿疳积有良好作用。其中老教授尤其推崇推拿按摩中的捏脊疗法。捏脊疗法通过在儿童脊背行捏、拿、推、按、提等手法，能刺激背部使支配胃肠的神经活动增强，改善和调节小肠及脾胃的受纳功能，从而最终达到治疗疾病的目的。

【治疗绝技】

因地制宜，善用道地药材。岭南地区草药丰富，易于采集。老教授亦善于使用岭南道地药材。老教授治疗小儿积滞实证为主的基础方中使用了布渣叶、独脚金、五谷虫。独脚金在《岭南采药录》中又称独脚柑，除小儿六腑虫积，为治小儿疳积良药。独脚金有抗氧化、抗疟疾、抗细胞毒等药理活性。布渣叶在《岭南采药录》中又称破布叶，清热毒，作茶饮，去食积。有研究表明布渣叶可降低胃液酸度，提高胃蛋白酶活性，有明显促进消化作用。罗仙子，又名五谷虫，《医林纂要》提及其可"健脾化食，去热消疳"，现代药理研究发现本品内含多种消化酶，可促进消化。

因人制宜，顾护脾肺。老教授认为岭南小儿疳积以脾虚为本，这不但与该病的病因、小儿的生理特点相关，也与岭南气候下人体质特点相关，盖岭南之地，湿热熏蒸，腠理不闭，津液妄泄，阳气内虚，法当调补肺气为主。盖肺主气而司腠理，肺气虚则腠理不密，故津液妄泄，多患病症。若外邪既去，当补脾土以生肺金。因此老教授在小儿疳积缓解期用玉屏风散合六君子汤加减，这两个方均为补肺益脾的经典方，药味少而效专。

【验案赏析】

患儿，女，10岁，2017年9月12日初诊。主诉：纳差3个多月。患儿3个月余前不慎外感后发热、咳嗽咳痰，于某医院住院西医治疗1周后，诸症消除。后逐渐食欲缺乏，进食后易腹胀，嗳腐吞酸，口渴欲饮，大便干结，口气重，由其母带来就诊。刻诊：形瘦，进食后易腹胀，动则汗出，唇红，夜间眠时辗转不安，大便干结，约3日一行，舌红、苔中部厚腻，脉滑。心肺听诊无异常、证属小儿疳积起病期，标实为主，食积郁热。治疗以消积导滞、理气化湿为则，处方：白芍10 g，山楂20 g，麦芽30 g，稻芽30 g，薏苡仁10 g，独脚金5 g，淡竹叶5 g，灯心草2 g，布渣叶5 g，钩藤10 g，砂仁3 g，炒神曲10 g，鸡内金10 g，罗仙子5 g。7剂，每日1剂，水煎服，分2次服用。

2017年9月20日二诊：食欲、睡眠好转，大便通畅，每日1行，舌苔已退大半，仍易汗出，疲倦。考虑标实已去，以脾虚为主，继予上方减淡竹叶、灯心草、布渣叶、钩藤、炒神曲、鸡内金、罗仙子，加太子参10 g，白术5 g，甘草5 g，炙黄芪10 g，防风10 g。服用1个月以调理善后。后痊愈，发育正常。

【按语】

老教授提出该病的主要病机为脾虚气滞夹湿，并把小儿疳积整个病程分为起病期和缓解期，分期施治，总结为"二分论治"的理论体系。起病期辨清标本主次，治以消积导滞、清热化湿或健脾益气，消补兼施为主。缓解期以平补脾肺肾为则，同时，注重生活调护以提高治疗效果，避免病情反复。有现代医学研究提出，小儿反复的食积、营养不良与肠道菌群失调相关，因肠道菌群具有促进营养代谢、完善免疫系统发育等能力，长期的肠道菌群失调可进一步引起反复肺部感染、哮喘等疾病。因此，老教授认为要重视小儿疳积的预防及治疗。

【参考文献】

[1] 吴智琦，老昌辉，魏成功. 老昌辉以"二分论"治疗岭南小儿疳积经验[J]. 中医药导报，2019，25（14）：15-18.

第六节 鼻部疾病

刁本恕教授运用多元化治疗小儿鼻衄经验

【学术思想】

刁老认为，小儿有脾常不足的生理特点，加之喂养存在问题，故脾胃是小儿鼻衄产生的关键，其基本病机为脾胃失健运，郁积化火，胃火上炎，干于肺（母病及子）、干于肝（土侮木）、干于肾（土乘水）而致血络损伤、迫血错经外溢，故治疗关键在于泄热凉血。

【诊断思路】

鼻衄属中医学"血证"范畴，多为火热迫血妄行，或正气亏虚、血失统摄所致。如《灵枢·百病始生》曰："阳络伤则血外溢，血外溢则衄血。"《诸病源候论鼻衄候》曰："肺开窍于鼻，热乘于血，则气亦热也。血气俱热，血随气发出于鼻为鼻衄。"《医宗金鉴·失血总括》曰："九窍出血名大衄，鼻出鼻衄脑如泉。"《血证论》曰："鼻为肺窍，鼻根上接太阳经脉，鼻孔下夹阳明经脉……伤于太阳者，由背上循经脉至鼻为衄……伤于阳明者由胸而上循经至鼻……欲治太阳之衄者必以治肺为主……又有肾经虚火浮游上行于督脉为衄者。"刁老认为虽然小儿鼻衄病与肺、脾、胃、肝、肾有关，但小儿有脾常不足的特点，加之喂养欠佳，故脾胃是关键，脾胃失健运，郁积化火，胃火上炎，干于肺（母病及子）、干于肝（土侮木）、干于肾（土乘水），导致血络损伤、迫血错经外溢而致衄血。

【治疗方法】

刁老认为，肺以清肃为顺，脾以升清为顺，胃以下降为顺，肝以调达为顺，肾以藏元阳为顺，故治疗小儿鼻衄的关键在泄热凉血，以荷叶茅仙汤（白茅根30 g，仙鹤草30 g，荷叶30 g）为基础方随证加减。①肺热壅盛。证见鼻燥衄血，血色鲜红，流涕咳嗽，或发热汗出，舌红、苔薄黄，脉数。

辨证要点：鼻干燥，血鲜红，或咳嗽流涕或发热，苔薄黄，脉数。治法：清燥止血、健运脾胃。方用荷叶茅仙汤加黄连3g，焦栀子3g，龙胆30g，虎耳草30g，百合30g，白果10g，炒麦芽30g，炒稻芽30g，建曲15g，焦山楂15g，鸡内金15g，豆蔻3g；②阴虚肺燥。证见鼻衄鼻燥，咽干，干咳少痰，唇舌樱红，舌红、苔光少津液，脉细。辨证要点：咽干，干咳少痰，舌红、苔光少津液。治法：养阴清热、凉血止血、健运脾胃。方用荷叶茅仙汤加天花粉15g，百合15g，炒麦芽30g，炒稻芽30g，建曲15g，焦山楂15g，鸡内金15g，豆蔻3g。本证用药应慎用熟地黄等滋腻之品，以免闭门留邪；③胃火炽盛。证见鼻衄，舌鲜红，渴喜冷饮，口臭，大便秘结，小便黄，唇红，舌红苔黄，脉洪数。辨证要点：渴喜冷饮，大便秘结，小便黄，唇红，苔黄。治法：泄热降火、凉血止血、健运脾胃。方用荷叶茅仙汤加川牛膝10g，玄参15g，知母10g，石斛10g，天花粉10g，炒麦芽30g，炒稻芽30g，建曲15g，焦山楂15g，鸡内金15g，豆蔻3g，大黄10g（泡水饮，大便通即停用）；④肝火乘肺。证见鼻衄鼻燥，口苦咽干，目眩或目红，舌红苔黄，脉弦。辨证要点：口苦咽干，目眩。治法：清肝泻火、凉血止血、健运脾胃。方用荷叶茅仙汤加炒栀子10g，炒白芍10g，炒麦芽30g，炒稻芽30g，建曲15g，焦山楂15g，鸡内金15g，豆蔻3g；⑤虚火上浮。证见鼻衄血色淡，面色㿠白，神疲，头晕耳鸣，腰膝酸软，唇色淡，苔白，脉细。辨证要点：鼻衄血色淡，面色㿠白，神疲，头晕耳鸣，腰膝酸软。治法：引火归元、益气摄血、健运脾胃。方用荷叶茅仙汤加炒黄柏10g，知母10g，川牛膝10g，生地黄15g，麦冬15g，炒麦芽30g，炒稻芽30g，建曲15g，焦山楂15g，鸡内金15g，豆蔻3g。

【治疗绝技】

刁老临床治疗小儿鼻衄方法如下。

1. 食疗

将百合30g，白茅根（包）100g，桑叶10g，黄芪10g，薏苡仁10g熬汁1000mL，加小米、大米、糯米各30g煮粥。

2. 外治法

（1）腧穴贴敷法：穴位常用天突、定喘、神阙、中脘及肝俞、脾俞、肾俞等，可根据病情及穴位特点，辨证选择相应贴敷药物。

（2）刺络：耳尖、少商、中冲清泄热邪。

（3）耳穴压豆：取脑点、神门、心、肾、肝、胆、脾、胃等处粘贴耳穴贴，每日按揉3次，3日后取下。

3.调理

鼻出血时，禁剧烈运动，以免加剧出血；饮食宜清淡，忌辣椒、鸡肉、牛羊肉等辛辣燥热之品，以免生热助火，加重出血。

若肺热壅盛证，加黄连、焦栀子、龙胆、虎耳草等，具有泻火除烦、清热利湿、凉血解毒、消肿止痛等作用，百合、白果养阴润肺，侧柏叶、藕节收敛止血，百合养胃阴，顾护热邪伤阴之弊，炒麦芽、炒稻芽、建曲、焦山楂、鸡内金健运脾胃，佐以豆蔻醒脾。若阴虚肺燥证，加百合、天花粉养肺阴，炒麦芽、炒稻芽、建曲、焦山楂、鸡内金健运脾胃，佐以豆蔻醒脾。若胃火炽盛证，加玄参、知母、川牛膝、生大黄通腑泄热，使热从下而解，石斛、天花粉滋养胃阴、清胃热，佐以豆蔻醒脾。若肝火乘肺证，加炒栀子清肝热而利三焦，炒白芍养肝木，肝得所养，木气调达，气郁解而火自降，火降气血和而血自止，炒麦芽、炒稻芽、建曲、焦山楂、鸡内金健运脾胃，佐以豆蔻醒脾。若虚火上浮证，加知母、炒黄柏、川牛膝以引火归元，麦冬、生地黄养阴，炒麦芽、炒稻芽、建曲、焦山楂、鸡内金健运脾胃，佐以豆蔻醒脾。

刁老治疗小儿鼻衄时，常加用炒麦芽、炒稻芽、建曲、焦山楂等健运中焦之品，体现"治病求本"理念，少以豆蔻醒脾，助炒麦芽、炒稻芽、建曲、焦山楂等运脾，充分体现"补脾不如健脾，健脾不如醒脾"思想。仔细探究刁老用意：①小儿有脾常不足的生理特点，加之喂养欠佳，致中焦脾胃功能受损，易郁积化火上炎；②苦寒药易损伤脾胃，另外，喂药不能操之过急，否则可能引起患儿胃肠不适，这也是刁老重视脾胃思想的具体体现。

中医学注重食疗，历代医家认识到食物不仅能提供营养，还能疗疾祛病。张锡纯在《医学衷中参西录》中指出，食物"病人服之，不但疗病，并可充饥，不但充饥，更可适口。用之对症，病自渐愈，即不对症，亦无他患"。可见，食物本身就具有"养"和"疗"两方面作用。白茅根、黄芪、薏苡仁等熬粥能很好地避免患儿服药困难，且小米、大米、糯米可顾护小儿脾胃功能。

腧穴敷贴是在中医理论指导下将药物施于人体腧穴，使药物通过经络系统而达脏腑组织，是中医特色外治法之一，临床应用涉及内外、妇儿及皮肤等科。刁老采用腧穴敷贴法，常选天突、神阙、中脘及肝俞、肾俞等穴位，具有健脾、化痰、行气、清热泻火、补肾之功效。

刺络法可起到清热泻火之功。刁老常以一次性采血针作为工具，采用点刺法。①少商、中冲放血操作方法：先推按所选择部位或穴区，使其充血，消毒后，以左手夹持被刺穴区，右手拇指、示指捏住针柄，中指指腹紧靠针身下端，针尖露出0.1~0.2 cm，迅速刺入后立即出针，从近心端向远心端挤压针孔周围，出血量以不能在针孔挤出血为度，然后用消毒干棉球按压片刻。刁老强调少商取穴的准确性，以免指甲下充血；②耳尖放血操作方法：令患儿取舒适体位，医者以75%医用酒精消毒双手十指及患儿耳尖穴处，并揉搓耳尖穴处至局部发红、发热，将耳轮自然向耳屏对折，以一次性采血针在耳尖直刺约2 mm（以不穿透软骨膜为度），之后医者采取双手拇指、示指一捏一放，同时用75%酒精擦拭点刺处（便于血液顺利外泄），以见血色由黑紫变为淡红为度，按压止血并碘伏消毒。耳穴压豆法是用胶布将药豆（炒芥子）粘贴于耳穴处，常用脑点、神门、心、肾、肝、胆等，给予适度的揉、按、捏、压，使其产生酸、麻、胀、痛等刺激感应。《灵枢·口问》有"耳者，宗脉之所聚也"，耳郭与全身各组织器官有密切联系，耳郭分布有丰富的神经、血管、淋巴管，刺激耳穴可起到神经体液调节作用，从而改善机体器官的功能状态。此法操作简单，痛苦较少，患儿易接受。总之，因患儿服药困难，诸法合用可起到弥补内服汤药力量不足的作用，以提高临床疗效。

【验案赏析】

患儿，男，7岁，2019年5月30日初诊。近1周偶尔出现鼻衄，未经治疗。刻下：患儿面色萎黄，消瘦，烦躁，纳差，大便干结，小便黄少，舌质红、苔黄，脉滑数。辨证：脾虚失运，肺热壅盛，火热内燔。治法：健脾化痰、清热泻火、凉血止血。内治：方用白茅根30 g，仙鹤草30 g，荷叶10 g，黄连3 g，焦栀子3 g，龙胆30 g，虎耳草30 g，百合30 g，白果10 g，侧柏叶10 g，藕节10 g，炒麦芽30 g，炒稻芽30 g，建曲15 g，焦山楂15 g，鸡内金15 g，豆蔻3 g。2剂，水煎300 mL，每日150 mL，每次30 mL，用麻糖兑服。食疗：百合30 g，白茅根（包）100 g，桑叶10 g，黄芪10 g，薏苡仁10 g熬汁1000 mL，加小米、大米、糯米各30 g，煮粥。外治：①腧穴贴敷法。天突清咽，定喘化痰，神阙健脾，中脘行气消胀；②刺络。耳尖、少商、中冲清泄肺热；③耳穴压豆。取脑点、神门、心肾、肝、胆、脾、胃粘贴耳穴贴，每日早、中、晚各按压1次，3日后取下。

2019年6月3日复诊：患儿母亲代诉基本未见鼻出血，守法巩固治疗3周。

2019年6月25日患儿母亲代诉未再出现鼻出血，纳差、面色萎黄、大便干等均改善。

【按语】

临床上，刁老以恩师王静安创立的荷叶茅仙汤为基础方治疗各种出血症。方中荷叶苦辛，善走气分，具凉血止血功效，可用于血热吐衄；白茅根味甘、色白、性寒，中空有节，入肺、胃经，其气能升能降，以降为主，专清血分之热，有凉血止血之功，又可利尿，可引热从小便而解，《神农本草经》谓其"主劳伤虚羸，补中益气，除瘀血，利小便"，《本草纲目》言其治"上吐血诸血，肺伤喘急"；仙鹤草收敛止血，《本草纲目拾遗》引葛洪语"疗吐血各疾，喉痹，肺痈"。三药合用，其布于上，运于下，达于四肢末，内行于脏腑，外循于肌肤，清气升达，浊邪下泄。

【参考文献】

［1］张仁义，唐文龙，刁本恕．刁本恕多元疗法治疗小儿鼻衄［J］．中国中医药信息杂志，2021，28（3）：125-127．

张士卿教授运用经方治疗小儿鼻渊经验

【诊断思路】

张教授认为，小儿鼻渊有虚实之分：实证多因外邪侵袭，引起肺、脾、胃、胆腑之病变而发病；虚证多因肺、脾脏气虚损，邪气久羁，滞留鼻窍，致病情缠绵难愈。张教授总结多年临床经验，认为胆腑蕴热，化火熏肺，循经上犯鼻窍，燔灼头脑而成鼻渊。在临床诊疗中，小儿鼻渊以胆腑郁热型最为多见，主要是由于胆木最恶风邪，外感风寒、风热，抑或表邪未解，均可入于胆腑而化热，因此张教授认为在治疗时，无论胆经素有郁热，还是外邪入肝胆而化热，均可清泄胆热，宣通鼻窍。

【治疗方法】

取渊汤记载于《辨证奇闻·卷三》中，为陈远公所创，原方由辛夷、当归、柴胡、栀子、玄参、浙贝母6味药物组成。原书记载："胆属阳，头亦阳。胆热不能久藏，必移热上走于头。脑在头中，头无藏热之处，故遇穴即入……寻窍而出，乃顺趋于鼻。……盖辛夷最入胆，引当归补脑气，引玄参泄脑火，加柴胡、栀子舒胆中郁热，胆不助火，自受补益矣！"方中玄参为君，其性泄降下行，既可清风热之邪，又可制浮游相火，陈氏认为其可清脑中之火；当归调和气血，以补脑气之不足，李时珍在《本草纲目》中亦记载当归"补诸不足"；栀子善清上焦之热，炒焦亦可制其苦寒；浙贝母可清热排脓；柴胡引经升阳，以祛邪达表；辛夷为引，入肺胃气分，其性走窜，可助清阳上行而达头脑，引诸药达病所而显其效。张教授在临床上运用此方治疗小儿鼻渊时灵活多变，根据患儿症状，随证加减，标本兼治。如肝胆湿热重者，合并龙胆泻肝汤以清泄胆热；鼻涕黄浊而量多者，加藿香、鱼腥草以芳香化浊，清热止涕；鼻塞不通者，加细辛、苍耳子、薄荷以上行巅顶，宣散疏通；头痛明显者，加蔓荆子、川芎、葛根、菊花以疏风止痛；大便干者，加生大黄以清腑泄热。

【治疗绝技】

小儿鼻渊的发生，与家长的调护不当息息相关，万全云："小儿诸疾，调理之法，不专在医，唯调乳母，节饮食，慎医药，使脾胃无妨，则根本常固矣。"临床上，张教授主张防治结合，并强调预防重于治疗，嘱咐家长注意饮食起居的调护；强调患儿宜"三少"，即少吃油炸膨化食品、少喝碳酸饮料、少食巧克力等甜腻食物；嘱咐家长每日给患儿按摩迎香穴，每次5~10分钟，每天1~2次，以增强宣通鼻窍之功效。

【验案赏析】

患儿，男，7岁，2015年3月12日因鼻流浊涕1周就诊。患儿1周前因感冒、流涕就诊于某西医院，给予口服药物治疗后，感冒痊愈，但仍流鼻涕，后转为浊涕，经治疗，效果欠佳。现症见鼻流浊涕、色黄、有腥臭味，鼻塞，伴有头痛，口苦，纳差，寐少梦多，小便黄赤，大便干，舌质红、苔黄，脉弦数。此乃胆腑蕴热，循经上犯鼻窍，燔灼气血，熏蒸黏膜而为病。治以清泄胆热、利湿通窍。方用取渊汤加味：柴胡10 g，玄参10 g，当归10 g，浙贝母10 g，山栀子6 g，薄荷6 g，辛夷6 g，炒苍耳子10 g，桔梗6 g，黄芩10 g，羌活6 g，川芎6 g，白芷6 g，焦三仙各10 g，甘草6 g。6剂，水煎服，每日1剂，分3次口服。2剂症减，6剂后诸症悉愈，随访再未复发。

【按语】

《灵枢·五阅五使》曰："鼻者，肺之官也。"肺气通于鼻，肺气充沛，则肺鼻相互协调，完成其正常生理功能。小儿肺常不足，肺脏娇嫩，卫外不固，感邪之后，多从口鼻而入，鼻为肺之门户，更易受病。又因小儿为"纯阳"之体，感邪之后，邪气易于嚣张，从热而化，故临床以热证多见。张教授认为该患儿系感冒引发鼻渊，伴有头痛明显等症状，属外邪阻遏、经脉不通，故在取渊汤的基础上加羌活、川芎、白芷取其疏风止痛之效，加炒苍耳子以宣通鼻窍，加黄芩以清泄胆热，加桔梗开宣肺气，兼以排脓。全方共奏清泄胆热、宣通鼻窍之功效。

【参考文献】

[1] 路军锋，吴丽萍，马鹏程，等.张士卿教授治疗小儿鼻渊经验[J].中医儿科杂志，2016，12（1）：6-8.

文仲渝教授运用宣肺通窍汤治疗小儿过敏性鼻炎经验

【名医简介】

文仲渝，女，重庆市中医院主任中医师，从事中医临床工作30余年。毕业于广州中医药大学，曾先后在成都中医药大学及全国中医儿科医师临床进修班学习两年，被选拔为首批全国名老中医经验继承人，跟随导师学习三年，被重庆市人力资源和社会保障局、重庆市卫生健康委员会评为"重庆市

名中医"。现任中华中医药学会儿科分会理事;《中医儿科杂志》编委;《实用中医药杂志》编委;重庆市中医药学会理事、儿科专业委员会主任、重庆市高级职称评审委员会委员、重庆市渝中区医疗事故鉴定委员会委员。有系统的中医理论基础,特别是对临床上中医儿科的疑难杂症有独到的认识与研究,在国家级、省级、市级专业杂志与报刊上,发表论文与科普文章共40余篇,有较强的带教能力与科研能力。

【学术思想】

鼻炎是指易感儿童接触过敏原后主要由特异性IgE介导的鼻黏膜非感染性炎症性疾病。属中医"鼻鼽""鼽水"等范畴。金元医家刘完素《素问玄机原病式》云:"鼽者,鼻出清涕也;嚏者,鼻中因痒,而气喷作于声也。鼻为肺窍,痒为火化。"故外邪侵袭、脏腑失调或脏腑虚损所致的以流涕、鼻痒、鼻塞为特征的鼻病,常伴有嗅觉减退等症状,若症状反复发作,常影响小儿生长发育及身心健康。文教授认为过敏性鼻炎责之于内外两端,于内,多由于肺脾肾三脏不足,心肝有余;于外,多由于风、寒、湿、热、燥等邪气侵淫。治疗多从内外两端而治,并注重局部与整体用药相结合。小儿发病的病因与成年人大致相同,但是,由于小儿自身的生理特点,对本病易感程度和病情轻重与成年人相较有差别。病因以外感、饮食所伤和先天因素居多。此外,不同年龄对不同病因的易感程度也不同,如年龄越小,对六淫邪气的易感程度越高。

【诊断思路】

1. 肺常不足

肺开窍于鼻,小儿脏腑娇嫩,《温病条辨》言小儿"脏腑薄,藩篱疏,易于传变;肌肤嫩,神气怯,易于感触",说明小儿卫气常不足,易被外邪所伤。同时,小儿寒温不知自调,更易受风、寒等外邪侵袭,外邪从口鼻入肺而发病。《素问·宣明五气》谓"五脏化液……肺为涕",肺气充足,则鼻涕润泽而不外流;肺气不足,固涩不足则见清涕如注。《素问·阴阳应象大论》谓"肺主鼻……在变动为咳,在窍为鼻",外邪伤及肺卫,从口鼻而入,肺气失宣,则见鼻阻、鼻痒、喷嚏。从现代医学生理解剖特点而言,鼻为呼吸道的开口,小儿鼻腔短小,婴幼儿没有鼻毛,鼻黏膜柔弱而血管丰富,更容易受异物刺激,引起鼻黏膜水肿炎症。

2. 脾常不足

脾主运化水谷，小儿脾胃之体成而未全，脾胃之气全而未壮，稍有喂养不当，易积易滞，反伤脾胃。从五行关系而言，脾为肺之母，"金赖土生，土多金埋""肺为主气之枢，脾为生气之源"，脾土壅滞，生气乏源，肺气不足，卫外无力。脾主运化水液，《素问·经脉别论》谓"饮入于胃，游溢精气，上输于脾，脾气散精，上归于肺"，脾虚不足致使水液输布失常，导致水液停滞体内而生痰、生湿、生饮。《证治汇补》有"脾为生痰之源，肺为储痰之器"之说，痰湿水饮流滞于肺，症见清涕如注。同时，肺之宣肃失常，卫外失司，藩篱不固，外邪侵淫。《景岳全书》谓"此病多由酒肉肥甘，或久用热物，或火由寒郁，以至湿热上熏，津汁溶溢而下，离经腐败"，小儿饮食不知饥饱，嗜食甘厚之品，易化热生湿，湿热上蒸鼻窍，虚实夹杂，亦为此病临床常见病机。

3. 心肝常有

明代儿科医家万全系统提出"三有余，四不足"，强调"五脏有病，或泄或补"。《素问·至真要大论》言："少阳司天，火淫所胜，则温气流行……胸中热，甚则鼽衄，病本于肺。"《素问·气厥论》谓："胆移热于脑，则鼻渊，鼻渊者，浊涕下不止也。"结合小儿"纯阳之体"，小儿肝常有余，"心肝有余便是火"，相火淫胜于上，"木火刑金"。肝主生发，肺主肃降，若肝气生发太过，反侮肺金，必然肺之肃降不能，症见鼻阻；肝火上炎，损伤肺络，可见鼻出血。治疗过敏性鼻炎，兼见鼻血者，佐以生地黄、丹参、仙鹤草等凉血止血之品。

4. 肾常不足

肾为先天之本，生长发育之所系，所谓"过敏性"疾病，多责之于先天不足，亦可从肾论治。《素问·逆调论》谓"肾者水脏，主津液"，肾主气化，主一身之阳气，是津液输布之关键。肺为华盖，立于高位，故谓"水之上源"。过敏性鼻炎病位在肺，久病及肾，或自身先天不足，生后体弱多病，责之病初在肾。小儿"气血未充，肾气未固"，御邪之力较弱，易反复感邪，发为痼疾。《金匮要略·痰饮咳嗽》云"病痰饮者，当以温药和之"，鼽水亦是饮邪，故在临证中多用温肾之品，鼓动元阳，蒸腾气化，温化寒饮。小儿鼻鼽病位在肺，同时认为其关键在于肾之元阳不固。针对肺肾虚寒者，尤重视肾阳虚衰对本病预后的影响。

【治疗方法】

肺气不足者，见清水样鼻涕、鼻痒、鼻阻、喷嚏、喜耸鼻、舌色淡红、苔多水滑，针对此类证型，治以宣肺固表，温化水饮。脾常不足者，除鼻部症状外，兼见纳差、面黄体瘦、倦怠、大便多溏，辅之以健脾益气；若湿郁化热，则见口气重、大便黏腻、舌苔白黄腻，辅之以运脾清热除湿。心肝有余者，除鼻部症状外，兼见性情急躁易怒、五心烦热，辅之以清心凉肝。肾气不足者，除鼻部症状外，兼见体弱畏寒、面白神疲、自汗、遗尿、舌淡脉沉，辅之以温肾助阳。

辨证强调虚实，注重扶正与祛邪兼顾，寒热并调。自拟宣肺通窍汤（麻黄、苦杏仁、细辛、白芷、桑叶、菊花、半夏、苍耳子、辛夷、黄芩、羌活、防风、蝉蜕、僵蚕、刺蒺藜）。方中麻黄宣发肺气，苦杏仁肃降肺气，细辛、白芷温肺化饮、通鼻窍，苍耳子、辛夷疏散宣通，为治鼻病常用药，桑叶长于散风，菊花长于清热，祛风热之邪外出，少佐黄芩清上焦之火郁，蝉蜕其体轻浮，疏散风热，僵蚕轻浮散风除热。诸药合用，共奏宣肺通窍之功。

【治疗绝技】

临证加减：若水湿郁久，化热上泛，鼻涕多而黄浊，加藁本、皂角刺；若肺热甚，加牡丹皮、知母；若咳嗽有痰，加紫菀、百部等；若涕中带血丝，加生地黄、仙鹤草、赤芍、丹参等；脾虚夹滞者，加太子参、南北沙参、焦三仙等；肝火旺者，加龙胆草；心火甚者，加栀子、黄连；疾病后期，兼肾虚不足者，加枸杞子、菟丝子等。

【验案赏析】

患儿，男，7岁5个月，2019年5月22日初诊。1年前夜间受凉后出现流清涕、鼻痒、鼻阻等症状，自服"感冒药"等未见好转，病情缠绵半个月，就诊于当地医院，诊断为过敏性鼻炎，经西替利嗪抗过敏等治疗后症状有缓解，但每遇天气变化或汗出受凉后反复发作。3天前因游泳后出现流涕、清涕如注，鼻阻，晨起喷嚏明显，稍有咳嗽，痰白质黏、不易咳出，纳食尚可，睡中张嘴呼吸，呼吸声重，偶打鼾，大便日1次，稍干，入睡后汗出较多，舌淡红、苔白稍水滑，脉浮。中医诊断为鼻鼽，证属肺气失宣。治以疏风散寒，宣肺通窍。药用：炙麻黄5 g，苦杏仁9 g，细辛3 g，白芷10 g，金银花

10 g，连翘 10 g，桑叶 10 g，菊花 10 g，苍耳子 10 g，辛夷 10 g，蝉蜕 8 g，僵蚕 8 g，黄芩 8 g，防风 6 g，羌活 6 g，法半夏 8 g，赤芍 8 g，皂角刺 12 g，甘草 5 g。中药配方颗粒，7 剂，每日 1 剂，60 mL 开水冲服，分 3 次温服。嘱家长适时加减衣物，减少剧烈运动，避免汗出受凉。

2020 年 6 月 1 日二诊：清涕及鼻阻较前明显缓解，晨起喷嚏亦减少，少量鼻涕，无咳嗽，舌淡红、苔薄白，脉浮缓。继续治以疏风宣肺通窍，兼益气养阴。在疏风宣肺方基础上加太子参 15 g，中药配方颗粒，7 剂，每日 1 剂，60 mL 开水冲服，分 3 次温服。

1 个月后随访诸症消失，半年未复发。

【按语】

遇天气变化或汗出受凉后出现鼻阻、鼻痒、清涕、喷嚏连连，此为肺气不足，为正气虚损，易感外邪，致使肺失宣降。小儿脏腑薄弱，形气未充，抵御邪气能力较差，常见肺常不足、脾常不足。患儿病程日久，每遇天气变化病情易反复，耗气伤阴，肺脏本虚，宣肃失职，则外邪留恋，病程缠绵。治疗以宣肺散寒为主。初诊在基础方上加半夏化痰燥湿，病程久入络，加赤芍凉血活血。二诊时鼻阻、流涕诸症明显好转，故继续以前方加益气固表之品，加太子参、南北沙参益气养阴，培土生金。

【参考文献】

[1] 宋兴兴，文仲渝，王玲. 文仲渝治疗小儿过敏性鼻炎经验[J]. 实用中医药杂志，2021，37（7）：1244-1245.

第二章 脾系疾病

第一节 呕吐

王静安教授运用和胃止呕饮治疗小儿呕吐经验

【名医简介】

王静安，1922年生于成都。9岁开始学医，先后师从廖里癸、李辉儒等12位蜀中名中医。1956年6月到成都市中医医院工作。1987年6月加入中国共产党。第一、第二批全国老中医药专家学术经验继承工作指导老师，四川省名中医，成都市名中医，享受国务院政府特殊津贴。1998年10月被授予首届"成都市名中医"称号；2005年10月被中华中医药学会授予"国医大师"的称号；2006年4月，全国中医药高等教育学会儿科学会授予王静安同志"一代宗师"荣誉称号；2006年10月被授予四川省首届"十大名中医"称号。

【经典名方】

和胃止呕饮（王静安教授自拟方）

组成：紫苏梗9 g，豆蔻6 g，姜竹茹9 g，陈皮6 g，姜半夏3 g，藿香6 g，吴茱萸3 g，黄连3 g，旋覆花10 g，代赭石15～30 g，木通9 g，炒谷芽15 g，炒麦芽15 g，生姜汁1滴。

用法：煎法，先将代赭石放入300 mL冷水中，先煎5分钟后，再将各药放入同煎4~5分钟，每剂药煎2次，将2次的药液混合，加入生姜汁1滴。服法为小儿加糖少许，作饮料频频服用。

【学术思想】

王老根据现今小儿体质及其生理和病理特点，结合蜀中地域、人文环境，倡导创新的小儿湿热炎毒学说，其学术思想主要源于《黄帝内经》，又受到钱乙、万全、叶天士、薛生白、吴鞠通等诸家的影响。他在继承和发展前人学术思想的同时，又自成体系，独具特色。他在《王静安临证精要》中，明确除湿清热、抗炎解毒的治疗方法及其应用体系，示人以规矩，诲人至巧，指导临床对儿科疑难、常见疾病的治疗，疗效显著。

【诊断思路】

脾主运化，胃主受纳，二者一阴一阳，一喜燥，一喜润，一升一降，互相协调，共同完成饮食消化、吸收的正常生理功能。凡邪气犯胃，胃失和降，以致功能失常，胃气上逆，反降为升，即为呕吐。无论何种原因的呕吐，都是胃气上逆所致。

王老认为小儿由于阴精不足，急需从外界摄取营养，以供旺盛的生长发育之需，但又因脾胃脆弱、胃肠狭小、运化力弱，摄入乳食又相对成年人较多，更不知饱足，故呕吐常见。乳食停滞致呕吐者多，肝气犯胃甚为少见。无论何因所致，均不离"胃气上逆"这一病机。

【治疗方法】

在治疗上，王老在借鉴前人止呕经验的基础上，通过实践和摸索，根据呕吐的发病的病机，即胃失和降、胃气上逆这一主要病机，自拟和胃止呕饮，以和胃、降逆为要。和胃止呕饮方药组成：紫苏梗9g，豆蔻6g，姜竹茹9g，陈皮6g，姜半夏3g，藿香6g，吴茱萸3g，黄连3g，旋覆花10g，代赭石15~30g，木通9g，炒谷芽15g，炒麦芽15g，生姜汁1滴。方中代赭石甘寒质重、平肝镇逆，旋覆花降逆止呕、消痰行气，两者合用，抑胃气上逆之势；陈皮、姜竹茹清肃胃气；藿香、紫苏梗宽中下气，辟秽止呕；黄连泻肝胃之火，吴茱萸开肝郁，两者共奏辛开苦降、疏肝行气之效；胃不和则津液不化，凝聚成痰，更加重胃不和，故以姜半夏、生姜汁、豆蔻运脾和胃，降逆祛痰；炒谷芽、炒稻芽消食导滞，升肝胃之清气，清气升而浊气自降，升降复则气机自畅；用木通以交通上下营养、阴阳交泰、气机畅达则胃和呕止。

【治疗绝技】

王老在治疗呕吐时，将其分为积吐、寒吐、热吐、惊吐4个证型，分别采用消积和胃、温胃止呕、清热降逆、抑肝和胃的治疗原则。若见呕吐，仅为其他疾病之兼症者，则不以呕吐为主治，必审证求因，追本溯源，分清标本缓急而治之。

【验案赏析】

患儿，女，3岁。1个月来患儿反复呕吐，经多方药物治疗无效，遂来诊。现食入即吐，吐乳喷射，吐物酸臭，次多而量少；夜卧不安，食少神差，面色少华，欲饮冷饮，大便干结，舌红苔黄，指纹紫滞。辨证为热吐（痰热上逆型）。治法：清热化痰，降逆止呕。处方：紫苏梗9g，黄连3g，姜竹茹9g，陈皮6g，代赭石30g，广木香6g，旋覆花15g，藿香9g，吴茱萸3g，黄芩10g，神曲15g，共2剂。

1984年9月23日复诊：服上方，呕吐基本停止，大便正常，食少纳差，面色无华，舌淡苔白，指纹淡紫。处理：守上方，去代赭石，加薏苡仁15g，炒谷芽30g，2剂。后经追访服上法，饮食正常，未见复发，长势良好。

【按语】

胃喜清凉，胃气以下降为顺，若小儿素有积热在胃，或纵食辛辣、煎炒食物，或外感温热病邪入肠胃，以致胃热难于留食，胃气上逆，呕吐频作，因火性炎上，其势急迫，邪热乘胃，胃热上冲，出现呕吐如喷射状，食入即吐。故用陈皮、黄连、姜竹茹、代赭石清热化痰、降逆止呕，属胆胃同治之法；旋覆花消痰行水，增加降逆止呕之力；广木香、紫苏梗、藿香、吴茱萸行气宽中、和胃止呕，吴茱萸性虽辛热，但在大堆清热药中，去性取用，仅呈调气降逆之功；热扰中宫，故夜卧不安，以黄连、黄芩清心安神；胃火热炽，乳食易腐，出现吐物酸臭，故用神曲消食健胃。久病必虚，后天生化无源，则面色无华，由于辨证准确，用药周密，故两剂而大效。

再诊时，病机基本同上，当守原法，但应增强健运脾胃之功，生化有源则诸证可愈，故去代赭石之重镇，加健脾利湿之薏苡仁，协同神曲消食，合健胃之炒谷芽，两剂而告愈。

【参考文献】

[1] 韩林.王静安治疗小儿呕吐经验介绍[C]//中华中医药学会儿科分会第三十次学术大会论文汇编.中华中医药学会，2013：36-37.

第二节　腹痛

王烈教授运用自拟调胃饮治疗小儿胃炎经验

【学术思想】

现代医学认为本病多与幽门螺杆菌感染有关，而王烈教授指出小儿慢性胃炎多与中医"食积胃热"有关，强调小儿生长发育不成熟，"脏腑娇嫩，形气未充"，易为饮食所伤，特别是婴幼儿，"脾常不足，胃肠薄弱"，稍有喂养不当、乳食不节，则易损伤脾胃，导致疳积、腹痛等病症发生。

【诊断思路】

王烈教授认为本病病位主要在胃，与肝、脾的关系极为密切，治疗上强调以调肝理脾、升降气机、消积导滞为主要方法。《素问·宝命全形论》言："土得木而达。"中医言肝主疏泄、调畅气机、协调脾胃升降，因此有助于食物的消化与吸收。肝与脾胃在生理上密切相关，病理上必然相互影响。如《血证论·脏腑病机论》言："木之性主于疏泄，食气入胃，全赖肝木气以疏泄之，而水谷乃化，设肝之清阳不升，则不能疏泄水谷，渗湿中满之证，在所不免。"同时脾与胃皆为中焦，表里相对，脾以升为健，以升清为主，胃以降为顺，降浊为要，两者密切合作，同为气血生化之源、后天之本。此外，脾失健运可导致胃纳不振，胃气失和也可导致脾运失常，进而出现脾胃同病。

如《注解伤寒论》言："脾，坤土也。脾助胃气消磨水谷，脾气不转，则胃中水谷不得消磨。"故治疗本病当以调肝理脾、升降气机为上。另《幼幼集成·食积证治》有言："夫饮食之积，必用消导。消者，散其积也；导者，行其气也。脾虚不运则气不流行，气不流行则停滞而为积。"可见治疗本病还要以消积导滞为主。

【治疗方法】

王烈教授自拟调胃饮，临床治疗小儿慢性胃炎，药用佛手、甘松、白芍、延胡索、山柰、乌药、枳壳、豆蔻、薤白、青皮。方中佛手为君药。《本草再新》记载："佛手，治气舒肝，和胃化痰，破积。"臣药为白芍、甘松，助君药调肝理脾，升降气机。佐药为延胡索、山柰、乌药、豆蔻、薤白。枳壳、青皮为使药。

【治疗绝技】

偏寒者加山柰，偏热者加白芍，偏实者加延胡索，偏虚者加九香虫。主要功用为理气止痛，主治一般性腹痛。对于小儿腹胀、腹痛，王烈教授指出胀痛不离气，其积于腹者，多与脾气失和有关。而导致腹胀、腹痛之因，多有食、积、寒、热等因素，其型有虚、实之分。实者邪实伤于外，虚者脾虚病于内，如何化裁为辨证的关键。王烈教授认为，理气之品当选枳壳，治气逆而不内伤脾者；厚朴，治气滞而不伤脾者；木香，治气壅而不寒凝于中者；佛手，治气结而不滞于脾者。降香，治气升而血不失和于脾者。临证可依寒、热、虚、实加减，增强疗效。

【验案赏析】

患儿，女，7岁。2013年6月18日初诊。主诉：食后胃腹胀痛1年。现纳差，食后胃腹胀痛，寐安，二便正常。查体：口唇红，舌红苔黄，左上腹压痛，无反跳痛，心肺未见异常。中医诊断：食积胃热；西医诊断：慢性胃炎。治法：调肝理脾，升降气机，消积导滞。方用调胃饮：佛手、白芍、乌药、枳壳各20g，延胡索、山柰、豆蔻、薤白各15g，青皮10g，甘松4g。4剂，水煎服，2日1剂，分3次口服。

2013年6月25日二诊：服药后纳差、胃腹胀痛较前好转，时有胃腹胀。前方加理气止痛的木香20g，继服4剂。煎服法同前。

2013年7月2日三诊：纳可，无食后胃腹胀痛，盗汗，故前方加桑叶20 g，继服4剂。煎服法同前。服药后上述症状消失。随访1年，未见复发。

【按语】

本例患儿平素嗜食肥甘厚味，脾胃受损，发生食积胃热。此外肝主疏泄，调畅气机，协调脾胃升降，有助于食物的消化与吸收。故治疗上强调当以调肝理脾、升降气机、消食导滞为原则，使用自拟调胃饮治疗取得满意效果。

方中佛手为君药，其味辛、苦，性温，归肝、脾、胃、肺经，具有疏肝解郁、理气和中的功效，现代药理研究表明佛手醇提取物对肠道平滑肌有抑制作用。白芍味苦、酸，性微寒，归肝、脾经，具有养血敛阴、柔肝止痛的功效，现代药理研究表明芍药中的主要成分为芍药苷，有较好的解痉作用；甘松味辛、甘，性温，归脾、胃经，具有行气止痛、开郁醒脾的功效，现代药理研究表明甘松有明显的中枢镇静作用及一定的安定作用，二者同为臣药，可助君药调肝理脾，升降气机。延胡索味辛、苦，性温，归肝、脾、心经，山柰味辛，性温，入胃经，乌药味辛，性温，入肺、脾、肾、膀胱经，三药皆有行气止痛之功；豆蔻味辛，性温，入肺、脾、胃经，具有行气、宽中、消食的功效；薤白味辛、苦，性温，入肺、胃、大肠经，有行气导滞之效，五药为佐药，增强君臣药之效。引经之使药为枳壳、青皮，枳壳味苦、辛，性凉，入脾、胃、大肠经，有行气开胸、宽中除胀之功；青皮味苦、辛，性温，归肝、胆、脾经，具有疏肝破气、消积化滞之功。诸药共奏调肝理脾、升降气机、消食导滞之功。二诊时患儿胃腹胀痛症状减轻，故守方不变，加理气止痛、健胃化滞之木香，以增强调肝理脾、升降气机、消食导滞之功。三诊时患儿出现盗汗，"桑叶，虽治盗汗，而风温暑热服之，肺气清肃，即能汗解"，故加用桑叶以治汗，患儿服药后症状自除。

王烈教授一向倡导"乳有时，时有节，则令儿安"，主张在药物治疗的同时，应指导饮食调护，多进食水果蔬菜。药食同用可缩短疗程，避免复发。

【参考文献】

[1] 赵丽莹，刘丰艳，王烈，等.王烈教授治疗小儿慢性胃炎验案[J].中国中西医结合儿科学，2015，7（3）：277-278.

[2] 夏光欣.王烈治疗小儿脾胃常见病证的用方选要[J].中国中医基础医学杂志，2008（11）：858.

贾六金教授运用香乌止痛汤治疗小儿功能性腹痛的临床经验

【经典名方】

香乌止痛汤（贾六金教授自拟方）

组成：香附10 g，乌药6 g，枳壳10 g，白芍12 g，砂仁10 g，陈皮10 g，姜半夏6 g，甘草6 g。

用法：常法煎服。

【诊断思路】

关于小儿腹痛的中医病因病机，贾老认为其原因主要是因食、因虫、因寒或因伤食感寒、肝郁气滞。①因食所伤：古人云"乳贵有时，食贵有节"，过饥过饱及过食生冷、辛热、肥甘、不洁之物常会引起腹痛；②因虫内扰：常因小儿食入带有虫卵的不洁之物，滋生成虫，寄居肠道引起腹痛；③感受寒邪：张介宾总结临证所见，指出"盖三焦病证，因寒者常居八九，因热者十惟一二"，指出了寒证在腹痛中所占比例之大；④情志因素：《温病条辨》曰"小儿但无色欲耳，喜怒悲恐，较之成年人更专"。说明精神紧张或情志不舒皆可致腹痛。

【治疗方法】

贾老临床辨治小儿腹痛，常从腹痛的部位、性质、轻重着手。腹痛部位：若中上腹疼痛，病变多在脾、胃、大肠、小肠；若小腹疼痛，病变多在膀胱、小肠、冲任两经；若少腹疼痛，病变多在肝经或大肠；绕脐疼痛，多为蛔虫证；脐右下腹痛，病在阑尾部位，多为肠痈。腹痛性质：小儿腹部冷痛，得温则缓，多为寒痛；腹部灼痛，拒绝温敷，多为热痛；久病腹痛，时轻时重，喜按喜暖，得食则痛减，多为虚痛；突发腹痛，痛势急剧，拒按、拒抱、拒食者多为实痛。腹痛轻重：突发腹痛，痛势急剧，拒按多为重症；久病腹痛，时轻时重，喜按喜暖多为轻症。贾老临床治疗小儿腹痛，常用自拟香乌止痛汤加减，效果显著。贾老自拟香乌止痛汤是在仲景芍药甘草汤、香砂平胃散及柴胡疏肝散的基础上合方化裁而成，方中香附疏肝理气、解郁止痛，乌药行气止痛、温经散寒，枳壳行气除痞，白芍养血敛阴，砂仁温中化湿，甘草健脾益气、调和诸药。《本草纲目》谓"白芍益脾，能于土中泻木"，与甘草同用，缓急止痛又酸甘化阴，制理气药辛香刚燥之性，以防耗气伤阴。诸药合用，相辅相成，共成疏肝理气、和胃止痛之剂，临床应用，每获良效。临证加减：伴有食积者，加苍术、厚朴、炒三仙等，大便干燥者，加郁李仁10g；恶心、呕吐者，加藿香10g，黄连6g；腹痛甚者，加广木香10g，延胡索10g；感寒腹痛者，加高良姜10g，藿香10g，官桂6g，羌活10g等；脾胃虚弱者，加四君子汤，脾胃虚寒者合理中汤。

【治疗绝技】

贾老认为，腹痛临证应从腹痛的部位、性质、轻重着手。

1. 寒积腹痛，多有外感寒邪、饮食生冷史，其腹痛特点为拘急疼痛，得温则缓，得寒痛甚。小儿又多有内伤食滞，外感寒邪，临床表现为腹痛、腹胀兼发热恶寒。贾老运用藿香和中汤治疗该证，其组方为藿香、厚朴、陈皮、山楂、白芷、川芎、砂仁、羌活、苍术、紫苏梗、甘草等。

2. 食积腹痛，起病前均有伤乳或伤食的病史，以脘腹胀满、疼痛拒按、不思乳食为辨证要点。呕吐酸馊，大便臭秽，痛则欲泻，泻后痛减皆为伤食之候。贾老用香砂平胃散加减治疗伤食腹痛，其组方为木香、砂仁、苍术、厚朴、陈皮、山楂、神曲、麦芽、枳壳、白芍、莱菔子、鸡内金、连翘等。

3. 虫积腹痛，有饮食不洁、喜食异食、睡中磨牙、大便下虫或粪常规提示有虫卵的表现。以脐周疼痛、喜揉按、时作时止为辨证要点。贾老治疗该证在调理脾胃的基础上加用驱虫药。

4. 肝脾不和腹痛，其病机为肝失疏泄，脾失健运。由情志不遂、郁怒伤肝、劳倦伤脾、饮食不当而导致。临床多见情绪不稳、急躁易怒、脘腹疼痛、食欲缺乏、腹痛腹泻、大便不调等。治疗宜疏肝理脾，方可选逍遥散、枳实芍药散、柴胡疏肝散等。贾老擅长用柴胡疏肝散（柴胡、白芍、枳壳、甘草、陈皮、香附、川芎）加太子参、白术健脾益气，加广木香、乌药以加强行气止痛之功，重用白芍，疏肝解郁。

5. 虚寒腹痛，以胃脘部疼痛为主。气痛则痛无定处，肠痈腹痛多在右侧少腹。临证应根据不同特点加减用药。

【验案赏析】

患儿，女，9岁，2013年11月2日初诊。家长诉患儿脐周痛6个月，时轻时重，纳差，时有盗汗，眠可，大便偏干，日一行，舌淡红、苔薄白，脉弦细。体重25 kg。检查：腹部平坦，腹软，肝脾肋下未及，脐周压痛（±），血常规及大小便常规、潜血均正常。腹部B超未见异常。诊为脾虚气滞型腹痛。治法：健脾和胃、理气止痛，处方：太子参10 g，炒白术10 g，茯苓10 g，炒苍术10 g，厚朴10 g，陈皮10 g，炒白芍10 g，香附10 g，广木香10 g，乌药10 g，广砂仁10 g，豆蔻仁10 g，炒三仙各10 g，鸡内金10 g，炒莱菔子10 g，甘草6 g。共6剂，每日1剂，水煎200 mL，早晚分服。

2013年11月10日二诊：家长诉患儿腹痛大大减轻，饮食较前好转，二便调，舌淡红、苔薄白，脉弦细。脐周压痛（−）。原方续服6剂巩固疗效。嘱其节制饮食，勿贪凉饮冷；讲究卫生，生吃瓜果要洗净，避免不洁食物入口。1个月后随访腹痛未再发。

【按语】

本例患儿间断腹痛6个月，伴有纳差，理化检查未见阳性体征，贾老结合舌脉，诊为脾虚气滞型腹痛，治疗用自拟香乌止痛汤加味，方证相应，一诊即症状缓解，二诊巩固后迅速获愈。需要注意的是，对于小儿腹痛应仔细了解病史特点，进行全面细致的查体，并结合西医有关辅助检查，在排除其他器质性病变的基础上方可确立本病的诊断，以免误诊，贻误治疗。此外，良好的饮食习惯和轻松愉悦的生活环境对本病的防治至关重要。

【参考文献】

[1] 袁叶，张焱.名老中医贾六金治疗小儿功能性腹痛的临床经验[J].山西中医学院学报，2015，16（5）：44-45.

[2] 薛征，刘小渭.贾六金主任医师治疗小儿腹痛经验[J].中国中医急症，2008，17（12）：1719-1720.

第三节 泄泻

王烈教授应用二白饮论治小儿湿热泻经验

【学术思想】

小儿泄泻是临床常见病，内因主要是小儿脾气亏虚，外因为感受风邪、饮食不当、脏腑虚寒等。王烈教授融各家观点，认为小儿湿热泻病机以脾伤为本，湿热毒蕴为标；提出"和脾之阴阳，清热利湿解毒"的治疗方法，拟方二白饮；认为"脾运湿化液自生，脾健药运泄方止"，强调慎用大寒大热之品，留心兼症，灵活加减。

【诊断思路】

脾伤为本，湿热毒蕴为标。小儿脾常不足，饮食不知自节，故内外因相合更易伤脾，脾伤失运生湿；且小儿为纯阳之体，阳常有余，阴常不足，小儿热病居多，故湿邪蕴久在小儿更易化热；小儿肌肤弱，藩篱疏，寒温不适，易于感受外邪，客邪至与内湿相引，故病湿热；湿热下注，水谷清浊不分，可发为泄泻；肠中有热，热邪似火，火性急迫，故可见泻下如注。

【治疗方法】

湿热泄泻，症见泄泻，泻下急迫或泻而不爽，伴腹痛，粪色黄褐，气味臭秽，肛门灼热，烦热口渴，小便短黄，舌质红、苔黄腻，脉滑数或濡数。李中梓在《医宗必读》中说："统而论之，脾土强者，自能胜湿，无湿不成泄，故曰湿多成五泄，若土虚不能利湿，则风寒与热皆得之而为病。"薛生白说："热为天之气，湿为地之气，热得湿而愈炽，湿得热而愈横。湿热两分，其病轻而缓；湿热两合，其病重而速。"王烈教授认为："湿热泻为本虚标实之证，脾伤泻，泻亦伤脾，治泻当治脾，治脾必顾其阴阳，脾运湿化液自生，以防伤津失液，脾健药运泄方止，否则药物不达病所随泄泻而出，药效亦不达。"基于此理念，王烈教授创立二白饮，方中白术温补脾阳，白芍补益脾阴，二者共为君药，共奏和脾、健脾之功，且补脾而不壅滞。刘完素曰："以白术之甘，能入胃而除脾胃之湿，芍药之酸涩，除胃中之湿热，四肢困。"然而药达病所除须脾健之外，亦需引经之药，二白饮中使药为苍术，是足阳明经的引经之药，气味辛烈，强胃健脾，可发谷气，可径入诸经，疏泄阳明之湿，通行敛涩，二术相合亦可健运脾胃，开胃增食；且二白饮味甘偏甜，甘甜亦入脾，既无苦寒伤脾败胃之弊，患儿又更易于接受。

【治疗绝技】

王烈教授认为："湿热之邪，一分为二，湿属阴，热属阳，相合则病进，两孤则病易去。"治湿热之毒，单纯清热则药多苦寒，易碍湿邪，湿不易去，单纯燥湿则药多苦温，易于助热，热难消，正如吴鞠通所言："徒清热则湿不退，徒祛湿则热愈炽"，且湿热无路外排，故治以清热利湿毒，既清热而不碍湿，又利水而不伤正，给湿热之毒以出口。对于小儿湿热泻的治疗强调慎用大寒大热之品，如黄连、黄柏、附子、干姜等；善用温药，如白术，王烈教授常言"用白术必审大便尔"，认为"白术可治泻亦可致泻，辨证关键，大便辨证尤其关键，注意用药剂量的权衡"。

王烈教授认为"白芍虽为酸收之品，但敛阴而不碍邪"；相伍避其太过而伤脾，意在使其津液通行、气血流转，但对于阴阳偏颇甚者则不避之。基于此理念，二白饮中黄芩为臣药，味苦能降、能燥、能坚，寒能除热，又善清肺，肺与大肠相表里，可入大肠经以发挥清热燥湿、厚肠止痢之功。《神农本草经》言："黄芩主诸热黄疸，肠澼，泻痢……"黄芩合白芍可清里热、缓腹痛，对湿热泻具有显著疗效。二白饮中车前子、薏苡仁共为佐药，车前子性寒、味甘，寒能清热，甘能淡渗湿邪，利小便以实大便；薏苡仁淡渗利湿，亦有健脾之功，且利水而不伤正，兼佐助白术健脾益气。二者合用，因势利导，淡渗利尿，使湿热之毒从膀胱而走，清浊自分。

王烈教授基于二白散拟方二白饮治疗小儿湿热泻，辨证上思路朴素，临床应用数十载收效显著。若乳食减少，可加佛手、山楂开胃进食、消食化滞，常言"佛手上可进食，中可止痛，下可除胀，为进食除胀良药"。如徐大椿所言："夹宿食而病者，先降其食，则敌之资粮已焚。"若体温高，可重用黄芩以增清内热之力或加柴胡疏散邪热以助热解，常言"柴胡退外热居长，黄芩清里热为专，二者相伍，内热外热皆可除"。若恶心、呕吐，可加竹茹、芦根降逆止呕；若腹胀痛，可加枳壳、木香以行气宽中、除胀止痛；若口渴，可加葛根、生地黄以清热生津；腹痛加白芍、延胡索。

【验案赏析】

患儿，男，2岁，2018年8月20日初诊。主诉：大便稀2日。2日前无明显诱因出现大便次数增多，每日4~6次，大便为水样，臭秽味明显，便中无黏液及脓血，体温不高，伴恶心、纳差，家长自行给予益生菌口服（具体用药、用量不详），病情未见好转，遂就诊于我院。查体：体温36.3℃，形体发育正常，面色萎黄，眼窝无凹陷，哭时有泪，口唇干，心音有力，节律规整，心率116次/分，腹部膨隆，叩诊呈鼓音，腹部皮肤弹性尚可，肠鸣音亢进，约8次/分，舌质红、苔黄腻，指纹紫。辅助检查：粪常规未见异常。中医诊断：小儿泄泻（湿热泻），西医诊断：小儿腹泻病。治则：调和脾之阴阳，清热利湿解毒。处方：二白饮（白术10 g，白芍10 g，黄芩10 g，车前子10 g，苍术5 g，薏苡仁10 g）加芦根10 g，佛手10 g，共1剂，2日1剂，水煎服，早、中、晚空腹温服。嘱适寒温，节饮食。

2018年8月22日二诊：腹泻痊愈，无恶心，食纳欠佳，舌质淡红、苔薄白，指纹淡紫，隐于风关。初诊方减黄芩、车前子，加山楂10 g，共2剂，2日1剂，水煎服，早、中、晚空腹温服。嘱适寒温，节饮食。随访1周未见反复。

【按语】

中医认为脾为后天之本、气血生化之源，亦有"四季脾旺不受邪"之说，均强调了护脾的重要性，小儿脾本虚弱，乳食不知自节，过食肥甘厚味，易于伤脾生湿，久而蕴热。患儿就诊时腹泻2日，每日4~6次，大便为水样，臭秽味明显，无黏液及脓血便，查体见面色萎黄，眼窝无凹陷，哭时有泪，舌质红、苔黄腻，指纹紫，证属湿热证，治以和脾之阴阳、清热利湿毒为主，予二白饮加减。方中以白术、白芍和脾之阴阳，《本经逢原》谓白术为补脾阳之要药，《本草崇原》言白芍乃敛阴之品；黄芩清脾湿热；车前子、薏苡仁淡渗利湿；苍术为点睛之笔，引药入诸经，疏泄阳明之湿，全方共奏运脾、解热、利湿、解毒之功。初诊兼见恶心，加芦根生津止呕；兼见纳差，加佛手以开胃窍、消积滞、增食欲。1剂后复诊，腹泻痊愈，纳差，湿去热散，虚未恢复健运，去车前子和黄芩。全方以健运脾胃为主，兼见纳差，如王肯堂《医学津梁》所言"酸气入鼻，最能开胃"，故加味酸之山楂以开胃进食。

【参考文献】

[1] 徐金星,马斯风.王烈教授治疗小儿轮状病毒感染性腹泻经验[J].中国中西医结合儿科学,2011,3(1):19-20.

[2] 王佳佳,原晓风,刘彦晶,等.国医大师王烈教授应用二白饮论治小儿湿热泻经验[J].吉林中医药,2021,41(2):141-143.

董廷瑶教授运用经方治疗泄泻经验

【名医简介】

董廷瑶,字德斌,号幼幼庐主,出生于浙江省的一个中医世家。弱冠之年,父亲病逝,即继祖业,独立应诊,以其家学渊源、医术精湛,名闻江浙。后迁沪,悬壶上海,专擅幼科,名噪遐迩。1959年晋升为上海首批主任医师之一。历任上海市静安区中心医院中医科主任、上海市中医文献馆馆长等职。从事中医工作70余年,以其学识渊博、医术精湛、医德高尚、救治危重病儿无数,被尊为当代中医儿科泰斗。

【学术思想】

董老从事中医临床工作70余年,学术经验颇丰。其主要学术论点可概括为"九要":明理、识病、辨证、求因、立法、选方、配伍、适量、知度。上述九点环环相扣,在临床初步实践的基础上形成一个完整的理论体系。董老强调明理,认为医者务必掌握生理病理、脉舌之理、方药之理等医理,明理方能识病,认识疾病的发生、发展和中医的诊治规律,为诊治疑难病症提供思路。辨证、求因是中医治病的关键,通过四诊,从外到内,见证推理,以常衡度,从而做出正确的诊断。立法、选方、配伍,丝丝入扣,对症下药,每获良效。又书"小儿用药六字诀","轻"居首位,提出幼儿芽嫩弱质,脏气清灵,随拨随转,药石治病,用量宜轻,中病即止,毋犯胃气,贵在清灵平和，故其处方轻灵，又每获奇效。最后指出疾病之发生发展有常有变，小儿阴阳两稚，病则易虚易实，易寒易热，传变多端，病变则法也当随之变。董老曾言，用古法治今病，不能泥古不化，所谓"检谱对弈弈必败，拘方治病病必殆"。谆谆教诲后辈，必须熟读经书，揣摩医理，临证细审详察，掌握九诀，明理识病，辨证求因，见微知著，方不致误人儿矣；反之，书不熟则理不明，理不明则识不清，临证游移，茫无定见，药证不合，难以奏效。

【诊断思路】

董老善治婴幼儿泄泻，采用《医宗必读》中的治泻九法，即疏利、清凉、淡渗、燥脾、温肾、升提、固涩、酸收、甘缓。

【治疗方法】

1. 疏利消导

小儿因乳食不节，恣啖生冷，停积不消，影响脾胃功能而致泻下酸臭，夹有不消化物，董老常选用消导理气的青皮、陈皮、枳壳、山楂、神曲、莱菔子或丁香脾积丸，体现了"实者泻之""通因通用"的治疗原则。

2. 清凉止泻

外感热邪，下移大肠而致大便泄利，暴注下迫。治疗时常选用苦寒药如黄芩、黄连苦坚肠胃，达到止利之效，此乃"热者清之"。身热、暴泻如注、舌红乃热泻的辨证要点。

3. 淡渗分利

湿胜困脾，引起大便濡泄、小溲短少之证，董老用分利法淡渗和泻，选用四苓散、车前子、薏苡仁、淡竹叶、通草等，使湿从小便而去，利小便以实大便。此谓"治湿不利小便非其治也"。如治热泻夹湿证，以葛根芩连汤为主方，合用四苓散清热利湿止泻，收效较好。

4. 燥脾止泻

董老经常用白术、苍术、藿梗、川朴等，治疗脾虚生湿、水谷不分之证。燥湿健脾，使仓廪得职。

5. 温肾暖脾

对于久泻伤阳、元阳虚弱、火衰不能生土而成脾肾阳虚的患儿，董老常选用附子、肉桂、炮姜、吴茱萸等温里药以温肾暖脾，取"寒者热之"之意。

6.升提止泻

因脾胃气机不畅而致清气不升、浊阴不降、完谷不化之证,董老善用葛根、荷叶、扁豆花,取其轻灵升清来鼓舞胃气,升清降浊,上腾则注下自止。

7.固肠收涩

泄泻日久,泻多滑利,虽投温补,未为奏效,具备苔净、腹软、溲通、身无热度4个条件,方可用固肠收涩法。常选用赤石脂、禹余粮、龙骨牡蛎、御米壳等药,此"滑者涩之"是也。

8.酸收止泻

泻下日久,散而不收,不能统摄,故选用乌梅、诃子、五味子、石榴皮等药,酸性以助收涩之力,是谓"散者收之"。

9.甘缓健脾

甘为土之味,甘温之品,能补益脾土,故对于脾虚泄泻不止的患儿,董老用四君子汤加白芍、扁豆、山药以健脾缓中止泻。

【治疗绝技】

葛根芩连汤出自《伤寒论》,用以治疗热性病表证未解、邪欲入里、夹热下利的证候,小儿热泻用之恰到好处,以其清肠胃积热也。方中葛根解肌、升发脾胃清阳之气而治利,黄芩、黄连清泄里热、苦坚肠胃以和之,加用四苓散及扁豆花、车前子、鲜藿香以清暑利湿,湿热并治。

还有一种特殊型泄泻,即脚气型泄泻,董老治之亦屡治屡验。这类泄泻是指周岁以内母乳喂养的婴儿,初生以后即发病,大便频、色青、夹有奶块且反复发作,但一般无脱水现象,小溲如常,用一般的中西药物均不能根治,停哺母乳往往泻缓,再行哺乳仍会复发。凡是这种病婴就诊,董老首先检查乳母的膝反射,结果大多减弱。诊疗时先暂停母乳喂养,然后根据辨证结果用药,如寒湿中阻用钱氏益黄散,脾阳受损用理中汤等,以温中健脾助运。

【验案赏析】

1.患儿,男,7个月。1988年8月10日初诊。主诉:腹胀、便溏1周,胃纳不佳,小溲尚通,舌苔厚腻。证属湿食内滞,治拟化湿行滞。处方:陈皮3g,神曲9g,青皮6g,广木香3g,川朴3g,佛手6g,通草3g,炒谷芽9g,制苍术9g。服药5剂,便泄即止,舌苔转薄。

2.患儿，男，4个月。1988年5月17日初诊。主诉：腹泻1个多月，1日4次，大便稀薄，喷射下注，身热作呕，小溲短赤，舌红、苔薄腻。辨证属暑湿外感、下移大肠，治拟驱暑利湿、清肠止泻，以葛根芩连汤合四苓散主之。处方：葛根6g，黄连2g，炒黄芩6g，扁豆花9g，赤苓9g，米泔浸苍术9g，猪苓9g，泽泻9g，车前子9g，鲜藿香10g。服药4剂，泄泻即瘥。

【按语】

验案1中，董老认为积不去，泻不止。对于食积泄泻，只能通下，不能止泻，故用青皮、陈皮、神曲、广木香、佛手、谷芽以理气消滞，苍术、川朴、通草健脾行滞。药后食消湿除，泄泻自愈。

身热、暴泻如注、舌红乃热泻的辨证要点。验案2中的患儿又兼夹暑湿，故见作呕、苔腻。葛根芩连汤出自《伤寒论》，用以治疗热性病表证未解、邪欲入里、夹热下利的证候，小儿热泻用之恰到好处，以其清肠胃积热也。方中葛根解肌、升发脾胃清阳之气而治利，芩、连清泄里热、苦坚肠胃以和之，加用四苓散及扁豆花、车前子、鲜藿香以清暑利湿，湿热并治。

【参考文献】

[1]夏以琳.董廷瑶治疗婴幼儿泄泻的经验[J].江苏中医药，2002（11）：9-10.

贾六金教授运用葛根黄芩黄连汤与四苓散治疗湿热型泄泻经验

【经典名方】

1.葛根芩连汤（出自《伤寒论》）

组成：葛根15g，炙甘草6g，黄芩9g，黄连9g。

用法：上四味，以水八升，先煮葛根，减二升，内诸药，煮取二升，去滓，分温再服。

原文：表邪内陷，致阳明大肠热盛，肠失传导，故见身热下利，臭秽稠黏，肺与大肠相表里，大肠热盛，迫肺蒸表伤津，则胸脘烦热，口渴，喘而汗出。

2.四苓散（出自《丹溪心法》）

组成：茯苓（去皮）、猪苓（去皮）、白术、泽泻各等分。

用法：上为细末，每服6 g，空腹时用温开水调服。

原文：健脾利水渗湿。治水湿内停，小便不利，泄泻，水肿，尿血。

【诊断思路】

《素问·至真要大论》曰："诸呕吐酸，暴注下迫，皆属于热。"《症因脉治·泄泻论》曰："中热泻之因，热淫以胜，湿火炎蒸，积热之人，又中邪热，则中热泄泻作矣。"《医宗必读·泄泻》曰："统而论之，脾土强者，自能胜湿，无湿则不泄，故曰湿多成五泄。若土虚不能制湿，则风寒与热，皆得干之而为病。"一方面，脾胃为后天之本、气血生化之源，脾主运化水谷精微，小儿先天脾常不足，饮食不慎、调护不当等均可损伤脾胃，导致脾胃运化水谷精微功能失调，则水谷不化，精微失布，水湿内生，久蕴化热，合污而下，至成泄泻；另一方面，小儿脏腑娇嫩，形气未充，外感邪气与湿邪相合，入侵太阳藩篱，并入太阴与湿邪相合，影响脾土运化而致泄泻。长夏为湿土主令，湿常与热相合，侵袭人体，湿热困脾，三焦壅滞，水湿偏渗，下注大肠，发为泄泻。故泄泻以夏秋多见，并以湿热泻多见。

【治疗方法】

湿热型泄泻典型证候：泻下急迫，注下如水，或如蛋花样，量多次频，或泻下黏稠、后重不爽，肠鸣腹痛、痛泻阵作，大便色黄褐而臭，肛门有灼热感，局部皮肤红赤，食欲缺乏，或伴呕恶，神疲乏力，或烦热口渴欲饮，小便短赤，舌质红、苔黄腻，脉数疾，指纹紫。

贾老认为，引起泄泻虽有多种因素，但未有不因于湿者，而湿热泻最常见。湿热之邪为患，如油裹面，胶着难解，病势缠绵，一般病程长，难以速愈。在治疗上，热中有湿，不能单纯清热；湿中有热，又忌片面燥湿。临床治疗中需清热利湿合用，使湿去热清。贾老治疗湿热泻多以葛根芩连汤合四苓汤加减化裁以清热利湿止泻。葛根黄芩黄连汤出自《伤寒论》，由葛根、黄芩、黄连、甘草组成。葛根辛甘而凉，入脾、胃经，既有解表退热之功，又具升阳止泻之效。黄连、黄芩苦寒专清里热，燥湿坚阴、厚肠止利。黄连善清泄脾胃大肠湿热，为治疗下利之要药；黄芩清热燥湿，善治多种湿热证。《神农本草经》曰："黄芩主诸热黄疸，肠澼，泻痢……"甘草甘缓和中，调和诸药。四苓散出自《丹溪心法》，组成为茯苓、炒白术、猪苓、泽泻。方中白术甘苦温，健脾益气、燥湿利水而止泻，炒用又可增强健脾燥湿的功效；茯苓甘淡平，有四时神药之称，具有利水渗湿、健脾宁心之功，利水而不伤正气，为利水渗湿要药，两药均可健脾渗湿，配伍使用加强健脾祛湿之功，脾胃健运则可运化水湿，使水湿不再留滞。猪苓甘淡平，利水渗湿，泽泻甘淡寒，利水渗湿泄热。二苓与泽泻合用，令湿邪从小便去。明代《景岳全书·泄泻》阐述："凡泄泻之病，多由水谷不分，故以利水为上策""泄泻之病，多见小水不利，水谷分则泻自止，故曰：治泻不利小水，非其治也"。四药合用，健脾除湿，利水止泻。葛根黄芩黄连汤与四苓散合用，既可苦寒燥湿，又可健脾利湿，使体内停留的湿邪无处可藏。

【治疗绝技】

临证加减：湿邪偏盛则加生薏苡仁以渗湿或合入平胃散（《太平惠民和剂局方》：苍术、厚朴、陈皮、甘草）以燥湿和胃；热邪偏重则黄芩、黄连加量以加强清热之力；病程较长则加入秦皮，取清、涩并用之功；腹泻时间久者，加乌梅、肉豆蔻以收敛止泻。兼见脾虚，则合参苓白术散（《太平惠民和剂局方》：人参、茯苓、白术、扁豆、陈皮、莲子、甘草、山药、砂仁、薏苡仁、桔梗）加减以健脾益气。

贾老强调，临床治疗泄泻时须注意以下几点。①诊治腹泻疾病时，应首先用排除法确定是否为传染病，如感染性腹泻。确定是传染病后，应按照疫情处理，及时上报感染科。②掌握重度脱水的特征性体征，如失水量占体重的10%以上，患儿病重面容，精神萎靡，昏睡甚至昏迷；皮肤灰白或干燥，失去弹性；眼窝、囟门深度凹陷，闭目露睛；哭时无泪；舌无津，口唇极干燥；甚至出现休克症状。接诊患儿时应先判断脱水程度，决定是否需要西医补液来纠正水电解质平衡。③需要排除生理性腹泻的可能，多见于6个月以内的患儿，外观虚胖，常有湿疹，生后不久即出现腹泻，除大便次数增多外，无其他症状，食欲好，不影响生长发育。生理性腹泻无须特殊治疗，添加辅食后大便可转为正常。

【验案赏析】

患儿,男,5个月,2012年5月7日初诊。主诉:大便次数增多半个月余。现病史:患儿半个月前无明显诱因出现大便次数增多,大便为黄绿色水样便,每日7~8次,臭秽味明显,夹有未消化之乳食,无黏液及脓血,生病期间未发热,神疲倦怠,食欲缺乏,小便黄。查体:体温36.4℃,形体正常,面色萎黄,眼窝无凹陷,哭时有泪,口唇干,心音有力,节律规整,心率120次/分,腹部膨隆,叩诊呈鼓音,腹部皮肤弹性尚可,肠鸣音亢进,约7次/分,舌质红、苔黄腻,指纹淡紫。辅助检查:粪常规未见异常。中医诊断为小儿泄泻(湿热泻),西医诊断为小儿腹泻病。治法:清热利湿,消食止泻。处方:葛根6g,黄芩6g,黄连3g,茯苓6g,猪苓6g,泽泻6g,炒苍术8g,秦皮6g,广砂仁6g(后下),豆蔻仁6g(后下),炒山楂8g,炒神曲8g,炒麦芽8g,甘草6g。共5剂,每日1剂,水煎100 mL,早晚空腹温服。

2012年5月14日二诊:家长诉服药后大便次数减少、成形、色黑,每日1~2次,无未消化之乳食,无黏液及脓血,无发热,欲巩固治疗。查体:体温36.6℃,患儿精神可,形体正常,面色尚可,眼窝无凹陷,哭时有泪,口唇润,心音有力,节律规整,心率116次/分,腹平软,肠鸣音正常,约4次/分,舌质红、苔薄,指纹淡紫。前方减黄芩量为3g,加炒白术6g以健脾益气,燥湿利水。共4剂,煎服法同前,嘱家长注意患儿饮食,加强护理。服药后痊愈。

【按语】

《幼幼集成·泄泻证治》记载:"若饮食失节,寒温不调,以致脾胃受伤,则水反为湿,谷反为滞,精华之气,不能输化,乃致合污下降,而泄泻作矣。"患儿因大便次数增多半个月余就诊,症见黄绿色水样便,每日7~8次,臭秽明显,夹有未消化之乳食,神疲倦怠,食欲缺乏,小便黄。辨证为小儿泄泻(湿热泻)。此型常由饮食不节或邪气入里而致湿热合邪,蕴结脾胃,困阻中焦,下注大肠,故成泄泻。热邪为患,故便色黄绿、臭秽明显,日行数次,伴小便黄,舌红苔黄。湿邪为患,故大便成水样,苔腻。兼有伤食,则夹有未消化之乳食,食欲缺乏。患儿腹泻半个月,迁延不愈,伤津耗气,故神疲倦怠。方用葛根芩连汤合四苓散以清热利湿止泻。炒苍术苦温燥湿、芳香化湿、健脾运湿，脾健则湿无由生、止吐泻、逐痰水；祛湿之力强于白术，故用炒苍术代替白术；广砂仁辛温，归脾、胃、肾经，功能温脾止泻、化湿开胃，豆蔻仁辛温，归肺、脾、胃经，行气和胃，二者合用以加强醒脾化湿之力，治疗湿浊内阻之呕吐泄泻；患儿热泻日久，故加秦皮，一可加强清热之效，二取其"苦以涩之"之意；患儿兼有伤食，故加炒三仙消食化滞。如徐大椿所说："夹宿食而病者，先降其食，则敌之资粮已焚。"方证相应，见效迅速。复诊时患儿腹泻减轻，将以调理善后为主，故减轻苦寒之黄芩用量，加炒白术以健脾。小儿脏腑娇嫩，形气未充，御邪能力较弱，易被外邪所伤。其中脾胃之体成而未全，脾胃之气全而未壮，容易因感受外邪、喂养不当、饮食失节损伤脾胃，而出现呕吐、泄泻等一系列脾系疾病。贾老在临床中除应用药物治疗疾病外，还注重疾病后期的调护，常嘱患儿父母护理患儿应适时增减衣服、规律饮食，疾病期间清淡饮食，平时少吃寒凉、油腻等食物，以增强患儿体质。

【参考文献】

[1] 郭奎廷，王逸华，郭美彤，等.贾六金主任治疗小儿湿热型泄泻经验[J].世界中西医结合杂志，2018，13（10）：1361-1363.

李家凤教授运用外感夹湿泻方治疗小儿湿邪型泄泻经验

【名医简介】

李家凤，女，1926年出生，云南省昆明市人。主任医师，云南中医药大学教授，硕士研究生。曾任云南中医药大学第一附属医院儿科主任、云南中医药大学儿科教研室副主任、中华中医药学会云南分会会员等。参加全国老年慢性气管炎防治工作，获国家卫生健康委授予的科技成果奖；参加全国防治佝偻病工作，被云南中医药大学授予科技成果奖。

【经典名方】

外感夹湿泻方（李家凤教授经验方）

组成：苏叶6g，藿香6g，苍术6g，陈皮3g，厚朴6g，砂仁3g，神曲10g，焦山楂10g，炒谷芽10g，炒麦芽10g，法半夏6g，荆芥6g，防风6g，炒黄芩6g，甘草3g。

用法：常法煎服。

【学术思想】

外感引起的泄泻中尤以风寒夹湿泻最为常见，因脾恶湿而喜燥，湿邪最易困阻脾土，使脾胃功能障碍而引起泄泻，所以有无湿不成泻之说。李老认为，外感泄泻是小儿常见的类型，多为风寒夹湿泻，由风、寒、湿三邪共同致病，寒邪直犯脾胃，脾运失健，湿浊内生，合污下降而致，治以疏风散寒、胜湿止泻。

【诊断思路】

泄泻一证，在儿科甚为常见，临床以大便次数增多、粪质稀薄或如水样等为特征。在小儿尤其是婴幼儿中发病率很高。泄泻四季均可发病，其中以夏秋季发病较多。中医泄泻的分型治法较多，如伤食泻用保和丸、风寒泻用藿香正气散、湿热泻用葛根芩连汤、脾虚泻用参苓白术散、脾肾阳虚泻用附子理中汤。李老在长期临床实践中，总结多年临床心得，以经方为基础自创治疗外感夹湿泻的外感夹湿泻方、治疗脾虚夹湿泻的止泻汤。

【治疗绝技】

李老外感夹湿泻方组成：苏叶6g，藿香6g，苍术6g，陈皮3g，厚朴6g，砂仁3g，神曲10g，焦山楂10g，炒谷芽10g，炒麦芽10g，法半夏6g，荆芥6g，防风6g，炒黄芩6g，甘草3g。该方具有疏风散寒、胜湿止泻的功效。

止泻汤组成：北沙参10g，白术6g，茯苓6g，薏苡仁10g，芡实6g，木香3g，公丁香3g，诃子6g，肉豆蔻6g，砂仁3g，苍术6g，陈皮3g，厚朴6g，鸡内金6g，甘草3g。该方具有健脾益气、化湿止泻之功。大便稀或水谷不化者加干姜3g，怀山药10g。

【验案赏析】

1. 患儿，男，3岁半，2007年2月6日初诊。患儿解黄色稀水样便3日，每天5～7次，大便臭如败卵，不思饮食，伴恶寒流涕、呕吐，呕吐物酸臭，腹胀拒按，舌苔黄腻，指纹瘀滞。诊断为外感夹湿泄泻。予外感夹湿泻方疏风散寒、胜湿止泻。处方：苏叶6g，藿香6g，苍术6g，陈皮6g，厚朴3g，砂仁3g，神曲10g，焦山楂10g，炒谷芽10g，炒麦芽10g，法半夏6g，荆芥6g，防风6g，炒黄芩3g，甘草3g。3剂，开水煎服，每日1剂，服3剂后诸症悉除。

2. 患儿，女，2岁半，2007年6月4日初诊。患儿大便稀溏半月，色淡不臭，每日3～5次，时轻时重，面色萎黄，形体消瘦，神疲倦怠，舌淡苔白。诊断为脾虚泻，予止泻汤健脾益气、化湿止泻。处方：北沙参10g，白术6g，茯苓6g，薏苡仁10g，芡实6g，木香3g，公丁香3g，诃子6g，肉豆蔻6g，砂仁3g，苍术6g，陈皮3g，厚朴6g，鸡内金6g，甘草3g，3剂，水煎服，每日1剂。3日后复诊，腹泻止，仍食欲缺乏、面色萎黄、神疲乏力，予参苓白术散6剂，药后食欲增，面色红润。

【按语】

外感引起的泄泻，尤以风寒夹湿泻最为常见，因脾恶湿而喜燥，湿邪最易困遏脾土，使脾胃运化功能障碍，引起泄泻，所以有"无湿不成泻"之说。李老认为外感泄泻多由风、寒、湿三邪共同致病，寒邪直犯脾胃，脾运失健，湿浊内生，合污而下。治以疏风散寒、胜湿止泻。李老自拟外感夹湿泻方中，藿香、砂仁芳香化湿；苍术、厚朴、法半夏健脾燥湿；陈皮理气化湿；苏叶、荆芥、防风疏风散寒；神曲、焦山楂、炒谷芽、炒麦芽和胃消积。全方共奏疏风散寒、胜湿止泻之功。

脾虚夹湿泻多因患儿素体脾气虚弱，或久泻伤及脾胃，健运失司，清阳不升，水反为湿，谷反为滞，合污而下，并走大肠，故发为泄泻。李老认为脾虚不能健运，易化生湿邪，湿邪久居，则反伤脾气，二者相互为病，故治以补脾化湿同施，脾气健旺则湿化，湿邪祛除而脾复健运。李老自拟止泻汤中，北沙参、白术、茯苓补气健脾、淡渗利湿；苍术、陈皮、厚朴健脾燥湿；砂仁、公丁香、木香醒脾芳香化湿；芡实、诃子涩肠止泻；肉豆蔻温补脾阳；鸡内金运脾消积。全方合用，健脾益气、化湿止泻。

【参考文献】

[1] 何雯,张瑛,李檬.李家风治疗小儿泄泻经验[J].中医儿科杂志,2008(5):13-14.

罗笑容教授运用自拟方治疗小儿泄泻经验

【名医简介】

罗笑容,女,广东省中医院主任医师、教授、中医儿科专家。1962年毕业于广州中医学院(现广州中医药大学),一直从事儿科临床医、教、研工作。在儿科工作已40年,一直是儿科医疗、教学、科研的带头人。在长期的临床实践和科研中积累了丰富的临床经验,对小儿疾病的诊治总结了一套较完整的规律,尤其在小儿呼吸系统疾病的预防及诊治方面有较高造诣。擅长诊治咳嗽、儿童哮喘、肺炎喘嗽、外感发热症、泄泻、厌食症等。

【学术思想】

罗教授特别重视中医整体观念,并注重"肺""脾"脏之病变,对脾胃与小儿疾病的关系、饮食与疾病的关系、现代医学与中医辨证的关系等亦有独特见解,坚持运用中医特色疗法、中西医结合方法诊疗儿科疾病。

【诊断思路】

罗教授结合多年临床经验,总结出本地区小儿泄泻的主要分型为脾虚湿泻及湿热泻。首先,脾胃为水谷之海,脾主运化,胃主受纳,脾胃和则水谷腐熟,化生气血以营全身;脾胃受损则清浊不分,合污而下则成泄泻,即所谓"无湿不成泻""湿胜成飧泻"。正如陈复正所说:"夫泄泻之本,无不由于脾胃。盖胃为水谷之海,而脾主运化,使脾健胃和,则水谷腐化而为气血,以行荣卫。若饮食失节,寒温不调,以致脾胃受伤,则水反为湿,谷反为滞,精华之气不能输化,乃致合污下降,而泄泻作矣。"故湿邪是各型泄泻形成的共同原因。岭南为湿地,加之岭南地区小儿体质特点为脾虚、阳气不足，更易感受湿邪。罗教授认为湿邪的形成与脾胃密切相关，有湿邪的存在则易出现脾胃受损，故泄泻者定有脾胃不足。本病的治疗重在祛湿，然祛湿当运脾、理脾、健脾。此前提及小儿阳气不足，加之湿为阴邪，寒湿夹杂，故本证型患儿亦易为寒邪所害。认为本地小儿泄泻可不必分太多证型，很多证型皆有类似，寒泻、脾虚泻、湿泻皆可归于此证型中。

其次，岭南地区气候特点特殊，常年湿热，除湿邪外，热邪也是本地区主要的外邪。岭南地区小儿脾虚、阳气不足，阳者卫外而为固也，卫外不固更易感受外邪。感受湿热之邪，湿热下迫胃肠，故作湿热泻。罗教授又将湿热泻分为湿重于热者与热重于湿者。湿热泻患儿虽然也有脾胃虚弱之证，然急则治其标，当先祛湿热之邪，同时注意顾护脾胃。

【治疗方法】

根据对岭南地区小儿泄泻的主要辨证分型，罗教授自拟治泻三方，分别是苍蚕止泻汤、加味葛根芩连汤及三花汤。此三方在临床屡试屡验，受益者众。

苍蚕止泻汤是治疗脾虚湿泻之方，也是罗教授最常用的治疗泄泻之方。基本方药物组成包括苍术、蚕沙、炒麦芽、炒扁豆、茯苓皮、甘草等。处方中苍术辛苦温，入脾、胃、肝经，功可健脾燥湿、解郁辟秽、散寒解表，主治湿盛困脾所致之脘痞腹胀、食欲缺乏、呕吐、泄泻等。内湿外湿、寒热虚实之湿，苍术皆可治疗，故选为君药，切合儿科腹泻素有脾虚、湿邪内盛的特点。另一君药蚕沙甘辛无毒，其性能升能降，升可祛风，降可利湿，性平和缓，临床可以治疗各种风湿痹痛、吐泻转筋等症状。苍术与蚕沙同为君药合用，既能健脾燥湿又能分清别浊，使脾健湿除、清浊不干，水谷得以化生精微，水不成湿，谷不成滞。方中炒麦芽、炒扁豆、茯苓皮共为臣药，炒麦芽消滞运脾，茯苓皮与炒扁豆具有健脾益气、化湿止泻之功。甘草为佐使药，具有健脾、调和诸药的作用，全方合用，具有健脾运脾、祛湿止泻之功效。

加味葛根芩连汤用于湿热泻之热重于湿者。基本药物组成：葛根、黄芩、黄连、甘草、火炭母、辣蓼、木香等。葛根黄芩黄连汤本义为太阳病见桂枝汤证，误用下法之后致邪气内陷阳明，从阳化热下迫大肠，见热利不止。此时治疗宜用葛根芩连汤以清泄里热，升清解表。方中葛根清阳明之热又可升清泄浊；黄芩清太阴肺热，肺与大肠相表里，又可燥湿；黄连厚肠止泻、清泄里热，三药合用，共奏升清止泻、清热燥湿之功。火炭母是岭南草药，主要功效为清热利湿，凉血解毒。罗教授认为火炭母既清热解毒，又可利湿止泻，实为湿热泻之效品；辣蓼也是岭南草药，主要功效为解毒、健脾、化湿、活血，罗教授认为辣蓼解毒，有健脾之功且能止痛，故腹泻伴有腹痛的患儿用之较多；木香作为佐使之药，用于行气止痛、健脾之时，由于其性温，可防止诸药过于寒凉，中伤小儿柔弱之脾胃。

罗氏三花汤是最具有岭南特色的方剂，用于湿热泻之湿重于热者。基本药物组成：木棉花、鸡蛋花、扁豆花、甘草、火炭母、薏苡仁等。花类药的使用是岭南地区治疗儿科疾病的特点之一。花者取其芳香而轻清，芳香能化湿浊而醒脾，轻清则不至于中伤脾。罗教授在组方时也偏爱用花类药，代表方就是罗氏三花汤。此方以木棉花、鸡蛋花、扁豆花三花为君，木棉花味甘淡性凉，主要功效为清热利湿解毒；鸡蛋花味甘性凉，《岭南采药录》言其"治湿热下痢，里急后重，又能润肺解毒"；扁豆花味甘性平，《本草便读》云："扁豆花赤者入血分而宣瘀，白者入气分而行气，凡花皆散，故可清暑散邪，以治夏月泻痢等证也。"三药共用，取其甘淡祛湿、清热而不伤正之意，且其味甘淡，小儿容易接受。火炭母清热利湿、薏苡仁化湿和胃，共为臣药；甘草和中缓急而为佐使药，诸药共奏利湿清热、和胃止泻之功效。这里提到扁豆花兼能解暑，故夏日多用之，对于腹痛较为明显的患儿，罗教授会用素馨花代替扁豆花。素馨花，《岭南采药录》言其"解心气郁痛，止下痢腹痛"，乃治腹痛泄泻之上品。

【治疗绝技】

临证加减：如胃纳呆滞、舌苔腻，加藿香、陈皮、焦山楂以芳香化湿，消食助运；胀痛不舒加厚朴、白芍以理气止痛；腹痛喜温、大便夹不消化物加生姜以温中散寒，助脾运；大便泡沫多者加防风以祛风止泻；久泻不止、内无积滞者加乌梅、诃子、石榴皮以固涩止泻；病久气虚者加太子参，改茯苓皮为茯苓以补益脾气；发热口渴者加芦根以清热生津；腹泻频且小便短赤者加车前子、茯苓皮、泽泻以分利小便；泛恶苔腻加藿香、佩兰芳香化湿；腹胀满者加厚朴以行气除满；呕吐者加法半夏、竹茹以降逆止呕；腹痛者加木香、延胡索、素馨花以解痉止痛；伴发热者加黄连、葛根以清热止泻；伴食积者加芒果核、麦芽、布渣叶、神曲以消食导滞；腹泻量少而小便量多者加车前子以燥湿分利小便。

【验案赏析】

患儿，男，1岁10个月，以"反复腹泻1年余"为主诉就诊。症见面色萎黄，平素大便每日3~4行，质烂黏稠，酸臭味。近半个月大便每日1~2行，质烂，酸臭味，纳眠欠佳，小便调。舌淡苔白，脉沉弱，指纹淡红于风关。查体腹平软，无压痛及反跳痛，肠鸣音无异常。诊断为泄泻（脾虚湿泻），治以健脾化湿止泻，方药以苍蚕止泻汤加沙：蚕沙6g，苍术5g，太子参8g，茯苓9g，甘草3g，炒扁豆10g，谷芽10g，陈皮3g，芒果核10g，鸡内金6g。上方加水2碗煎至五六分，翻煎温服，每日1剂，3日后大便成形不烂，胃纳改善。

【按语】

中医认为"泄泻之本，无不由于脾胃"。小儿脾胃虚弱，运化功能尚未健全，是泄泻发病最基本的内在因素。小儿素体脾虚，或久病迁延，或寒凉药物攻伐太过，脾胃阳气受损，脾虚则运化失职，胃弱则不能消磨和腐熟水谷，水谷精微不能输化，清浊相干并走大肠而成脾虚泄泻。亦有暴泻实证，失治误治，迁延不愈，转为脾虚泄泻者。此患儿面色萎黄，大便烂黏稠、酸臭味，纳眠差，舌淡苔白，脉沉弱，皆为脾虚湿盛之象，方拟苍蚕止泻汤。

【参考文献】

[1] 许楷斯，倪晓良，许尤佳. 罗笑容治疗岭南地区小儿泄泻经验探析［J］. 中国中医基础医学杂志，2020，26（8）：1177-1179.

刁本恕教授运用多元疗法治疗小儿久泻经验

【诊断思路】

中医对疾病的治疗并不仅仅以汤药为主，《足臂十一脉灸经》和《阴阳十一脉灸经》对每条脉病的主治方法，都是单纯用灸法，而没提及针法和药物治疗，可见在春秋战国或更早的时期，已经有用灸法治疗外科疾病的记载。《黄帝内经》中黄帝在与岐伯问答中提及"今世治病，毒药治其内，针石治其外，或愈或不愈，何也""帝曰：今之世不必已，何也，岐伯曰：当今之世，必齐毒药攻其中，镵石针艾治其外也"。宋代的《太平圣惠方》中除内服方药外还记载了大量外治方法，如用猪胆煎汤浴儿以达"终身不患疮"之效。北宋的钱乙在《小儿药证直诀》中也强调使用外治方法，如涂囟法治疗百日内小儿发搐、涂足心法治疗口疮等。南宋时期的王执中在其论著《针灸资生经》中抨击了当时针、灸、药割裂的局面，并提出了"针灸同治、针药同治、灸药同治"的重要学术思想。明代李时珍的《本草纲目》收录了许多外治方药，可见其对内服外用都相当重视。清代《幼幼集成》中载有许多内外并治的方法，如食积证，除内服汤药外，还有药浴、药熨、糯米熨等外治方法。因此中医对于疾病的治疗并非一成不变，而是循序渐进，多种方法联合运用，逐渐丰富临床方法及手段。

【治疗方法】

1. 艾灸

以市售传统灸条点燃，固定于刁氏钟型灸罩内，再置于上脘、中脘、下脘、天枢、水分、足三里进行温灸，每次20～30分钟，每日1次，5次为1疗程。

2. 敷贴法

以自制健脾膏，苍术、砂仁、草果、吴茱萸、肉桂等，等分，研末，加麻油调成糊状，每次5g，敷于中脘、神阙，每日1次，5次为1疗程。

3. 药浴推拿法

以玉屏风加味方药浴。黄芪30g，白术30g，防风30g，荠菜30g，排风藤30g，汗出甚者，黄芪量可增至100g。上方煎煮2次，每次水开后15～30分钟取汁混合后兑水洗澡。洗澡过程中结合五输穴推拿法推经络。每日1次，每次20分钟。小儿五输穴推拿法：推手太阴肺经（从少商推至太渊）、手阳明大肠经（从商阳推至合谷）或推足太阴脾经（从隐白推至阴陵泉）、足阳明胃经（从足三里推至厉兑）。每日1次，每次20分钟。

4. 药膳内调

选用运脾开胃食疗汤。北沙参、山药、莲子、芡实、白扁豆、薏苡仁、无花果、山楂、豆蔻等药食共用药物，加入鸭胗、猪瘦肉，文火炖2小时，取汁作汤饮。并以黄芪、薏苡仁、豆蔻熬水取汁煮粥。

【治疗绝技】

《素问·阴阳应象大论》云："清气在下，则生飧泄。"脾阳不足，水湿易于停聚，不能正常升清降浊。故久泻的治疗关键在调脾。此案病程日久，且小儿服药已然困难，若强行灌服，易造成脾胃先伤于食、再伤于药的后果。故治疗均以外治为主，兼用药膳。《医学入门》云："凡病药之不及，针之不到，必须灸之。"现代医学已从多方面证实灸法可提高机体免疫力，从而达到补虚、防病、保健的目的。刁老针对久泄多采用温和灸健脾温中、燥湿止泻。穴位多选用上脘、中脘、下脘、神阙、天枢、水分、足三里等以起到缓扶脾阳的作用。穴位贴敷之法是中医传统的外治方法，被刁老广泛运用于临床各类儿科疾病之中。腧穴是经气流注之处，腧穴敷药可刺激十二皮部经穴，通过药粒之压力与渗透作用激发经气，引起传导和调控作用，使中药发挥治疗相关脏腑疾病的作用。通过自制燥湿健脾药物，敷贴于中脘、神阙、足三里等穴位，配合灸法加强了醒脾除湿、温阳止泻的功效。

患儿内服药贵在气轻味淡，易于患儿接受，因此内服汤药首先以四君子汤为基础加减运用。刁老认为南沙参体轻而味厚，相比党参具有补而不腻之特征，因此常常以南沙参代替党参，配合山楂、神曲、鸡内金等有助于腐熟食物的药物，补益中焦的同时使积滞得以运化。汤剂药少而力专，促使中焦运化功能恢复，同时避免大量药物的运用，徒增脾胃负担，使用时可酌加麦芽糖改善口感，更易于患儿服用。

玉屏风加味外洗方是近年来刁老临床治疗儿科虚证时尤其喜用的药浴验方。方中黄芪、白术、防风三药合用益气固表，健脾祛风；荠菜性寒味甘淡，有健脾利水的功效；排风藤味甘寒平，清代刘善述著《草木便方》指出排风藤能祛风除湿。上方常用于治疗久咳、久泻、汗证、慢性荨麻疹、哮喘、过敏性鼻炎等营卫失调、肺脾气虚、免疫功能低下的患儿。本案用之意在扶阳固卫，防其病中复感外邪节外生枝。脾虚者易挟湿也。荠菜、排风藤等川内常见草药的运用则反映出刁老健脾不忘祛湿的治疗主张。同时需指出的是，五输穴推拿法作为刁老临床最常用的小儿推拿手法，选经重视手太阴肺经、手阳明大肠经、足太阴脾经、足阳明胃经，选穴以此四经五输穴为主。在药浴的同时加入使用，可明显提高临床疗效。

《灵枢·口问》言"耳者，宗脉之所聚也""五脏六腑，十二经脉有络于耳者"，说明耳与经脉、脏腑有着密切联系。随着近代全息生物学的发展，

人们认识到耳郭与整个人体具有生命信息上的对应关系，脏腑组织生理病理变化都可以在耳郭上找到相应的反应点，因此可以借助耳穴来治疗疾病。耳穴的作用机制至今尚未完全被人们揭示，目前多数研究认为耳穴通过神经体液调节方式发挥作用，在临床消化系统、神经系统及内分泌系统疾病中，耳穴能够显著改善患者的症状及缩短手术后的康复时间，因此耳穴作为传统中医学的一个治疗手段，可以辅助多种疾病的治疗，小儿肌肤薄弱，好奇心较强，对敷贴、压籽更喜欢尝试，因此耳穴压籽不仅能够使患儿易于接受，还能够起到更好的治疗效果。

本病日久，患儿久服药物已是不耐。针对此类患儿，刁老多强调药补不如食补，以药为膳，以膳代补。药膳选用沙参、山药、莲子、芡实、扁豆、薏苡仁、无花果等药食同源甘淡之品；在用法上，与鸭胗、猪瘦肉文火慢炖；药粥选黄芪益气健脾利水，薏苡仁除湿健脾，豆蔻芳香醒脾、燥湿止泻。此两方皆为刁老临床治疗脾胃虚证的常用食疗方，具有易于吸收、药力持久、补而不滞、温而不燥等优点，特别易为患儿接受。

【验案赏析】

患儿，女，6岁。体型偏瘦，家长代述患儿腹泻，曾住院输液抗感染治疗无效，实验室指标未见异常，现症见腹泻，一日3～4次，纳眠差，舌质红、苔薄白，脉数。辨证：脾胃亏虚。治法：益气健脾，消食和胃。中药汤剂：南沙参、白术、紫苏梗、山楂、神曲各15 g，茯苓、麦芽、谷芽各30 g，甘草、豆蔻各6 g，藿香、鸡内金各10 g，陈皮3 g，2剂，水煎服。中医外治：钟罩灸上脘、中脘、下脘；膏药贴敷：紫苏梗、藿香、茯苓、陈皮、党参、糯米草、鸡屎藤、隔山撬等各取若干等分，桂油调匀外敷神阙、中脘；耳针：肝、胆、脾、胃、心、肾；简易食疗法：骨炭、米炭、姜炭各等分，水煎服。二诊时患者腹泻消失，胃纳改善，继续予以健脾和胃之剂，健运中焦调补而愈。

【按语】

四诊合参，此患儿以脾胃虚弱为主，故内服汤药以四君子汤为基础加减运用。白术健脾燥湿止泻，加强益气之力，茯苓甘淡，健脾渗湿，陈皮辛温，燥湿健脾，陈皮、茯苓、白术相配，顺应脾之喜燥恶湿的生理特性；紫苏梗、藿香宣达中上二焦通路，使脾输水津于上焦肺脉，肺脉宣达，则水液布散，避免水液下行肠道；楂曲、二芽、鸡内金助胃受纳腐熟；少量豆蔻温运中焦，使中焦气机如枢而转；方中各药治疗方向不同，故加入炙甘草益气和中，调和诸药。同时配合灸法温阳健脾化湿，穴位敷贴健脾益气，耳穴辅助调节，简易食疗法固涩止泻，共同收功。

【参考文献】

[1] 王冰冰，刁本恕.基于中医多元疗法探讨刁本恕老师治疗小儿腹泻的临床经验[J].中国中西医结合儿科学，2018，10（3）：270-273.

[2] 林艳，庄婷.刁本恕多元疗法治疗小儿久泻经验[J].中医外治杂志，2019，28（3）：65-66.

[3] 宋建蓉.刁本恕主任医师内外合治小儿泄泻临床经验[C]//.中华中医药学会第十次全国中医外治学术会议贵州省针灸学会2014年学会年会论文集.中华中医药学会，2014：449-451.

第四节 便秘

汪受传教授运用泄浊通腑法治疗儿童功能性便秘经验

【诊断思路】

汪师认为本病病位在胃与大肠，与五脏功能关系密切，临证当首分虚实，并结合五脏辨证，治疗上采用泄浊通腑法，并根据不同病因病机，配合清热、消导、益气、滋阴，在用药同时须纠正患儿不良的排便习惯及饮食习惯，临床疗效显著。

【治疗方法】

汪师治疗儿童功能性便秘证治分型如下。

1.小儿恣食辛辣厚味，或肺脏感邪化热，或肝气郁而化火，或心火亢旺，下移肠腑，发为肠燥便秘。症状：大便数日一行，排出困难，粪质干结，甚则便血、肛裂，小便短赤，口干喜饮，舌质红、舌苔黄燥，脉滑数，指纹紫滞。治法：清肠润燥通便。用药：瓜蒌子、火麻仁、郁李仁、柏子仁、枳实、槟榔、黄芩、虎杖、生甘草。本证汪师常重用瓜蒌子，取其清肠润燥之功，用量在10～15g，并配以火麻仁、柏子仁、郁李仁、桃仁、莱菔子等增效。肺热咳喘者，予炙麻黄、桑白皮、地骨皮、苦杏仁、桔梗、前胡、炙枇杷叶等清肺止咳；肺热津伤者，予南沙参、天冬、麦冬、炙百部、百合等滋阴润肺；痰热重者，予浙贝母、胆南星、瓜蒌皮、广地龙、远志等清化痰热；肝郁火旺者，药用决明子、夏枯草、菊花、生栀子、钩藤等疏肝泻火；心火亢进者，酌加生地黄、淡竹叶、酸枣仁、夜交藤、丹参等清心安神；便血者，酌加地榆、槐花、焦栀子等凉血止血。

2.喂养不当，饮食不节，或素体脾虚，运化无权，乳食不消，发为食积便秘。症状：大便难解，干燥，气味酸腐臭秽。患儿不思乳食，肚腹胀满，嗳气呃逆，口臭，甚则恶心呕吐，夜寐啼哭不安，手足心热，小便短黄，舌苔黄腻，脉沉有力，指纹紫滞。治法：消食导滞，润肠通便。用药：苍术、白术、枳实、槟榔、炙鸡内金、陈皮、佩兰、莱菔子、焦山楂、焦神曲、炒谷芽、炒麦芽、火麻仁、郁李仁、柏子仁、虎杖、生甘草。中医认为"焦香可健脾和胃"，故具有健脾消化功效的中药大部分制成焦品。食积者宜用焦山楂和焦神曲；乳积者宜用炒谷芽和炒麦芽；积滞化热者，酌加连翘、黄芩、黄连、胡黄连等清解郁热；胃火重者，药用生石膏、黄连、升麻、当归、牡丹皮等清泻胃火；恶心呕吐者，予姜半夏、陈皮、竹茹、旋覆花、代赭石等和胃降浊。

3.小儿先天不足，或他病伤脾，或便秘日久，由实转虚，中气不足，发为气虚便秘。症状：虽有便意，但努挣乏力，难于排出，挣则汗出气短，便后疲乏，神疲懒言，面色白，舌淡苔薄，脉弱，指纹淡。用药：党参、茯苓、生白术、陈皮、生山药、瓜蒌子、火麻仁、柏子仁。汪师常予生白术健脾润肠，用量在15～20g。《本草通玄》有云："白术，补脾胃之药，更无出其右者。……土旺则清气善升，而精微上奉，浊气善降，而糟粕下输。"临床上患儿偏气阴不足者，常用太子参替代党参；脾虚兼食滞者，酌加枳实、槟榔、炙鸡内金、莱菔子、焦山楂、焦六神曲、炒谷芽、炒麦芽等消食导滞；土不生金，肺气亦虚者，患儿在便秘基础上还有易感汗出、肺卫不固的表现，酌加黄芪、防风、煅龙骨、煅牡蛎等补肺固表；若小儿因便秘努挣而中气下陷，导致肛管直肠向外脱出，形成脱肛，予黄芪、升麻等升提中焦气机以提肛。

4.阴虚便秘 小儿胃肠郁热日久，或过食辛温燥热之品，或久病致真阴渐亏，或便血过多，均可损伤肠道津液，发为阴虚便秘。症状：大便干结，如羊屎状，头晕耳鸣，两颧红赤，手足心热，潮热盗汗，腰膝酸软，口渴多饮，舌红少津、苔少或光剥，脉细数，指纹淡。用药：火麻仁、柏子仁、郁李仁、枳实、生地黄、麦冬、玄参、当归、生甘草。手足心热者，予淡竹叶、赤芍、牡丹皮等清心凉血；口渴者，予天花粉、石斛、芦根等生津止渴；肾虚精亏者，予桑椹子、胡桃仁、肉苁蓉等补肾益精。

【治疗绝技】

汪师提出治疗便秘须降泄胃浊，并促使大肠排出糟粕，采用泄浊通腑法。然小儿为"稚阳"之体，苦寒攻下恐损其脾阳，当先予润下法，通腑同时不伤及脾胃，从而恢复中焦运化功能，更有助于缓解便秘症状。若遇肠燥较甚、腹部胀实、口渴汗出，汪师主张药用生大黄增强通腑之力，不需拘于润下一法。汪师用大黄时常嘱家长始则后下，得通利后改为同煎，如此不至于泄泻伤阳。

【验案赏析】

患儿，男，3岁，2016年6月13日初诊。主诉：便秘8个月余，加重5天。患儿8个月前出现便秘，口服益生菌未见好转。6月3日患儿出现发热、咳嗽，热峰38.5 ℃，口服小柴胡颗粒后热退，但咳嗽反复。现患儿发热，咳嗽阵作，喉中痰鸣，无气喘，时有鼻塞，纳食尚可，夜寐欠安，大便4天未解，时诉腹痛，小便黄。查体：体温37.7 ℃，咽红，舌红、苔薄黄，右下肺闻及湿啰音。胸部X线检查示右下肺可见少许斑片状阴影。中医诊断：肺炎喘嗽；肠燥便秘。治法：宣肃肺气，清化痰热，润肠通便。处方：炙麻黄、生甘草各3 g，桑白皮、苦杏仁、前胡、槟榔、黄芩、瓜蒌皮、瓜蒌子、决明子各10 g，桔梗、浙贝母、枳实各6 g，虎杖12 g。7剂，每日1剂，水煎，1日3次分服。

复诊诸症减轻，大便1日1次，偏干好转，但排便费力，中耳炎复发。前方去炙麻黄、瓜蒌皮、浙贝母、决明子，加莱菔子、火麻仁、佛耳草各10 g，胆南星6 g。

三诊时患儿排便正常，肺部听诊湿啰音消失。

【按语】

患儿肺脏感邪化热，下移大肠，煎灼津液，发为肠燥便秘。本案病位在肺与大肠，当肺肠同治，肺热得泄则肠燥可除。方中炙麻黄、桑白皮、苦杏仁、桔梗、前胡泻肺平喘；浙贝母、瓜蒌皮清化痰热；枳实、槟榔行气导滞；决明子、瓜蒌子润肠通便；黄芩、虎杖清热解毒；生甘草调和诸药。二诊患儿肺炎症状好转，大便难解仍作，伴发中耳炎，故减泻肺平喘之品，增润肠行气药，佛耳草对中耳炎有良效。

【参考文献】

［1］安黎，汪受传.汪受传运用泄浊通腑法治疗儿童功能性便秘经验介绍［J］.新中医，2019，51（4）：305-307.

佘继林教授治疗小儿功能性便秘经验

【学术思想】

佘师认为，中医对儿童便秘的临床诊治目前尚存诸多难点。①顽固性强：起效缓慢、停药容易复发、容易产生耐药性；②辨治难度高：儿童体质特殊、病证虚实夹杂、病情迁延繁杂；③不当选药之后果严重：久服大黄等易致大肠黑变病、重用苦寒泻下之剂会损伤脾胃而加重病情。所以佘师明确指出，要想确保并提高儿童便秘的临床疗效，就必须攻克诸多制约临床的难点，改变随波逐流的固有诊治思路。

【诊断思路】

佘师临床治疗小儿便秘常从脏腑辨证，从心、肺、肝、脾胃、肾论治。

【治疗方法】

1. 从肺论治

因肺与大肠相表里,小儿肺弱,易外感,外邪束表,肺失宣肃,影响大肠的传导功能而发便秘。若患儿因体弱肺气不足、肃降之力不足而发生便秘,治疗时余师常用黄芪、苦杏仁、枇杷叶、瓜蒌皮、紫菀、枳壳等药补气理肺通腑以下秘结。

2. 从脾胃论治

小儿平时易饮食不节或不洁,嗜食肥甘,宿食不化,积热壅于胃肠。脾主为胃行其津液,胃有燥热,脾津不足,胃强脾弱,约束津液不得四布,但输膀胱,致小便数而大便硬,治以麻子仁丸;脾胃为后天之本,气血生化之源,脾胃虚弱,气血化生乏源,易肠燥而便秘,用四君子加四物汤化生气血、润肠通便;若小儿贪凉嗜冷,寒食积于胃肠,用附子、大黄、细辛、枳实、厚朴、木香、干姜、小茴香等药温脾行滞通便。

3. 从肾论治

小儿肾常不足,肾主五液、主前后二阴、司二便,肾阴精不足,肠道失于濡润,发为便秘,治疗时用肉苁蓉、黑芝麻、熟地黄补肾填精、润肠通便。

4. 从肝论治

小儿肝常旺,易伤肝阴,肝主藏血,津血同源,肾肝相生,肝阴血亏虚,子盗母气导致肾精不足,从而导致便秘,治疗时用菊花、桑叶、钩藤、僵蚕、熟地黄、当归补肝肾、清热通便;肝主疏泄,若肝失调达,则会导致大肠气机失调、传化功能失司,导致便秘,治疗时用木香、沉香、大黄、槟榔、枳实、厚朴、香附、莱菔子、炙枇杷叶行气导滞通腑。

5. 从心论治

小儿体弱,心智未全,易受惊扰,心主神明,心火亢盛则能下移小肠,小肠分清泌浊的功能失常,导致小便短赤、大便艰涩,可发为便秘,治疗时用生地黄、通草、灯心草、竹叶、生甘草清心火、润肠通便。

【治疗绝技】

余师认为,小儿脏腑娇嫩,形气未充,五脏六腑成而未全、全而未壮,肺脾肾三脏不足,故不耐攻伐,不可重用或久用苦寒泻下之剂,否则易伤脾而加重病情。一则是脾气虚会造成脾失健运,气血化生匮乏,日久会中气不足,脾不升清;二则是脾阳虚会阴寒内生,寒凝胃肠,胃失和降。脾胃为"中气为气机升降之中轴",一旦脾不升清,胃不降浊,中焦气化功能失常,势必会造成大肠功能传导失职,加重便秘病情。故治疗上余师提倡重视小儿体质,强烈认同"首重保胃气"及"五脏有病,或泄或补,慎勿犯胃气"之说。用药上,余师指出非但不宜过猛使用苦寒泻药,而且还要酌加伏龙肝等反佐药以顾护脾胃阳气。

余师指出,儿童便秘不要把目光仅仅盯在大肠上,其他脏腑的病变亦不容小觑,一定要重视脏腑辨证。《素问·五脏别论》称:"魄门亦为五脏使,水谷不得久藏也。"五脏是"藏精气而不泻"、六腑是"传化物而不藏",五脏和六腑之间"藏"和"泻"规律与否关乎着大便是否正常。具体表现:①肺与大肠相表里,一旦肺失宣肃,上窍不开则会下窍不通而发便秘,就相当于茶壶不揭开盖子就会很难倒出来茶水一样;②脾为胃行其津液,一旦胃有燥热,脾津不足,胃强脾弱,约束津液不得四布,但输膀胱,致小便数而大便硬,便会导致便秘,此证便是《伤寒论》中的脾约证,也就是我们常常提到的麻子仁丸证;③肾主五液,主前后二阴,司二便,一则肾阴精亏虚,肠道失于濡润,则会大便艰涩,发为便秘;再则肾阳气不足,则会膀胱气化不利,小便清长,导致肠道津液不足,致使大便不畅,发为便秘,此证便是"肾虚津亏肠中燥"之济川煎证;④肝主藏血,津血同源,肝肾同源,肝阴血亏虚同肾,会导致便秘;又肝主疏泄,一旦肝失调达,则会导致大肠气机失调、传化功能失司,也会导致便秘;⑤心主火,心火需要得到肾水的上承来涵养才不亢,反过来肾水也需要心火的下济来温煦才会不寒,此乃"心肾相交""水火既济",一旦"心肾不交""水火未济",则会心火亢盛、肾气虚寒。肾虚会导致便秘,心火亢盛则能下移小肠,扰乱小肠分清泌浊的功能,导致小便短赤、大便艰涩,亦可发为便秘。

余师特别重视中医的"天人相应"之说,认为人与自然界是相统一的、相对应的,疾病如此,治疗亦是如此,所以治疗上余师始终重视也极其善于运用"取类比象"法,尤其是对于儿童便秘的治疗,此法的运用让人拍手称绝。①增水行舟法:大便如船,肠道如河,如果河里水少,船就会行进困难,反之水多则船的行进就会顺畅。余师取类比象此原理,善于使用生地黄、麦冬、玄参组成的增液汤来增加肠道津液,润通肠道而促进大便排泄;②顺水推舟法:即便是河里有水,船的行进也需要动力,推着它走,它就会行进得顺畅一些。余师取类比象此原理,善于使用黄芪、木香、枳壳、青皮等益气行气的药物，推动大便在肠道前行，促进排便；③提壶揭盖法：大便好比茶壶里的茶水，壶身好比肛肠，壶盖好比肺，茶壶不揭盖就很难把茶水从壶里面倒出来，揭开壶盖就容易了、顺畅了。余师取类比象此原理，善于使用酒黄芩配升麻宣肺理气来顺肠通便，此即用开上窍以通下窍之法。

为了解决儿童便秘起效缓慢、停药容易复发、容易产生耐药性等极其顽固的难题，余师秉承"师古而不泥古，创新而不拘今"的原则，坚定重视轻重缓急。①急则治其标：为了解决单纯汤药治疗起效缓慢的难题，余师提倡治疗初期最好配合使用蜜导煎肛门给药治疗。蜜导煎乃仲景《伤寒论》导便之名方，实乃炼蜜捻条塞入肛门润肠通便之栓剂外治法，临床验证确是安全、速效；②缓则治其本：为了解决单纯汤药治疗后停药容易复发、容易产生耐药性等难题，余师提倡便秘经过汤药等治疗而稳定后，最好给予膏方结合冯氏捏脊继续巩固治疗。余师认为膏方不但服用简便，而且药力缓和而持久，缓和就会降低耐药性，持久就会极大地巩固疗效而规避复发的风险。冯氏捏积是传承百年的特色疗法，以其卓越的疗效和易于掌握的可操作性备受家长们的青睐，依从性较强，故余师认为其特别适合疾病稳定期的后期巩固治疗。

历代医家对儿童便秘的论述颇多，临床分型也各有其异，方剂的治则也各有其别，如何突破常规的思维，在端求古训的基础上，选择更有效的药味，化裁古今众方，使疗效更为凸显，余师个人经验是重视中西结合，也就是结合中医药性和西医药理去理解、掌握、使用每味中药。如枳壳的中药药性是行气宽中，可以用于治疗胃肠积滞之便秘，从西药药理来看，枳壳含有黄酮苷、橙皮苷等多种可以双向调节胃肠平滑肌功能的成分，从而能够安全有效地通过调节肠道蠕动来治疗便秘。再如肉苁蓉的中药药性是补肾益精、润肠通便，从西药药理来看，肉苁蓉含有丰富的生物碱、结晶性的中性物质等，能够显著提高小肠推进速度，缩短通便时间，同时对大肠的水分吸收也有明显的抑制作用，从而促进粪便的湿润和排泄，具有确切的通便作用。又如当归的中药药性是养血活血、润肠通便，从西药药理来看，有研究表明，活血润肠药可增加肠道运动神经递质，加快肠蠕动，可以促进排便。

【验案赏析】

患儿，男，9岁，2015年12月18日就诊。既往有便秘病史7年。该患儿素体偏瘦，便秘经久不愈，四处求医，经多方中、西医治疗皆不效，遂来

我院就诊。刻下症见大便难,干粗,头起结球如羊粪状,数日1行,甚则肛裂便血,经常需要开塞露等人工排便,小便短赤,食纳尚可,夜寐安,盗汗湿衣被,手足心热,舌红少苔,脉细数。中医诊断:便秘(阴虚内热,津亏肠燥)。治法:养阴清热,敛汗生津,润肠通便。方药:生地黄15g,麦冬9g,玄参9g,火麻仁9g,郁李仁6g,瓜蒌仁9g,当归9g,熟地黄9g,生黄芪9g,盐黄柏6g,酒黄芩9g,黄连3g,枳壳9g,木香6g,伏龙肝9g(包煎),肉苁蓉9g,升麻3g,生甘草6g,白芍9g。7剂,每日1剂,水煎服。辅以蜜导煎肛门给药治疗,每日1次,连续治疗5天。

2015年12月25日复诊:自述口服中药汤剂配合蜜导煎肛门给药治疗5天后便秘明显缓解,服用7天后未再出现排便困难。现症见大便不难,干粗较前缓解,未见头起结球如羊粪状,1~2日1行,未再肛裂便血,小便可,食纳尚可,夜寐安,盗汗转轻微,手足心热,舌红苔少,脉细数。效不更方,故守前方,7剂,每日1剂,先服。再去掉黄连,加黑芝麻9g,变更方为膏方,1料30袋,每日1袋,水冲服,汤药后继服之。并亲授家长冯氏捏脊疗法,嘱其服用膏方期间每日晨起空腹施术,治疗1周后休息1周,如此反复。随访1年,药后病愈,便秘未见复发。

【按语】

本案该患儿便秘病史较长,经久不愈。纵观证、舌、脉,中医辨证当属阴虚内热、津亏肠燥之证。法随证立,方从法出。故治法立为养阴清热,敛汗生津,润肠通便。组方上选用生地黄、麦冬、玄参,为增液汤,三药咸寒苦甘合用,养阴增液;白芍配甘草为芍药甘草汤,酸甘化阴增液;两方合用,旨在增水行舟,以补药之体为泻药之用,使肠燥得润、大便得下。火麻仁、郁李仁、瓜蒌仁为余师自创三仁润肠方,是临床经验用药。余师认为仁类药物多油脂,油脂可以滑肠,从而达到润肠通便之效。当归、熟地黄、生黄芪、盐黄柏、酒黄芩、黄连、生地黄,实乃当归六黄汤,本方的配伍特点一是养血育阴与泻火清热并进,标本兼顾,使阴固则水能制火,热清则耗阴无由;二是益气固表与育阴泻火相配,育阴泻火为本,益气固表为标,以使营阴内守,卫外固密。诸药合用,共奏滋阴泻火、固表止汗之效,本方虽然是治疗阴虚火旺盗汗的良方,但是余师取类比象之"敛汗回津",以达润肠通便之意。黄芪、木香、枳壳可以益气行气,推动大便在肠道前行,促进排便,取"顺水推舟"之意。酒黄芩配升麻,宣肺理气,顺肠通便,此即用开上窍以通下窍之法。肉苁蓉补肾益精、润肠通便。伏龙肝温中，反佐药，顾护脾胃阳气。余师在重视小儿体质的基础上，结合脏腑辨证，运用了"取类比象"的方法，在遵循"轻重缓急之""急则治其标，缓则治其本"的原则，合理地拟定了汤药加外治法加膏方缓调的治疗方案，又参照"中西结合"之结合中医药性和西医药理去理解、掌握、使用每味中药的原则来合理地选药组方。

注意其用药的细微调整，如案例中复诊膏方的处方中去掉了黄连，是在重视小儿体质的观点下，防止久用苦寒的黄连会损伤孩子的脾胃；而后又加上了黑芝麻，则是治病求本，余师认为该患儿病程较久，依据"久病及肾"之说，再结合患儿舌脉，确诊患儿肾虚，故以黑芝麻"黑色入肾"来补肾治本，以断其复发之源。再则病案中当归六黄汤的使用意义也需要明晰：一则是治疗阴虚火旺盗汗的良方；再则是取类比象之"敛汗回津"，以达润肠通便之意。

【参考文献】

[1] 王成礁，秦胜娟，余继林，等.余继林治疗儿童便秘经验探析[J].四川中医，2017，35（10）：168-170.

[2] 王佳琪，余继林.余继林运用冯氏捏脊手法治疗多种疾病的临床经验[J].中国医药导报，2021，18（6）：169-171，184.

任献青教授运用"清、消、补、养"中医序贯疗法辨治小儿反复功能性便秘经验

【学术思想】

小儿功能性便秘是儿科常见的消化系统疾病，其反复发作的基本病机为"热、积、虚"。治疗需采用"清、消、补、养"动态序贯疗法。疗程早期以清消之法清热消积通下；疗程中期以补法健脾养阴；疗程后期则以养法调理体质。以中医序贯辨治方案治疗小儿便秘，既可使大便得以通下又可顾护脾胃，同时指导患儿养成良好的生活方式，减少疾病复发。

【诊断思路】

小儿反复便秘为虚实夹杂之证,"实"为肺热肠燥、食积内停,"虚"为脾虚失运、阴津亏虚。积热耗气伤阴,更致脾虚阴亏,脾虚失运、阴津不足则更易积食、化热。二者相互影响、互相作用,致便秘反复不愈,日久更生他病。

【治疗方法】

小儿反复便秘为虚实夹杂、本虚标实之证,临床多表现为"标实"积热之象。医家使用清热通下之法后虽大便可下,但小儿脏腑娇嫩,通下之法易伤脾胃,损伤正气,更使脾虚津亏,复致便秘。由此虚虚实实,反反复复,导致便秘迁延,痛苦难愈。基于小儿独特的生理病理特点,笔者在临床实践中发现运用"清、消、补、养"动态序贯疗法治疗小儿功能性便秘,临床疗效确切,可明显减少疾病反复。在疗程早期重在清热消积、润肠通下,但不可攻伐太过,疗程不可过长,以免损伤脾胃;在疗程中期增加健脾养阴之品,以顾护脾胃;在疗程后期指导患儿养成良好的生活习惯,以养法调理体质以纠偏。此疗法既"祛邪"又"扶正",既不使便秘反复,又不伤及脾胃。

早期以清消之法清热消积通下。小儿便秘就诊时多症状急迫,热象较重,临床上多表现为肺热肠燥、腑气不通的证候。症见:患儿大便干结,排出困难,甚至不通或状如羊屎,脘腹胀痛,面赤身热,气粗,口干口臭,烦满,不思饮食,小便短黄,舌红苔黄,脉数或指纹色紫。治疗早期应先解其表。治宜清肺泄热、消食导滞之法,常用大黄、牵牛子、金银花、连翘、蒲公英、紫花地丁、栀子、陈皮、炒麦芽、炒神曲、焦山楂、鸡内金等药。方中大黄、牵牛子两味组成牛黄散以清热导滞。大黄可泻下攻积,清热泻火,《神农本草经》言其"推陈致新,调中化食,疔积食伤,非其不治"。牵牛子则可疗一切壅滞食积。此二味药合用既泻有形之积,又泄无形之热。金银花、连翘均归肺经,善清解全身热毒,味辛性凉以宣发肺热。栀子苦寒,清泻三焦之火,更清肺火,《汤液本草》:"或用栀子清肺也……故用栀子以治肺烦。"蒲公英、紫花地丁清热解毒泻火。炒麦芽、炒神曲、焦山楂三味药物合称"焦三仙",系治疗脾胃疾病之要药,其中麦芽偏消乳积,山楂偏消食积,神曲偏消面食及蔬菜瓜果类积滞,又加鸡内金可消诸积,四药合用消食化积。全方合用可使积热得清、燥屎得通。但值得注意的是,此阶段药量不可过大，疗程不可过长，方中大黄、牵牛类药物药效峻猛，应中病即止，以防伤正。

此期患儿大便已得通下，然病情多未稳定。症见：大便已排，无明显排便困难，大便先干硬、后正常或略溏。根据临床观察，此时若一味使用清腑泄热、消积通下之药则会出现大便偏稀甚则腹泻等损伤脾胃之象，但若停药则出现便秘病情反复的情况。其停药便复发的根本原因为便秘患儿脾虚失运、阴津不足。故此期应减少峻猛攻下之品，以清热通下之药少量维持，加予顾护脾胃、养阴生津之品。常用药物：陈皮、白扁豆、沙参、麦冬、生地黄、石斛、天花粉、乌梅等。陈皮长于行脾胃之气，可理气健脾和胃，现代医学亦有研究表明陈皮对胃排空和肠道推进均有促进作用。白扁豆味甘微温气香，甘温补脾而不滋腻。陈皮、白扁豆合用既可助炒麦芽、炒神曲、焦山楂、鸡内金等消食通下，又有理气和胃健脾之效。小儿便秘胃肠积热、耗损津液，泄热通下之药亦耗气伤津，此期注重滋阴。生地黄甘寒质润，可养阴生津。沙参甘苦微寒，味淡体轻，益脾肾，可补五脏之阴。麦冬亦可养阴生津增液，《医学衷中参西录》："麦冬味甘性凉，津液浓厚，色兼黄白。能入胃以养胃液，开胃进食，更能入脾以助脾散精……升降濡润之中，兼具开通之力。"石斛甘微寒，可清胃救津、悦脾、厚肠胃而治伤中。以此类甘寒清补之品入脾经补脾，并增强增液生津之效。此阶段为过渡阶段，应注意一方面需减少泄热通下药物；另一方面需增加健脾益胃、养阴生津之品，既防止寒凉之品伤正，又促使脾胃功能恢复，防止便秘反复。

患儿便秘已改善，病情基本痊愈。可在此基础上，根据反复便秘患儿的体质特点加以调养。临床观察发现，反复便秘患儿多属阴虚体质，亦有研究证实功能性便秘患儿中阴虚质者比例居于首位。因此，治疗上需继续养阴调偏。可在疗程中期减轻健脾养阴药物剂量，以小剂量、缓投的方式巩固疗效、调理体质，避免病情反复。除此之外，小儿的饮食及生活习惯均对便秘病情有直接的影响，应注意内外兼调。可按以下方式对患儿饮食及生活中的不当行为进行干预。其一，合理喂养，科学添加辅食，避免过食辛辣、煎炸等食物，以防止助热伤津加重病情；多饮水，增加膳食纤维的摄入，以促进胃肠蠕动，养阴生津。其二，避免久坐少动，积极参加体育活动。较缓和的运动可改善便秘。其三，鼓励按时排便，必要时需对患儿进行人工排便。如此内养外调才能在停药之后维持治疗效果。

【治疗绝技】

任教授运用"清、消、补、养"中医序贯疗法辨治小儿反复功能性便秘。

"热"为肺热肠燥。小儿便秘病位在大肠,与五脏相关,与肺脾肾三脏关系较为密切。《医经精义·脏腑之官》云:"大肠之所以能传导者,以其为肺之腑,肺气下达故能传导。"肺与大肠相表里,主宣发肃降。肺气清肃下降,气机调畅,布散津液至大肠,有助于大肠通降。二者相互配合以保证糟粕的正常排出。然肺为娇脏,易感邪气,而小儿为"纯阳之体",感受外邪易从阳化热,引发肺热。一方面,肺热下移于大肠,致使大肠热结,耗损阴津,便秘难通。此即《幼科铁镜》所言:"肺与大肠有热,热则津液少而便闭。"另一方面,肺热于内则宣降失常、肺失肃降、气不下行、津难下达,引发肠燥津亏、腑气不通,最终导致大肠传导不畅,大便秘结不通。正如《血证论·便闭》言:"肺与大肠相表里,肺移热于大肠则便结,肺津不润则便结,肺气不降则便结。"

"积"为食积内停。《育婴家秘·鞠养以慎其疾》言:"小儿无知,见物则爱……父母不知,纵其所欲……无不与之,任其无度,以致生疾。"若小儿饮食喂养不当,添加辅食过快,或过进炙煿荤腥、肥甘厚味,多食肉蛋奶等高蛋白饮食而缺少蔬菜等膳食纤维的摄入,则易致食停中焦,难以下行,食停日久,久则成积,积久化热,积热互结。中焦胃热炽盛传于肠腑,大肠传导功能失常,传导不行,糟粕内留,腑气难通,以致大便干结难解,发为便秘。

"虚"为脾虚失运、阴津亏虚。小儿便秘日久,反复发作,其根本原因为脾虚失运、阴津不足。小儿生长发育迅速,对营养精微的需求较多,但"脾常不足",脾胃运化功能尚未发育完善,如此则脾胃负担相对过重。因此,若小儿饮食、起居等稍不注意,就易引起脾失健运。脾虚失运影响中焦气机升降,引发大肠传导功能失常。脾胃为气血生化之源,脾失健运则水谷化生津血不足,导致津枯肠燥;小儿脾弱、大肠传导无力、肠腑津液不足而致腹胀、食积、便秘等症。《万氏秘传片玉心书·大小便门》亦指出:"大便不通症候,有虚有实不同,虚为津液少流通,肠涩不能传送。"小儿本就"阴常不足",又有脾虚失运引发津血不足,加之反复便秘、积热日久则更加耗损阴津。阴虚津少则小儿肠道失于濡养,无水行舟,上下不通发为便秘。脾虚失运、阴津不足则肠燥。

虚实相互影响。干涸,糟粕难行,日久积而成热,则积热更甚,腑气不通；积热甚反易耗气伤阴，则更致脾虚难运、阴津亏少。此二者相互转化、恶性循环、虚实夹杂，最终导致脾胃升降功能失常，阴津亏乏无以濡润，大肠传导功能失司，糟粕难以排解，积热难以清消，粪便积于肠腑无法排出，终致便秘难除，反复发作。

【验案赏析】

患儿，女，4岁，2020年9月15日初诊。主诉：大便干结1年余。患儿1年前无明显原因出现大便干结，2～3日排便1次，质硬难解，干燥甚成硬球状，间断予口服中药治疗，服药后大便可通，但见便秘反复。刻下大便已4日未排，面赤身热，手足心热、发黄，口臭，气粗，口唇偏红干燥。无腹痛、呕吐等症，食欲一般，喜食肉不喜青菜，食后腹胀，平素易食积腹胀，睡眠不安、睡时易翻腾、盗汗，小便正常。舌红苔略黄厚，脉稍数。西医诊断：功能性便秘；中医诊断：便秘（证属肺热津伤，胃肠积滞）。治以清热消积、养阴润肠。患儿年幼，服药困难，遂予消积健脾颗粒（药物组成：鸡内金、炒麦芽、炒神曲、焦山楂、陈皮、炒扁豆）6g，解毒散（药物组成：金银花、连翘、蒲公英、紫花地丁、栀子、大黄、甘草）3g，清导颗粒（药物组成：大黄、牵牛子）1g，养阴颗粒（药物组成：天花粉、乌梅、沙参、麦冬、生地黄、石斛）6g。共4剂，每日1剂，分2次，水冲服。给予饮食指导，多食蔬菜水果，多饮水，适当活动，鼓励按时排便，适量进食肉类即可。

2020年9月19日二诊：上诊后患儿大便已排，2日1行，大便先干、后正常，口唇干燥、口臭减轻，食后稍腹胀，睡眠不安较前缓解。调整方药：消积健脾颗粒6g，解毒散3g，清导颗粒1g，养阴颗粒12g。共3剂，2日1剂，分2次，水冲服；继续予饮食及生活方式指导。

2020年9月26日三诊：诉患儿排便基本正常，1～2日1行，质可，腹胀、口臭、眠中翻腾等症缓解，未诉其他不适。纳眠可，小便正常。舌红、苔白略厚。调整方药：消积健脾颗粒6g，解毒散3g，清导颗粒1g，养阴颗粒12g。共4剂，3日1剂，分2次，水冲服。嘱服药后可停药观察，仍需多食青菜，多饮水，适量运动，坚持良好的生活方式。随访2个月，余症状未见反复。

【按语】

患儿平素喜食肥甘厚腻，不喜青菜，初诊时热象明显，一派肺热、食积、伤津之象。就诊时患儿便秘严重，数日未行大便，粪质干燥硬结，遂予清导颗粒、解毒散、消积健脾颗粒以清泄肺热、消食通下，以解燃眉之急，使大便通下。患儿病程日久，热盛耗损津液而见脾胃阴伤之证，遂加用养阴颗粒以健脾益胃、养阴生津。疗程初期用药每日1剂以泄热通下解其标，方药以不过于苦寒，疗程以不过长为准。二诊时患儿大便得通，积热得清，则调整药量，继以健脾养阴生津而缓减清热通下之效，并2日服用1剂。此为疗程中期，减少清热通下之品，一方面防止清热泻下太过而伤正；另一方面防止病情反复而小剂量巩固疗效。三诊时患儿便秘病情基本痊愈，以3日甚或1周服用1剂。此为疗程后期，以更小剂量维持治疗，健脾养阴以固其本，调养体质。治疗全过程中嘱家属协助患儿养成良好的生活习惯。疗程结束时患儿肺肠积热得清，食积得消，脾得健运，阴津已足，自身排便规律养成，遂病情极少反复。

【参考文献】

[1] 王追越，刘华，袁振华，等."清、消、补、养"中医序贯疗法辨治小儿反复功能性便秘[J]．安徽中医药大学学报，2022，41（4）：52-55．

张士卿教授运用经方治疗小儿功能性便秘经验

【诊断思路】

小儿便秘由多种因素引起，如饮食、情志、热病伤津及本虚不足等。张教授从小儿生理病理特点出发，认为病因多与饮食不当、不良排便习惯及素体脾虚有关，病机大致归纳为乳食积滞、燥热内结、脾虚失运三类，本病病位在大肠，与肺、肝、脾、肾密切相关，脏腑功能失调致大肠传导失司而生便秘。

【治疗方法】

张教授强调临床诊疗当遵从"三因、二辨、一对症"原则，并根据小儿生理特点，随证变化；因小儿脏腑娇嫩、气血生成不足，临证用药时不能一味用清下、泄下、润下之法，应注重气血阴阳并调，以达到"阴平阳秘，精神乃治"之效。故在临证选药时常取养血和血、行气散瘀药如当归、枳壳之类；敛阴养血如白芍、五味子；《医方集解》言："有病大小便秘者，用通利药而罔效，重用升麻而反通"，故酌加升麻，取欲降先升之意。故全方能行气血、调阴阳而达气行阴亦行、阴行便自通之功。此外注重对小儿兼症的诊治，如夜啼易惊者，予远志、炒酸枣仁、钩藤、蝉蜕以宁心安神定惊；鼻衄、虚热著者，加白茅根、知母、牡丹皮以滋阴清热，凉血以退虚热；鼻塞甚者，予辛夷、苍耳子以宣通鼻窍；盗汗、自汗明显者，加煅龙骨、煅牡蛎、浮小麦、黄芪、防风益气固表；兼有虫症者，斟加乌梅、花椒、苦楝皮等杀虫药于扶正方中，以安蛔、杀虫、止痛；腹痛不适者，予川楝子、延胡索以行气止痛。

张教授强调在药物治疗的同时应注意饮食习惯的培养及运动锻炼的培养。目前小儿大多缺乏运动锻炼，摄食偏嗜、饮食结构不合理，不利于胃肠蠕动，致便秘多发。在诊疗过程中常嘱患儿家长应当督促孩子多运动增强体质，合理膳食，多食苹果、菠菜等，适当增加粗纤维食物，不强迫吃饭，少食生冷刺激以防损伤脾胃，适量饮水，及时补充水分，养成按时排便的习惯；便秘患儿予快慢补泻手法按摩可有效缓解小儿便秘临床症状；按揉肚腹以促进胃肠蠕动；关注孩子的情绪及心理变化，并予以疏导。

【治疗绝技】

张教授从病机上总结小儿功能性便秘类型有以下三种。

1. 乳食积滞之实秘

张教授认为小儿乳食不知自节，脾常不足，运化不及，饮食积于肠腑，致气机失调、大肠传导失司，故发为便秘。《素问·痹论》："饮食自倍，肠胃乃伤"，脾胃为"后天之本""气机升降之枢纽"。胃为水谷之海，司纳谷，宜降则和；脾为气血生化之源，主运化水谷，宜升则健。饮食入胃，经脾胃腐熟运化，其清者上升，濡养五脏，其浊者下行大肠以出，若喂养不当，调护失宜，脾胃受损，受纳运化失职，升降失调，易致乳食内停，气机不畅，致大肠传导失司，发为便秘。多表现为大便干燥难下，脐周腹痛，偶有恶心、呕吐，舌苔厚腻。对此张教授常用消食化积、健脾助运之法，选用保和丸加减；由于积滞日久，脾运不健易化湿化热，兼以清热和胃化湿，又据兼症，酌加他药，收效皆佳。

2.燥热内结之热秘

张教授在临证中强调小儿肺脏娇嫩，易感温热时邪。平素寒温失宜、饮食偏嗜而致胃肠积热，燥热内结，灼伤津液，腑气不通，致肠道郁热，失于濡润，出现大便干结，甚则秘结不通如羊屎状，伴腹胀不适，口臭，舌苔黄厚。《诸病源候论》："将适失宜，犯温过度，散势不宣，热气积在肠胃，故大便秘难也。"《温病条辨》："津液不足，无水舟停。"小儿阳常有余，阴常不足，素体阴虚，津液亏损，肠道失于濡润，而见大便干结难下。治疗多以麻子仁丸为基础随证加减，以达润燥泄热、益津通便之功；又言燥热内结，气机郁滞不畅，故多兼施补气行气之品；肺主治节，通调水道，主气而布散津液，津液失布，肠腑濡润乏源，"燥结当用流行肺气，肺和大肠相表里故也"。故张教授主张下病治上、腑病治脏原则，重视气机的升降，临证常用苦杏仁、瓜蒌仁等药"开肺气，通大肠"，或佐清肺胃之品，增加泄热导下之功。

3.脾虚不运之虚秘

张教授认为小儿脏腑娇嫩，形气未充，其形态结构和生理功能都处于稚弱阶段。《灵枢·逆顺肥瘦》："婴儿者，其肉脆，血少气弱"，指出小儿处于人体生长发育早期，气血生成不足，脏腑功能不完善，属"稚阴稚阳"之体，万全将小儿生理特点归纳为"肺脾常不足，心肝常有余，肾主虚，亦不足""儿之初生，所欲食者乳耳，水谷未入，脾未用事，其气尚弱，故曰不足"。张教授强调气的生成赖肺脾肾三脏相互作用，然小儿脏腑功能发育尚不完善，又兼肺、脾、肾不足，故气虚体质偏多，先天脾胃功能弱，脏腑功能全而未壮或病后失养，脾气亏虚或饮食不慎，过食生冷寒凉，损伤脾胃，运化不及，气血化生无源，肠腑传导无力，常表现为大便不干但排便无力，然脾虚易生痰湿，可见大便黏腻难冲，便次减少，伴见乏力、汗多等症，故张教授以六君子汤加减，求其益气健脾、行气化滞通便之效。

【验案赏析】

患儿，女，2岁，体形瘦小，2020年4月2日初诊。主诉：排便困难1周，加重伴低热2日。现病史：患儿1周前因饮食不节出现大便干，二三日1行，家长予健胃消食片口服，症状未缓解，2日前无明显诱因出现低热，体温最高37.8℃，伴腹痛、纳差、呕吐、口臭，睡觉喜俯卧、翻滚，故前来就诊。既往有出生4个月奶粉伤食病史。查体心肺未闻及异常，腹平软，轻压痛，无反跳痛，左下腹可触及条索状物。舌质红、苔白厚，指纹紫滞。西医诊断：小儿便秘；中医诊断：便秘（乳食积滞证）。处方：茯苓、法半夏、连翘、乌梅、焦三仙（焦神曲、焦山楂、焦麦芽）、鸡内金、川楝子、延胡索、木瓜各10 g，炒白芍、柏子仁各15 g，陈皮、莱菔子、枳壳、焦槟榔、炙甘草各6 g。3剂，水煎服，2日1剂，早中晚温服。

2020年4月9日复诊：大便性状正常，每日1~2次，随访1个月，大便正常，纳食、睡眠均可。

【按语】

此患儿有饮食不节病史，且伴见纳呆、口臭，苔白厚，属中医乳食积滞证型。治疗以保和丸加减，消食除积，运脾导滞。以乌梅、焦三仙、鸡内金消食健胃；法半夏、陈皮行气化痰以消积；食积日久易化湿化热，给予茯苓、木瓜健脾助运，化湿和胃；予连翘清解湿热；食积为有形之邪，易阻气机，以莱菔子、枳壳、槟榔消食祛痰，调畅气机；川楝子、延胡索、炒白芍行气止痛；炙甘草健脾兼调和诸药。

【参考文献】

［1］黄娟，吴丽萍，邓雅匀，等.张士卿教授治疗小儿功能性便秘经验总结［J］.中医临床研究，2021，13（24）：102-103，111.

第五节　厌食

汪受传教授运用经验自拟方治疗小儿厌食经验

【诊断思路】

小儿厌食的病机关键为脾运失健，当以调脾助运为治疗大法。可分为脾失健运证、脾气亏虚证、脾虚肝亢证、肺脾两虚证，分别治以调脾开胃助

运、益气健脾助运、健脾平肝助运、补肺健脾助运。

【治疗方法】

汪师治疗本病以调脾助运为治疗大法,或益气健脾,或健脾平肝,或补肺健脾,但总不离运脾的基本原则。运脾的作用在于解除脾困、舒展脾气、恢复脾运,达到脾升胃降、脾健胃纳、生化正常之目的。在药物治疗的同时,汪师常告诫家长注意患儿饮食调养,合理膳食结构,纠正不良的饮食习惯,方能取效。

1. 脾运失健证

厌食为脾胃轻症,多数患儿病变以运化功能失健为主,虚象不著,因饮食喂养不当或湿浊、气滞困脾,脾气通于口,脾气失展,胃纳不开,发为厌食,多数患儿在疾病初期表现此证。症见食欲缺乏,厌恶进食甚至拒食,食而乏味,食量减少,多食后脘腹作胀,易于泛恶、呕吐,时有流涎,口臭,面色少华,形体尚可,精神如常,大便或干或稀,舌淡红、苔薄白或薄腻,脉细。治以调脾开胃助运。药用:苍术6g,白术6g,佩兰10g,陈皮3g,炙鸡内金6g,枳实6g,槟榔10g,莱菔子10g,焦山楂15g,焦神曲15g,炒麦芽15g。

2. 脾气亏虚证

部分患儿素体不足、脾胃虚弱或脾运失健未能及时治愈,病程较长,脾胃气虚,运化力弱,发为本证。症见不思饮食,食而不化,大便偏稀夹有不消化食物,食量减少,形体偏瘦,面色淡白或萎黄,神疲倦怠,少气懒言,唇色淡,口淡乏味,舌质淡、舌苔薄白,脉缓。本证属虚,治当健脾益气,但因患儿运化力弱,忌用壅补,纯补则更碍气机,虽补而不受。汪师常取益气健脾助运之补运兼施法,则补而不滞,生化有源。药用:太子参10g,茯苓10g,白术6g,陈皮3g,砂仁(后下)20g,怀山药10g,焦神曲15g,焦山楂15g,炒谷芽15g,炒麦芽15g。

3. 脾虚肝亢证

脾为土脏,不耐戕伐,脾虚者肝木必旺,肝火易亢;肝为刚脏,恃强凌弱,肝旺脾土受贼,则脾胃愈亏。脾病及肝,土虚木旺而发此证。临床上每见患儿食欲缺乏,厌恶进食,形体偏瘦,两胁胀满,平素烦躁易怒,夜寐欠安,兴奋躁动,口苦泛酸,嗳气呃逆,大便失调,舌红、苔薄黄,脉细弦。张仲景在《金匮要略·脏腑经络先后病脉证》中云:"见肝之病,知肝传脾,当先实脾，四季脾旺不受邪。"汪师经过长期的临床实践，提出善于调脾胃者，非惟脾病治脾、胃病治胃，而必安和五脏，则病自愈。若肝脾不和，则脾胃升降必失调，治宜健脾平肝助运。药用：党参10g，茯苓10g，白术6g，白芍10g，枳实6g，炒酸枣仁10g，夏枯草10g，钩藤（后下）10g，白蒺藜10g，姜半夏10g，焦山楂15g，炒麦芽15g。

4.肺脾两虚证

汪师根据长期临床观察发现，部分厌食患儿平素多有卫表不固、腠理疏松致易汗出、反复外感的特点。由于肺气虚导致卫外不固、多汗易感，脾气虚导致运化失健、脘闷纳呆，且脾为肺之母，脾虚则土不生金，加重肺卫不固。临床症见患儿素体亏虚，易反复呼吸道感染，厌恶进食，不主动进食，食量少，进食速度慢，形体偏瘦，面色萎黄，口中异味，汗出湿衣，入寐尤甚，汗出多而不温，大便稀溏，夜寐欠安，舌淡或舌淡胖有齿痕、苔薄白，脉缓。治以补肺健脾助运。药用：炙黄芪15g，白术6g，苍术6g，防风5g，煅龙骨（先煎）15g，煅牡蛎（先煎）15g，槟榔10g，枳实6g，陈皮3g，虎杖12g，焦山楂15g，焦神曲15g。

【治疗绝技】

临证加减：若患儿舌苔白腻，加法半夏、厚朴燥湿助运；热象较显，加黄芩、瓜蒌仁、虎杖清热润下；暑湿困阻者，加荷叶、白扁豆消暑化湿；嗳气泛恶者加姜半夏、竹茹降逆止呕；脘腹作胀者，加木香、紫苏梗理气助运；大便干结，加决明子、柏子仁润肠通便；大便软溏者加山药、生薏苡仁健脾祛湿；若汗出明显，加五味子、碧桃干、浮小麦敛汗；夜寐不安者，加酸枣仁、茯苓养心安神；大便稀溏者，加山药、薏苡仁健脾祛湿；若烦躁不宁，夜寐不安，加茯神、珍珠母、石决明平肝潜阳；口苦泛酸者，加黄连、吴茱萸疏肝和胃；嗳气呃逆者，加旋覆花、竹茹降逆止呃；舌苔厚腻者，加苍术、佩兰以燥湿助运；脘腹作胀者，加木香、厚朴、莱菔子以理气助运；纳呆者，加槟榔、枳实开胃导滞；大便溏薄者加炮姜、煨益智仁、芡实以温运脾阳止泻。此外，若患儿有因热病或过食煎炸炒香食品、过服温燥药物伤阴者，症见口干多饮、夜寐不宁、手足心热，当加北沙参、麦冬、荷叶、香橼皮、佛手片类滋脾养胃助运。

【验案赏析】

患儿，男，2岁2个月。2014年8月14日初诊。主诉：厌食近2年，加重2周。现病史：患儿足月剖腹产，母乳喂养，自幼纳乳欠佳，添加辅食后纳食亦欠佳，长期厌恶进食，每餐进食量少，进食速度慢，偏素食，不喜油腻，近2周无明显诱因厌食症状加重，甚至拒食，面色少华，形体尚可，精神正常，大便两日1行，质偏干，小便调，夜寐尚可，汗可，舌淡、苔薄白，指纹淡。身高：86 cm，体重：11 kg，体质尚可，不常外感。中医诊断：厌食（脾运失健证）；西医诊断：小儿厌食症。辨证论治：患儿症状不多，厌恶进食，进食量少，进食慢，但病程较长，精神可，形体正常，舌质淡、苔薄白，脉细。辨证属脾运失健，治以调脾开胃助运。处方：苍术6 g，白术6 g，佩兰10 g，陈皮3 g，莱菔子10 g，炙鸡内金6 g，茯苓10 g，焦山楂10 g，焦六神曲10 g，炒谷芽10 g，炒麦芽10 g，荷叶12 g。共14剂。每日1剂，水煎服。并嘱家长尽量纠正其不良饮食习惯。

8月28日二诊：患儿服药14剂后食欲较前好转，进食量有所增加，但仍不欲主动进食，大便稍干，予前方加减继服。药用：苍术6 g，白术6 g，佩兰10 g，陈皮3 g，莱菔子10 g，炙鸡内金6 g，枳实6 g，决明子6 g，焦山楂10 g，焦六神曲10 g，炒谷芽10 g，炒麦芽10 g。

患儿服上药后食欲渐转佳，大便正常，一般情况可，后继续以上方加减，服用近2个月，进食量增加，进食较前增快。半年后因发热、咳嗽来门诊随访，患儿形体丰满，进餐基本正常。

【按语】

该患儿厌食日久，脾胃运化功能失常，稍显脾虚之象，但仍以脾运失健为主，当治以调脾开胃助运。药用苍白术以补运兼施，正如黄元御所说："白术守而不走，苍术走而不守，故白术善补，苍术善行。"张隐庵亦指出："凡欲补脾，则用白术；凡欲运脾，则用苍术；欲补运兼施，则相兼而用。"佩兰燥湿健脾，茯苓健脾渗湿，陈皮、莱菔子理气助运，炙鸡金、焦山楂、焦六神曲、炒谷芽、炒麦芽消食助运，因正值夏暑当令，故加荷叶清暑利湿。二诊患儿诸症转佳，大便仍干，加枳实、决明子以理气助运通便，俟脾胃调和、脾运复健，则胃纳自开。

【参考文献】

[1] 贺丽丽,谢辉辉,汪受传.汪受传教授辨治小儿厌食经验[J].四川中医,2016,34(6):6-8.

李玉奇教授运用"清热消疳,健脾助运"法治疗小儿厌食症的临床经验

【名医简介】

李玉奇,1917年生于辽宁省铁岭市银州区。辽宁中医药大学教授,博士研究生导师。是全国首批五百名老中医之一,享受国务院政府特殊津贴专家,被中华中医药学会聘为终身理事。曾任辽宁省卫生厅中医处处长、辽宁中医药大学副校长兼附属医院院长、辽宁省肿瘤医院常务副院长、辽宁省中医药学会会长、辽宁省药品评审委员会副主任委员、辽宁省老年科技工作者联合会副会长、沈阳药科大学中药系兼职教授。著有《中医验方》《萎缩性胃炎以痈论治与研究》《脾胃病与胃癌癌前期病变研究》《医门心镜》等。

【经典名方】

除疳汤(李玉奇教授自拟方)

组成:胡黄连6g,藿香6g,苍术6g,砂仁6g,山药10g,鸡内金10g,麦芽10g,山楂10g。

用法:常法煎服。

【学术思想】

李教授认为,胃痈之为病,乃胃阳之气不得宣发而受遏抑。所谓胃阳遏抑,亦可视为胃之表证,即寒气隔阳。所谓胃的里证乃热聚于胃。故治疗萎缩性胃炎,不以"胃痞"论治,不以"胃痛"论治,不以"九心痛"论治,是因脾胃俱病而出现的寒热交错诱发为瘤痈。可见虚寒则胀呕,实热则胃脘灼热而不适,瘀血则吐血便血,非调气所能治之。现代医学检测手段证明萎

缩性胃炎病变的发展也是由量变到质变的过程，这和胃痛形成因于寒凉不备、饮食不节、劳役伤胃、抑郁伤脾，久而积郁为瘀、瘀久化腐、败腐为痈相对照十分吻合。此观点为中医辨证提供了新的思路，在中医学术界产生了极大的反响。

【诊断思路】

李教授将小儿厌食症归为"小儿疳积病"，认为本病的根本病机是饮食或情志伤脾，造成脾胃运化失司，小儿脏腑娇嫩，脾胃受损，食积不化，久则蕴湿生热、阻滞气机所致气血生成障碍，终至厌食及发育迟缓，治疗不单以健脾和胃为法，更注重清热凉血。

【治疗方法】

依据小儿疳积病病机，李教授提出疳积病总的治则为清热消疳、健脾助运，并以此自拟除疳汤，药用：胡黄连6g，藿香6g，苍术6g，砂仁6g，山药10g，鸡内金10g，麦芽10g，山楂10g。临床辨证加减获得较好的疗效。尤其处方中胡黄连为方中主药，清虚热、除疳热、厚肠胃，每每用之有效。方中重用胡黄连为君药，除疳积发热，凉血导滞，此一味即可统领千军万马；麦芽、鸡内金、山楂消食健胃；藿香、苍术芳香醒脾，助运化湿；砂仁行气调中，和胃健脾；山药健脾益气，补虚固本。本方以胡黄连清血中郁滞为先导，郁热清，再配以消食健脾之药物化积除滞，补虚固本，消中有补，补中有消，药性温和，消不伤正，补不留邪，恰适于小儿脏腑娇嫩之体质。李教授还特别指出：小儿疳积病程较长，常为虚实夹杂，辨证用药以运脾开胃为基本治法，但必以清虚热为先，再论调补，否则多补无益。虚热内扰，单纯补脾无异于把薪助火，只能加重火势，病必难愈。随证加减，清热不可过于寒凉，化湿不可过于香燥，行气不可过于窜烈，健脾不宜壅补，养阴不宜滋腻，治疗贵在调理脾胃，用药长于和中。并指出婴儿6个月之前以母乳喂养为主，若已添加辅食，在治疗之始应辅以米糊喂养护胃，不可过早进补，待病情缓解后逐渐过渡到正常饮食。

【治疗绝技】

李教授认为小儿厌食症是儿科中一种常见疾病。中医称之为"小儿疳积病"。本病的病因主要为长期不良的饮食习惯，如强迫进食，采取打骂等方法强迫小儿进食，引起小儿反抗和厌恶情绪，导致食欲低下；吃饭不定时、过量，有偏食、爱吃零食的习惯，扰乱消化吸收规律，影响食欲；或环境变迁及陌生环境使小儿产生恐惧心理，影响情绪，造成食欲缺乏；以及诸多药物影响脾胃消化，造成食欲减退或厌食。李教授总结出"望形体、观舌脉，寻病机"治疗厌食症的方法。临床多见食欲缺乏、厌食或嗳气泛恶，神疲倦怠，形体偏瘦，大便不调，或伴有夜间哭闹。舌淡胖、苔黄或白或薄腻，脉弱无力。望形体，可见形瘦，面色少华，头发枯槁，个头往往低于同龄孩子。《太平圣惠方·治小儿一切疳诸方》："夫小儿疳疾者，其状多端，虽轻重有殊，形证各异，而细穷根本，主疗皆同，由母哺乖宜，寒温失节，脏腑受病，气血不容，故成疳也。"李教授认为本病的根本病机是饮食或情志伤脾，小儿脏腑娇嫩，造成脾胃受损，脾胃运化失司，食积不化，久则蕴湿生热、阻滞气机而致气血生成障碍，终至厌食及发育迟缓。并把它归为"小儿疳积病"，治疗不单以健脾和胃为法，更注重清热凉血。

【验案赏析】

1. 患儿，女，4岁半。2000年10月初诊。主诉：纳呆、纳差伴大便干1月余。病史：家长代诉患儿平素喜食生冷饮食，近1月余纳呆纳差，大便干，4～5日1行。现症：纳呆纳差，大便干，4～5日1行，患儿形体偏瘦，口干，舌质红、苔薄黄，脉滑数。西医诊断：小儿厌食症。中医诊断：纳呆（胃热阴伤，脾失健运）。治疗原则：清热消疳，健脾助运。处方：除疳汤。药用：胡黄连6g，藿香6g，苍术6g，砂仁6g，山药10g，鸡内金10g，麦芽10g，山楂10g，陈皮10g，黄芩6g，黄连6g，6剂，水煎服，1剂/日。

二诊：纳食增加，大便变软，1～2日1行，舌红减轻，去黄连，继服6剂。

三诊：纳食正常，大便自调，舌淡红、苔薄白。

2. 患儿，女，11个月。1999年2月初诊。主诉：纳呆伴大便稀溏半个月。病史：患儿母亲口述半月前因上呼吸道感染，喂服清热解毒类中成药及头孢类抗生素，后患儿纳呆，进食量明显下降，并出现大便稀溏，日行4～5次，无脓血便。现症：纳呆，甚至拒绝进食，偶有恶心呕吐，肠鸣，大便溏，夜寐不安，面色无华，舌红、苔白腻，指纹紫。西医诊断：小儿厌食症。中医诊断：纳呆（脾虚湿滞，郁而化热）。治疗原则：清热消疳，健脾助运。处方：除疳汤。药用：胡黄连6g，藿香6g，苍术6g，砂仁6g，山药10g，茯苓10g，麦芽10g，陈皮6g，豆蔻10g，栀子6g，6剂，水煎服，1剂/日。

二诊：纳食增加，大便略成形，日行2次，肠鸣好转，无恶心呕吐，夜寐差略好转。舌红减轻，栀子减量为3g，加鸡内金10g，继服3剂。

三诊：纳食基本正常，大便基本成形，日行2次，肠鸣好转，夜寐差好转，舌淡红、苔薄白。去栀子，继服3剂。

四诊：纳食基本正常，大便基本成形，日行1次，舌淡红、苔薄白，脉平。

【按语】

纳呆、纳差当属脾胃纳运功能失调，正如《幼科发挥》中说："儿科少食而易饱者，此胃不受、脾之不能消也。"胃为腑，属阳土；脾为脏，属阴土。胃病易实易热，脾病易虚易寒。故小儿厌食症常由胃热、胃失和降及脾虚、脾胃纳运失调引起。患儿平素胃中积热，耗伤津液，可引起腑失通降，出现大便干；平素喜生冷饮食，损伤脾胃，脾失健运，胃纳失常，故见纳呆、纳差。故治疗本病应以清热消疳、健脾助运为治疗大法。在除疳汤基础上加陈皮以理气助脾胃运化，黄芩、黄连清肺胃之热以助通便。黄连、黄芩为苦寒之品，长期服用亦可损伤脾胃，小儿素体"元气未充，稚阴稚阳"，故中病即止。

验案2中患儿素体脾胃虚弱，加之服用苦寒药物后伤及脾胃，运化无权，脾虚湿滞，日久化热，出现湿、食、热互结的虚实夹杂病证。治疗此证，应考虑小儿素体"脾胃虚弱"的体质特点，以健运脾胃为主，兼顾化湿、消食、清热。本方中加少许栀子以清三焦之热，并随着病情缓解逐渐减量以防药物伤及脾胃，故中病即止。

【参考文献】

[1] 姜巍，王垂杰，王辉.国医大师李玉奇"清热消疳，健脾助运"法治疗小儿厌食症的临证运用[J].辽宁中医杂志，2015，42（12）：2308-2309.

第六节 疳积或积滞

汪受传教授运用经方治疗小儿疳积经验

【诊断思路】

疳证的病因在于喂哺不当、饮食失节损伤脾胃、大病、失治误治后亡津液伤及胃气，或是禀赋虚弱、虫积肠腑。脾胃受损、运化失健、脏腑失养、气液干涸是其主要病机，其本属虚。又因脾失运化，水谷停留而成食积，食积日久，阻碍气机，酿生气积，"气为血之帅"，气滞则血行不畅而成血积，或因不洁饮食，化生虫积，本虚标实，虚实夹杂。疳积日久，脏腑不得濡养，气血津液干涸，逐渐转化为干疳。

【治疗方法】

汪师认为治疗小儿疳证，须以脾胃为本，标本兼顾，分类治之。

疳证初期患儿以脾虚失运为主，称为疳气，以形体欠丰、面色少华、毛发不泽、饮食异常为主症，兼食积生热者，常有腹胀嗳气、大便酸臭、口气臭秽、舌苔厚腻；脾虚肝旺则常有脾气暴躁；胃强脾弱者食欲亢盛，水谷进而形骸不充；营卫不固者平素易感，藩篱不固，常有自汗、盗汗等情况。"脾健不在补贵在运"，汪师主张治疗小儿疳气以健脾助运、调和脾胃为主，以资生丸（《先醒斋医学广笔记·妇人》）为主方，常用药有党参、茯苓、白术、甘草、山药、莲子肉、白扁豆、泽泻、豆蔻、藿香、桔梗、麦芽、陈皮、黄连、神曲、山楂、枳实、枳壳等。

疳气失治误治、病程迁延日久，脾气愈虚而水谷不运，久则化生积滞；脾升胃降，为气机升降之枢纽，积滞日久阻碍气机，渐成气积；气为血帅，气滞则血瘀不行，瘀聚于膈下而成血积；抑或饮食不洁，酿生虫积。疳积以肚腹膨大、形体消瘦、饮食异常为主症，食积者常有口气、大便酸臭等症；气积者常有嗳气、太息、胸胁痞满、腹胀明显等；血积于膈下则胁下痞块固定不移，腹部青筋明显，舌见瘀斑；虫积者腹痛间作，癥块聚散无时，嗜食异物，或大便可见虫体。"积为疳之母，无积不成疳。"汪师认为疳积虽有积滞，脾虚仍为其本，证属本虚标实、虚实夹杂，治疗当消积理脾、和中清热，消疳为主，消补兼施，以肥儿丸（《医宗金鉴·幼科杂病心法要诀》）及消疳理脾汤（《医宗金鉴·幼科杂病心法要诀》）加减，常用药有人参、白术、茯苓、使君子、芦荟、蟾皮、槟榔、三棱、莪术、青皮、陈皮、甘草、黄连、胡黄连、麦芽、炒神曲、炒山楂。

疳积日久，脏腑失养，气液干涸，则精神萎靡，形体消瘦，发稀毛焦，不思乳食，易患外感，是为干疳。若偏阴虚者，口干欲饮、舌绛质干；偏阳虚者，大便溏薄、畏寒肢冷；营卫不和、肺卫不固、气阴两虚者，平素多汗、易感、汗多气短、舌苔花剥、脉细数无力；干疳后期阴阳离决，手足逆冷，呼吸微弱，脉微细欲绝。汪师认为干疳之治疗以"补"为主，需平补阴阳，不可过于温热或滋腻，另外增以开胃之品，帮助恢复胃气。因此治疗干疳以补益气血、诱导开胃为治则，以八珍汤（《正体类要·卷上·汤火所伤治验》）加减，常用药有党参、太子参、茯苓、白术、当归、熟地黄、川芎、白芍、焦六神曲、炒麦芽、炒谷芽。

【治疗绝技】

1. 疳气证加减

若食积生热则减去党参、白术、山药，加鸡内金消食化积，连翘、黄芩清泻胃火；脾虚肝旺者，加钩藤清热平肝；营卫不固、多汗易感者加重健脾之力，合玉屏风散益气实卫固表；大便干结者，加决明子、郁李仁润肠通便；大便溏薄者，加苍术、炮姜温中化湿；心脾积热、夜卧不宁者，加淡竹叶、莲子心清泻心火。另外，汪师治疗疳气时常加导滞之品如木香、槟榔等，认为六腑以通为用，导滞方可使积滞有出路，使"出入平衡"，提出消积必须导滞，导滞常兼"消、导、清"三字法则。

2. 疳积证加减

腹胀明显者，加蟾皮消疳除胀；便秘及脾气暴躁者，加芦荟清肝泻火、疗疳通便；以食积为主，口臭明显、舌苔厚腻者，加使君子、焦山楂、焦神曲消积除疳；气积者，加大腹皮、木香、枳实行气导滞；血积者，加丹参、郁金、赤芍活血散癥；虫积者，加苦楝皮、榧子、雷丸杀虫消积；肝火上扰者，加钩藤、石决明平肝潜阳；阴虚潮热者，加地骨皮、银柴胡、知母清虚热。

3.干疳证加减

偏阴虚者,加石斛、麦冬、乌梅益阴生津;偏阳虚者,去熟地黄,加炮姜、炮附片温补肾阳;气阴两虚者,合生脉散益气养阴;肺卫不固者,合玉屏汤补肺益气固表;若干疳后期,阴阳离决,需速挽阳气,予参附龙牡救逆汤。

【验案赏析】

患儿,男,3岁4个月,2020年9月15日初诊。主诉:腹胀伴食欲缺乏1年余。现病史:患儿1年余前因调护不慎致"胃肠炎",治疗好转后出现食欲亢进,进食大量食物后次日腹胀如石,揉腹后方能排气。6个月前患儿无明显诱因出现食欲减退,挑食,4个月前患儿再次出现食欲亢进。期间患儿体重增长缓慢,10个月前曾出现体重下降。刻下症见形体消瘦,身高107 cm,体重14 kg;食欲亢进,咽红,腹胀明显,时轻时重,夜间晨起尤甚,甚则撑起肋骨,矢气少,揉腹后方矢气,夜寐入睡迟,起床早,入睡后磨牙严重,大便质软成形,每日一行,小便调,舌淡红、苔薄黄,指纹紫滞、隐于风关。辅助检查:腹部立位片显示肠淤胀,腹部肠腔气体多,可见部分肠扩张。西医诊断:轻度营养不良。中医诊断:疳积,证属脾虚夹积、心神失安。治以健脾益气、理气消积、清心安神,予肥儿丸加减。药物组成:党参10 g,茯苓10 g,苍术10 g,枳实10 g,槟榔10 g,大腹皮10 g,莱菔子10 g,淡竹叶10 g,黄芩10 g,木香3 g,焦山楂10 g,焦六神曲10 g,蟾皮6 g。7剂,每日1剂,水煎,分早中晚3次温服。

2020年9月22日二诊:患儿腹胀好转,偶有呃逆,食欲仍亢进,夜寐入睡迟,晨起早,夜间磨牙,咽稍红,大便先软后稀,1~2日1行,小便调,舌淡红、苔薄白,指纹红滞、隐于风关。一诊方去蟾皮、淡竹叶、黄芩、木香,槟榔减为6 g,加公丁香3 g,陈皮3 g。14剂,用法同前。

2020年10月8日三诊:患儿体重14.5 kg,咽稍红,腹胀明显好转,食欲亢进,呃逆偶作,大便质软成形,1~2日1行,寐差易醒,磨牙好转,汗出较多,舌淡红、苔薄白,指纹红滞、隐于风关。二诊方去苍术、焦山楂、焦神曲,加白术10 g,青皮3 g,连翘10 g,酸枣仁10 g,辛夷10 g,白茅根12 g。14剂,用法同前。

2020年10月22日四诊:患儿体重16.2 kg,咽淡红,腹胀已消,呃逆未作,食欲正常,玩耍时间较前延长,大便质软成形,1~2日1行,寐差,易醒，鼻塞不通，舌淡红、苔薄腻，指纹红滞、隐于风关。三诊方去酸枣仁、连翘、白茅根，加川芎6g，徐长卿10g。14剂，用法同前。随访1年，未见复发。

【按语】

本案患儿病起于吐泻，胃气大伤，脾失健运，饮食入而不化成积滞，积滞日久，气机失于调畅，脾胃枢机不利而成疳积。"腹满者多为有积。"腹部硬满，当属"实积"。患儿食欲亢进，形体消瘦，进食量多而体重不增，此为脾虚不运，积滞内停，积久化火；患儿磨牙严重，睡眠时间少，结合咽红、舌苔薄黄，辨证为心脾积热，心神受扰。因此，此案的辨证要点为脾虚食积、心神失安，治宜消积理脾、兼清心火，故选方肥儿丸加减。方中蟾皮消疳积、除腹胀，是治疗疳积的要药，尤善治疗疳积腹胀，故为君药；槟榔、枳实、木香、大腹皮行气消积除胀，淡竹叶、黄芩清泄心脾积热，共为臣药；党参健脾益气，茯苓健脾安神，易白术为苍术，加强健脾之效，莱菔子合焦山楂、焦六神曲消食的同时，与大腹皮同用，宽中除胀，共为佐使药。二诊时患儿腹胀好转，此时疳积已消，当中病即止，故去蟾皮，续予健脾行气导滞药物，减量槟榔降攻逐之力，患儿服药后舌苔由黄转白，指纹由紫转红，热象已消，大便先软后稀，故去淡竹叶、黄芩；小儿脾常不足，服寒凉之品易致寒蓄中焦，气机不利，胃气上逆，偶有呃逆，故加公丁香散寒降逆止呃，易木香为陈皮理气降逆。三诊时患儿腹胀明显好转，疳积已去大半，故去焦山楂、焦六神曲，易苍术为白术，加强健脾之力；加青皮联合槟榔消积化滞；加连翘、酸枣仁清心安神，辛夷宣通鼻窍，白茅根清火生津。四诊后患儿体重较前明显增加，腹胀、呃逆未作，夜寐鼻塞、呃逆均未作，积热已清，故去酸枣仁、连翘、白茅根，加川芎、徐长卿行气活血，以使补而不滞。诸药合用，消疳为先，辅以健脾导滞，中病即止，健脾、消食以善后，健运脾胃贯彻始终。

【参考文献】

[1] 仇群芳，戴启刚，汪受传.汪受传教授治疗小儿疳证经验[J].中医儿科杂志，2022，18（3）：8-12.

[2] 陈永辉，汪受传.运脾法在儿科临床的应用及其作用机制[J].江苏中医，2001（3）：28-29.

第三章 肝系疾病

第一节 注意力缺陷多动障碍

贺普仁教授运用针灸治疗小儿多动症经验

【名医简介】

贺普仁，字师牛，号空水，1926年5月26日出生，河北涞水县人，北京中医医院针灸科主任医师、教授。自幼师从京城名医牛泽华，深得老师器重，22岁悬壶应诊。1956年被评为区级先进工作者。《针灸治疗小儿弱智》一文被评为1998年香港中医药暨中西医结合学术交流大会优秀论文，并获世界知名医家金奖，被授予"全国名老中医"称号。

【学术思想】

贺教授根据人体"喜温热、厌寒邪"的中医理论，挖掘了几近失传的火针疗法。依照古籍中的记载自制针具，并在实践中不断摸索，终于使火针在临床上得到广泛应用并取得满意的疗效，特别是在治疗乳腺癌、帕金森综合征、运动神经元损伤等疑难病方面显示出较好的效果。为了让更多的人掌握火针疗法，造福患者，他把自己的研究心得倾囊相授，培育后人，使火针疗法在全国得到广泛应用。

贺教授对针灸学最重要的贡献是他创立了"病多气滞，法用三通"的中医病机学说和针灸治疗体系"贺氏针灸三通法"。他根据针灸调节气血运行

治病的原理，对中国古人发明的9种针具和相关针法进行了发掘和研究，根据不同的病证，使用毫针微通、火针温通、锋针强通的"三通法"，创建了全新的针灸治疗学说，被命名为"贺氏针灸三通法"。

【诊断思路】

小儿多动症指智力正常或基本正常，临床表现为与其智力水平不相称的活动过度，注意力涣散，情绪不稳定和任性、冲动，以及不同程度的学习困难，言语、记忆、运动控制等轻微失调的一种综合性疾病。其致病因素很多，如遗传因素、轻微脑损伤、脑发育不成熟、工业污染、营养因素、家庭和环境因素、药物因素（苯巴比妥、苯妥英钠）。多见于学龄期儿童，男性多于女性。主要由先天禀赋不足、饮食因素、外伤和其他因素造成，使气血瘀滞、经脉不畅、心肝失养而神魂不安，或发生于其他疾病之后，虽原发病痊愈，但已造成气血逆乱，心神失养以致神不安藏而发病。

【治疗方法】

临床症状：注意力涣散，思想不能集中，坐立不安，喜欢小动作，活动过度；情绪不稳，冲动任性，动作笨拙，学习成绩低于同学，但智力正常，轮替试验、指鼻试验、指指试验阳性。

治则：宁神定志，调和阴阳。取穴：百会、攒竹、心俞、通里、照海、大椎、腰奇。刺法：毫针刺，用平补平泻法，每日1次，每次留针30分钟，10次为1个疗程。小儿不便留针者，可毫针速刺。

【治疗绝技】

五神是五脏的生理活动，也包含了现代医学所指的中枢神经活动。五神的活动实际上以心为主，即心神居于统率其他四神的地位。小儿多动症不论何种类型，共同的表现均为五神失调，尤以心神失调最为多见，即神不宁、意不周、志不坚、思不专、虑不远、智不谙等神志病变。中医强调形体决定精神，又重视精神在生命活动中的统帅地位，多动症患儿心神不宁、五神不安则表现为形体多动、口多言、打人骂人、自我失控。气与血，一阴一阳，互为根本，相互促进，维持着脏腑生理功能正常协调。多动症患儿气血逆乱，脏腑失养，经络不畅，故失其和平，出现病态。

治疗多动症要重视调理气血阴阳，安神宁志。常用穴位：督脉之大椎及督脉循行线上的腰奇，抑阳而息风。督脉属阳，多动症临床表现以多动多言为主，故为阳盛之证，取大椎以抑制阳盛而达调理阴阳之目的；攒竹为足太阳膀胱经穴，有镇惊安神之功，历来为医家所用安神之要穴；意舍亦为足太阳膀胱经穴，是治疗神志病变的效穴，也是贺教授善于应用之穴。以上四穴合用，治疗多动症可收到很好的效果。

【验案赏析】

患儿，男，9岁，2002年9月10日初诊，多动多语已10个月。患儿1年前有外伤病史，头部被击伤，头皮下血肿，经治疗后血肿消失，10个月前，患儿常出现耸肩搐鼻、挤眉弄眼等动作，手脚易动，上课时精力不集中，做小动作，有时骂人打人，学习成绩明显下降。后经医院诊断为"进行性抽搐"，又经某儿童医院诊断为"小儿抽动秽语综合征"，经治疗后未见明显效果，经人介绍来此就诊。舌淡红、苔薄白，脉细数。诊断为小儿多动症。辨证为患儿外伤，气血瘀滞，阴阳不调，心肝失养，神魂不安。治则调和阴阳，化瘀通络，宁神安魂。针灸取穴：攒竹、意舍、大椎、腰奇。以毫针刺之，不留针。

患者隔日针灸1次。5诊后挤眉弄眼、搐鼻耸肩动作消失；10诊后活动明显减少，较少与同学吵架，自我控制能力增强；15诊后患儿已能遵守课堂纪律，学习成绩较前提高；20诊后已基本正常，能团结同学，尊敬老师，按时完成作业。

【按语】

多动症是多发于儿童的一种疾病，在6~8岁儿童中发病率最高，临床表现最突出。由于本病的发生是渐进性的，病程多在6个月以上，从中医角度可以认为是在儿童发育过程中渐进形成的一种阴阳失调现象。儿童在此阶段的发育特点是功能（阳）蓬勃旺盛，物质（阴）相对消耗过多的"纯阳之体"，阳主动、阳盛阴衰、阴阳失衡是多动症患者发病的关键。心藏神、肺藏魄、肝藏魂、脾藏意、肾藏志，此为五神。

【参考文献】

[1] 王桂玲，赵因，谢新才，等.国医大师贺普仁治疗小儿疾病临床经验[J].山东中医杂志，2016，35（9）：807-809.

第二节 多动性抽动症

王烈教授运用经验方治疗小儿抽动障碍经验

【经典名方】

1. 抽动灵方药（王烈教授经验方）

组成：天麻、钩藤、龙骨、牡蛎、生地黄、僵蚕、石菖蒲、青黛（包煎）、紫草、白芍、甘草、远志。

用法：常法煎服。

2. 安脑饮方药（王烈教授经验方）

组成：银杏叶、石菖蒲、白芍、淫羊藿、珍珠母、僵蚕、茯神、酸枣仁、合欢皮、灵芝、胡荽。

用法：常法煎服。

【学术思想】

王烈教授总结儿童抽动障碍的早期表现，将该病诊断为"妄为证"，提出应早治疗、早干预，分两期进行辨证论治，自拟系列方剂，发作期用抽动灵加减心肝同调以止动，缓解期以安脑饮加减滋肾养脑以安神，同时配合"动而解对策"，简便效廉。

【诊断思路】

小儿抽动障碍，中医尚无统一病名，根据其临床表现将其归属于"慢惊风""郁证""瘛疭""肝风"及"筋惕肉瞤"等范畴。王烈教授另辟蹊径，将这些具有抽动障碍前期的表现诊断为"妄为证"。王烈教授总结"妄为证"临床表现有200余种，具体表现为挤眉、皱眉、吸鼻、噘嘴、张口、伸舌、点头、摇头、甩头、仰头、耸肩、扭颈、踢腿、抖腿、扭腰、胸腹肌抽动、甩手或四肢抽动，同时还会不由自主地发出一些"哼""啊""咳"等异常声音，或没有缘由地骂人、讲脏话；多动、注意力不集中、性格古怪、遗尿、善太息、玩弄阴部等。王烈教授认为本病病位在心、肝、肾三脏。病机为小儿体禀纯阳，心肝有余，肾常不足，心藏神，肝主筋，肾主骨生髓，而脑为髓海，心、肝之气有余则心肝火旺，阳亢风动，扰乱心神；肾精亏损，脑髓失充，水不涵木，三脏功能失调，继而出现抽动障碍。

【治疗方法】

针对抽动障碍患儿，王烈教授提出早干预、早治疗，遵循"急则治其标，缓则治其本"的治疗原则，分两期进行辨证论治：发作期心肝同调以止动，自拟方剂抽动灵治其标；缓解期滋肾养脑以安神，用安脑饮治其本。患儿任性冲动者，倍用龙骨、龟甲以潜阳安神；记忆力差者，加柏子仁、浮小麦益智安神；心动悸者，加钩藤、龙骨、磁石止惊安悸。同时配合心理健康疏导，提出"动而解对策"：积极正确面对，淡化异常行为；宣泄精力，及时表扬，避免责骂；养成良好习惯，戒除不良诱因；合理对待此病，早期积极治疗；减少学业压力，保持生活环境整洁；举家尽善，和谐相处；自愈有年，但志必先。

【治疗绝技】

王烈教授治疗抽搐症常用药对如下。

1. 天麻—钩藤

天麻味甘，性平，乃肝经气分之药，《开宝重定本草》谓其"主诸风湿痹，四肢拘挛，小儿风痫惊气，利腰膝，强筋骨"。钩藤味甘，性凉，为手少阴心经、足厥阴肝经之要药，《本草新编》云其"治寒热惊痫，手足瘛疭，胎风客忤，口眼抽搐"。因其质轻气薄，清轻上行，不仅能清热平肝，与天麻相合又可奏息风止痉之功，故各医家常用该药对治疗肝亢风动之证。临证中，王烈教授往往运用二者治疗本病急性发作且抽动频繁、多动难静、性情执拗等症状的患儿；天麻柔润而平，兼能养阴增液，与钩藤相伍，一柔一平，能有效缓痉止搐。又因肝为风木之脏，藏血主筋，主升主动，且小儿肝常有余，平素易受惊扰而致肝亢风动，因此王烈教授认为本病急性期发作多与肝风相关，运用天麻定肝风，配合钩藤轻清走上、祛风制动，能有效缓解其急性发作的临床症状。王烈教授临证时天麻常用量为 5 g，钩藤常用量则为 20 g。（注：此常用量为临床上针对 8 岁小儿最大用药量的总结，下同。）

2. 全蝎—蜈蚣

全蝎味辛，性平、有毒，归肝经，《本草图经》记载全蝎能"治小儿惊搐"。因其为治疗痉挛抽搐的要药，王烈教授常用其治疗抽动有力、症状较重的抽动障碍患儿。蜈蚣味辛，性温，有毒，归肝经，其功效与全蝎相似。王烈教授常以此2味药相须为用，利用其走窜之性，直达脏腑，以平内外风。王烈教授认为本病久病入络，运用全蝎通经活络之性，配伍蜈蚣辛温燥烈、走窜之力，直达病所，使风息而症除。尤其对于颜面部、肢体抽动频繁不能自主，反复发作，迁延不愈，病性属实的患儿，疗效显著。因上2味药药效峻猛，且有毒性，故临床运用该药对的疗程一般不超过2周，其中全蝎常用量为5g，蜈蚣常用量为2条。

3. 僵蚕—蝉蜕

僵蚕味咸、辛，性平，《本草新编》记载僵蚕"升也，阴中阳也。口噤失音者必用，主小儿惊痫夜啼"。蝉蜕味咸，性寒，《玉楸药解》记载："蝉蜕轻浮发散，专治皮毛，退翳膜，消肿毒。治大人失音，小儿夜啼，取其昼鸣夜息之意。"王烈教授认为此二药皆入手太阴肺经、足厥阴肝经，因此两药相合，既能疏外风以透表，又能息内风以止痉。而对于僵蚕与蝉蜕的对药配伍，首见于杨栗山《伤寒瘟疫条辨》中的升降散，原为治疗伏气温病所设。通过加减化裁本方，可以治疗气机升降失常、肝风内动、外风引动的抽动障碍患儿，取其清轻透邪、化痰息风之意。对于因外感而引发本病或导致本病病情加重，出现喉中异声、频繁清嗓、挤眉弄眼伴外感症状的患儿，王烈教授以此2味药同用，辛凉透表，使内郁之邪外达，外感之邪疏散，从而达到内外兼顾之效。并且僵蚕解郁化痰息风，蝉蜕透咽祛风止痉，王烈教授常运用两者治疗咽喉部抽动患儿，效果良好。临床上僵蚕、蝉蜕的常用量均为20g。

4. 珍珠母—紫贝齿

珍珠母首载于《饮片新参》，谓其性凉，味咸、平，归心、肝经，且能平肝潜阳，安神魂，定惊痫，消热痞、眼翳。紫贝齿味咸，性平，归肝经，具镇静安神、平肝明目之功效。珍珠母与紫贝齿为王烈教授在临床上治疗小儿心肝系疾病所用的安神散（钩藤、茯神、当归、紫贝齿、珍珠母）的重要组成部分，全方共奏平肝息风、重镇潜阳、养心安神之效。因珍珠母与紫贝齿均咸寒而质重，王烈教授临床上常配伍使用，从而达到平肝潜阳、镇惊安神之功，以治疗因心肝火旺而致目赤、急躁易怒、入睡困难、心烦等临床表现的抽动障碍患儿。现代药理学研究也发现珍珠母等贝类药物皆具有良好的镇静安神作用。临床上珍珠母、紫贝齿的常用量均为 20 g。

5. 石菖蒲—远志

石菖蒲味辛，性温，归心、胃经，《本草新编》载石菖蒲"能开心窍，善通气，止遗尿，安胎除烦闷，能治善忘"。远志味辛、苦，性微温，归心、肺经。《本草备要》记载远志"强志益智，补精壮阳，聪耳明目，利九窍，长肌肉，助筋骨"。王烈教授认为小儿脏腑柔嫩，饮食不知自节，易过食损伤脾胃，失于健运，聚湿成痰，伏于体内，遇触即发，或痰湿久郁化火而生内风，上扰清窍，因此对于抽动伴见形体虚胖、困倦多寐、喜食肥甘、注意力不集中等症的患儿，常用该药对除痰开窍、安神定志，其中石菖蒲专善祛痰醒神，与远志相合开窍启闭，且两药皆能行散，走窜迅速。另外，王烈教授认为因脾喜燥恶湿，而石菖蒲能除湿以醒脾，配伍远志辛温之性，相须为用，使湿去脾健，防止疾病进一步发展。临床上石菖蒲、远志的常用量均为 20 g。

6. 龟板—鳖甲

龟板味甘、咸，性寒，归肝、肾、心经，王烈教授认为抽动障碍的病因之根本在于先天肾精不足，若罹患此病日久，致肝失濡养而造成肝肾阴虚之证，临床上表现为抽动伴有摇头耸肩，手足心热，形体消瘦，大便干或干结，小便黄，舌红、少津，脉细数。因此王烈教授运用龟板甘、咸、寒、质重之性，下养肾阴，配伍鳖甲，能直入肝、肾二经，以滋肝肾之阴而潜肝阳，并且两药为血肉有情之品，相须为用，可滋阴填精、平肝息风、调整阴阳，使脏腑功能趋于平衡，标本兼顾。临床上龟板、鳖甲的常用量均为 20 g。

7. 龙骨—牡蛎

龙骨味甘，微辛，性平，因其质黏滞，故具禽收之力，以收敛正气，又因其味微辛，于收敛之中又具开通之力。牡蛎味咸，性微寒，归肝、肾经，具有平肝潜阳、软坚散结、收敛固涩的功效。因龙骨、牡蛎为补魂魄精神之妙药，故临床上王烈教授常以二药配伍，治疗抽动伴见心神不宁、自汗、盗汗、尿频等失于固摄之症。王烈教授通过临床实践发现龙骨扶正又不敛邪，而牡蛎咸寒属水，入肾经，两药相合，育阴潜阳，安魂强魄，于收涩之中不敛邪气，可谓一举两得。除此之外，王烈教授认为本病若后期反复迁延不愈，多为顽痰所为，而龙骨与牡蛎相合为治痰神品，故常在本病后期正虚邪未盛时，运用此2味药祛痰扶正，以达祛邪外出的目的。临床上龙骨、牡蛎的常用量均为25 g。

8.茯神—灵芝

茯神味甘、淡，性平，归心、脾经，灵芝味甘、苦，性平，归肝、心、脾、肺经。《神农本草经》载灵芝"主治胸中结，益心气，补中，增智慧，不忘"。现代药理学研究发现，茯神、灵芝类平性植物药具有良好的抗惊厥、抗焦虑、改善睡眠的功效。王烈教授发现抽动障碍患儿常出现难以入睡或睡后梦呓、醒后神疲乏力、健忘等症状。心主神明，为五脏六腑之主，若患儿病久不愈，必致心气不足、神失所养，因此临床上王烈教授运用此药对补养心神，其中茯神质沉，性平，可养心神，灵芝甘平扶助正气，两药相合，可益心气而宁心神，具有良好的安神效果。临床上茯神的常用量为20 g，灵芝的常用量为10 g。

9.枸杞子—女贞子

枸杞子味甘，性平，归肝、肾经，《医学衷中参西录》谓其为强肾之要药。《玉楸药解》言女贞子"味苦，性平，专入足少阴肾经、足厥阴肝经"，其功善补益精血。王烈教授认为两药相合可直入肝肾二经，滋补肝肾，同时女贞子尚能"补中有清"，可清枸杞子之滋腻。若早产先天精气不足或久病后期，肾精耗伤，真阴亏虚，水不涵木，虚风内动，从而致病，在治疗中，临床症状消失后常出现"假愈"状态，遇刺激可使病情反复，故在此阶段，王烈教授常于方中运用枸杞子、女贞子滋补肾精，补养先天，柔养肝经，以平肝风，治疗"假愈"。临床上枸杞子、女贞子的常用量均为20 g。

【验案赏析】

患儿，男，7岁，2020年5月23日因"注意力不集中2年"就诊。家长诉患儿2年前无明显诱因出现注意力不集中，曾就诊于某医院，诊断为儿童抽动障碍，给予中药汤剂口服，未见明显好转。现症见注意力不集中，多动，不自主频繁眨眼，耸肩，努嘴，急躁易怒，口唇干裂，无咳嗽咳痰，纳差，夜寐欠安，小便黄，大便干燥，3日1行。体格检查：生命体征平稳，神清面红，精神一般，体形偏瘦，查体合作，对答切题，双肺听诊呼吸音清，未闻及干湿啰音，心、腹未见异常，神经系统检查示生理反射存在，病理反射未引出，舌红少津、苔薄白，脉缓。西医诊断：儿童抽动障碍。中医诊断：妄为证，心肝火旺证。予抽动灵加减治疗。方药组成：龙骨25 g，牡蛎25 g，天麻5 g，钩藤20 g，生地黄20 g，白芍25 g，僵蚕20 g，石菖蒲20 g，紫草5 g，远志20 g，青黛（包煎）3 g，甘草5 g，4剂，水煎，2日1剂，每日3次，口服。嘱患儿家长注重日常调护，忌甜辣咸凉及肥甘厚味之品，减少电子设备使用时间及频率，关注患儿心理活动，并辅以"动而解对策"心理疏导。

2020年5月30日二诊：患儿注意力不集中、多动有所改善，不自主眨眼、耸肩的程度及频率较前均明显减轻，患儿仍努嘴，时清嗓，纳可，夜寐尚可，二便正常，每日1行，舌红、苔薄白，脉细数。予安脑饮，药物组成：银杏叶5 g，石菖蒲20 g，白芍10 g，淫羊藿10 g，珍珠母20 g，僵蚕20 g，茯神20 g，酸枣仁10 g，合欢皮10 g，灵芝6 g，胡荽（自备）30 g，7剂，用法同前。嘱患儿家长多鼓励、少责骂、调情志、勿过劳，继续配合"动而解对策"辅助治疗。

2020年6月14日三诊：患儿诸症皆见好转，偶有注意力欠集中表现，时有心绪不宁，不欲饮食，夜寐欠安，二便正常，舌红偏干、苔薄白，脉弦细。二诊方加熟地黄20 g，龙眼肉25 g，7剂，用法同前。

2020年6月28日四诊：患儿注意力不集中明显好转，努嘴、眨眼、耸肩基本消失，纳差，夜寐欠安，二便正常，舌红、苔薄白，脉缓。处方：女贞子20 g，枸杞子20 g，牡蛎25 g，珍珠母25 g，首乌藤20 g，黄精20 g，白芍20 g，琥珀2 g，银杏叶8 g，胡荽（自备）30 g，7剂，用法同前。家长继续按照"动而解对策"精心护理。定期复诊，继续予中药补益肝肾、调理脾胃。

【按语】

《黄帝内经》云："诸风掉眩，皆属于肝。"肝风内动，心肝火旺，风火相煽，则见抽动诸症；阴液亏耗，津液不布，虚火内灼，则口唇干裂；阴亏血少，肠腑不荣，故大便干结难解。

初诊时患儿处于发作期，证属心肝火旺，治以清肝泻火、滋阴潜阳。王烈教授以自拟方剂抽动灵加减，方中龙骨"益肾镇惊，生肌敛疮"（《本草纲目》），牡蛎平肝潜阳、重镇安神，二药配伍，滋阴潜阳、镇静安神，共为君药；天麻息风止痉、祛风通络，钩藤息风止痉、清热平肝，《名医别录》载钩藤"主小儿寒热，十二惊痫"，僵蚕疏风清热、息风解痉、化痰散结，共为臣药；生地黄清热凉血、养阴生津，白芍养血敛阴、柔肝舒筋，石菖蒲开窍豁痰、醒神益智、化湿开胃，远志宁心安神、交通心肾，共为佐药；青黛凉血

泻火定惊，惊定则心气自通，紫草清肝凉血、泻火伐阳，甘草缓和药性、顾护脾胃，共为使药。

二诊时患儿诸症缓解，此时脏气羸弱，肾之精气亏虚，脑髓失充，元阴不足，阴阳失调。疾病缓解期治以补益肝肾、安神养脑。久病多瘀，瘀阻脑络，络脉失养，心失所主，故用银杏叶活血养心，石菖蒲开窍豁痰、宁心醒神益智，《本草纲目》载其可治"客忤癫痫"，共为君药；白芍、淫羊藿相合，补益肝肾、强筋健骨，珍珠母平肝潜阳、镇静安神定惊，与僵蚕合用，共奏息风解痉、安神定惊之功，共为臣药；茯神开心益智、安魂魄、养精神、补心助神，酸枣仁宁心志、益肝胆、补中气、养心安神，合欢皮安五脏、利心志、益心平神，灵芝益心气、增智慧、补气安神、补肺益肾，共为佐药；胡荽开心利窍、补脑充髓，《上医本草》载胡荽"治五脏，补不足，通心窍"，为使药。

三诊时患儿诸症皆见好转，但时有心绪不宁、不欲饮食、夜寐欠安的症状，此时患儿心脾两虚，胃不和则卧不安，故在二诊方的基础上加熟地黄、龙眼肉，重在补益心脾、濡养经脉，经脉得阴液濡润则心有所主、肝有所养，诸症自消。

四诊时患儿病情明显好转，但因病程较长，患儿脾胃运化功能受损，故见纳食较差。《小儿药证直诀》曰："脾胃虚衰，四肢不举，诸邪遂生。"《医学衷中参西录》记载："下焦阴分虚损，不能与上焦阳分相维系，其心中之君火恒至浮越妄动，以至心悸亢进。"肝肾阴虚，虚热内扰，心神不宁，故见夜寐欠安。故治以滋肾养阴、健脾宁心。患儿久病体虚，肾精亏损，女贞子补肝肾、清虚热、明目，枸杞子补益肝肾、润肺明目，二药配伍，平补肝肾，则阴从阳长，水至风息，共为君药；珍珠母、牡蛎平肝潜阳、镇静安神，白芍柔肝敛阴，首乌藤养心安神、祛风通络，共为臣药；黄精补气养阴、健脾润肺益肾，现代药理学研究显示，黄精及其提取物可以改善脑血管损伤后的症状，从而恢复脑功能，琥珀安心定神、活血化瘀，共为佐药；银杏叶活血养心，胡荽补充脑髓，共为使药。诸药合用，共奏滋养肾阴、健脾宁心之效。

【参考文献】

［1］邹鑫，孙丽平，王烈．王烈教授运用对药治疗小儿抽动障碍经验［J］．中医儿科杂志，2022，18（3）：1-4.

［2］吴佳琦，孙丽平，王烈．国医大师王烈教授治疗儿童抽动障碍经验［J］．中医儿科杂

志，2022，18（1）：1-3.

［3］杨福双，孙丽平，王烈. 王烈基于"补不足，损有余"分期论治儿童精神行为障碍经验［J］. 中医杂志，2022，63（11）：1013-1016，1057.

佘继林教授运用经方治疗小儿多发性抽动症经验

【学术思想】

古代文献中没有多发性抽动症的病名，根据其临床表现可将本病归属于慢惊风、抽搐、痉病、肝风证、瘛疭、筋惕肉瞤等范畴。《内经·病机十九条》："诸热瞀瘛，皆属于火，诸风掉眩，皆属于肝，热盛动风，风胜则动。"《黄帝内经》又云："心主身之血脉，肝主身之筋膜"，心主血，其华在面；肝藏血，主筋脉，其华在爪，心血不足，肝无所养，阴血不能滋养双目，则双目干涩，眨眼频繁；足厥阴肝经循喉咙、入颃颡，肝阴不足，颃颡失濡，则见喉中出声；心肝阴虚，阴虚动风，风胜则动，致弄鼻、抬头、耸肩、眨眼、努嘴等。《张氏医通》云："瘛者，筋脉拘急也；疭者，筋脉弛纵也，俗谓之抽。"《温病条辨·痉病瘛总论》曰："痉者，强直之谓，后人所谓角弓反张，古人所谓痉也。瘛者，蠕动引缩之谓，后人所谓抽掣、搐搦，古人所谓瘛也。"《小儿药证直诀·肝有风甚》中提到肝风证："凡病或新或久，皆引肝风，风动而上于头目，目属肝，肝风入于目，上下左右如风吹，不轻不重，儿不能任，故目连札也。"佘师认为本病病因主要责之于心肝脾肺肾脏腑功能失调，病机为本虚标实。

【诊断思路】

本病病机为本虚标实，发作期多表现为实证，治以平肝息风、清心泻火、滋阴清热，缓解期多为虚证，治以健脾养血、滋阴潜阳、柔肝息风、滋补肝肾，在药物治疗的同时，佘师还注重心理行为干预治疗。佘师认为本病患儿多与过敏有关，每于季节交替时发作次数增加，感冒后加重，在治疗中经常加用祛风抗过敏的药物，五脏辨治的同时注重从肺调治，增强体质，改

善患儿过敏状态。

【治疗方法】

从肝论治,佘师常用菊花、桑叶、钩藤、僵蚕清肝热,乌梢蛇息风,怀牛膝引热下行,因肝无补法,临床上佘师常常围绕女贞子、墨旱莲展开治疗抽动症,女贞子、墨旱莲属肝肾同源药,从肾入手,对肝进行调治;从心论治,佘师常用生龙齿、生牡蛎重镇安神,生地黄、淡竹叶清心导赤;从脾论治,佘师常用参苓术草健脾,陈皮、砂仁以健脾护脾;从肺论治,佘师常用连翘、防风、辛夷花、石菖蒲祛风通窍宣肺;从肾论治,佘师常用五味子、熟地黄、山药滋补肝肾。

【治疗绝技】

佘师善于从脏腑辨证治疗小儿多发性抽动症,根据相关临床表现,可临证加减。肝主筋,开窍于目,其志在怒,其变动为握,为风木之脏,其经脉上巅络脑,小儿肝常有余,加上目前家长对子女过高的期望,使得儿童学习和心理负担加重,肝郁化火,肝风内动,出现眨眼、晃头、扭颈、耸肩、爱发脾气等肝风内动的表现。肝足厥阴之脉,循喉咙、上入颃颡,肝阴不足,颃颡失濡,则见喉中出声,筋脉肌肉失养则见四肢不自主抽动,心神失聪时有秽语;心主神明,其华在面,小儿为纯阳之体,机体感受外邪后易化热化火,火热炼液成痰,上扰心神,则呼叫不安,流窜经络则见摇头耸肩;肾属水,主纳气,为先天之本,若小儿先天禀赋不足,肾阴亏虚,阴虚风动,水不涵木则阳亢风动,则可见点头、摇头、眨眼、皱眉、摆臂、握拳、蹬足等症;小儿肺常不足,为稚阴稚阳之体,形气未充,易感受外邪,风为百病之长,善行而数变,风邪夹热、夹寒、夹暑、夹湿侵袭肌表,入里化热,肺热伤阴,阴虚动风,则见清嗓、喉中发声等症;脾喜燥恶湿,小儿脾常不足,加之饮食不当,脾失健运,聚湿生痰,痰湿中阻,日久化热,上扰咽喉则可见吐痰、喉间发声、秽语等症。

在药物治疗的同时,佘师还注重心理行为干预治疗,应注意不要指责孩子的抽动症状,也不要总是提醒孩子去控制;饮食上避免进食冷饮、辛辣刺激、肥甘厚味食品,多吃新鲜蔬菜水果;生活上起居有时,避免感冒,少看或不看电视,尤其回避紧张刺激场面,鼓励患儿适当参加体育运动,纠正对疾病的不正确认识；学习上避免给予太大精神压力和负担，减轻焦虑情绪，提高自信心，帮助其处理好与同学之间的关系；家长还应注意观察引起症状加重的因素，比如过度疲劳、学习压力过大、家庭关系紧张、感冒等，日常生活中尽量避免这些诱因的产生。

【验案赏析】

患儿，男，11岁。2016年7月21日初诊。主诉：抽动间断发作3年余。现病史：患儿病初为挤眼睛、喉中发声，于当地医院就诊，曾口服阿立哌唑，疗效不好，仍时发时止，每年夏季考试犯病，右下肢抽动不能行走，考试及紧张时加重，发作时右侧大腿抽动，腹部抽动，口有异味，眠差，便干如球，小便可。查体：神清，精神可，咽充血，双肺呼吸音粗，未闻及干湿啰音，呼吸24次/分，心律齐整，未闻杂音，心率90次/分。舌红、苔白厚，脉滑。西医诊断：抽动秽语综合征。中医诊断：多发性抽动症，脾虚肝旺证。治法：健脾止动、平肝息风。方药：菊花、桑叶、女贞子、墨旱莲各12 g，钩藤、僵蚕、火麻仁、厚朴、地龙、牡丹皮、生地黄、茜草、牛蒡子各10 g，生龙齿、生牡蛎、茯神各15 g，郁李仁6 g，桃仁、乌梢蛇各8 g，全蝎2 g，淡竹叶3 g，羚羊角粉0.3 g，7剂，水煎服，每日1剂。

2016年7月29日二诊：药后大便通，软便，眠可，无呼吸道症状，服1剂后抽动改善，前方去郁李仁、火麻仁、桃仁、厚朴、茜草、牛蒡子，加用怀牛膝、石菖蒲、鸡血藤、大枣各10 g，桑枝12 g，炙甘草6 g，14剂，水煎服，每日1剂。

2016年8月8日三诊：上药服后抽动消失，眠可，大便正常。前方去桑叶，加威灵仙6 g，酒黄芩8 g，7剂，水煎服，每日1剂。接上药做膏方缓调，处方：菊花、僵蚕、生牡蛎、地龙、牡丹皮、怀牛膝、女贞子、墨旱莲、石菖蒲、鸡血藤、大枣各50 g，生地黄、白芍、桑枝各60 g，淡竹叶、甜叶菊各15 g，钩藤、生龙齿各75 g，炙甘草30 g，酒黄芩40 g，饴糖150 g，上药做膏方，每袋15 g，每次1袋，每日1次。服药后痊愈。

【按语】

本患儿以肌肉多发性抽动、喉中发声、脾气急躁为主要表现，结合大便及舌脉，辨证为阴血亏虚、肝阳上亢、营卫失调。一诊方中菊花、桑叶清肝明目，钩藤、僵蚕清肝热，生龙齿、生牡蛎重镇潜阳，女贞子、墨旱莲养肝

阴，茯神安神，郁李仁、火麻仁、桃仁、厚朴润肠通便，地龙、乌梢蛇、全蝎息风，牡丹皮凉血，生地黄、淡竹叶清心火，茜草、牛蒡子走嗓子，加羚羊角粉早晚兑汤药喝以镇肝息风。二诊时加用怀牛膝引热下行，石菖蒲醒神开窍益智，鸡血藤以藤达藤，桑枝、白芍、炙甘草、大枣取桂枝汤调和营卫缓急止抽之意，其中易桂枝为桑枝，因桑枝药性平和，且有桑枝以枝达肢之意。三诊时患儿症状消失，加威灵仙通十二经，酒黄芩清肺胃热。症状缓解后用膏方缓调。同时告知患儿家长不要在孩子面前反复提起病情，学习上不要给孩子压力，放松心情，注意清淡饮食。药后诸症痊愈。

【参考文献】

[1] 秦胜娟，王成礁，佘继林. 佘继林教授中医治疗小儿多发性抽动症经验撷萃[J]. 中国中西医结合儿科学，2018，10（1）：90-92.

罗笑容教授从肝脾论治配合推拿治疗小儿抽动症经验

【诊断思路】

小儿为纯阳之体，亦稚阴稚阳，阴阳相对不足，容易失调。肝常有余，肝易兴奋、激动、多动恣意，阳动有余而阴静不足。肝主筋，其华在爪，开窍于目，主疏泄、调达气机。肝属木，木生风，肝为风脏。《素问》曰"风胜则动""风胜乃摇""诸风掉眩，皆属于肝"。肝与风气相通，肝病可动风，发生皱眉、挤眉弄眼、缩鼻、张口等以动为特征的症状和表现。现代生活节奏快、压力大、竞争激烈，儿童要承受来自学习、生活、家庭及社会的压力，家长过度溺爱，只重视智商的教育，忽略情商和逆商，加之课业负担、电子游戏、电视网络等不良因素影响，儿童日益情绪化，心理承受能力差。可总结为情志失调、肝气郁结、失于疏泄、气机郁滞，久而化火生风，肝风内动。脾主肌肉四肢，为后天之本，脾主运化，为气血生化之源。小儿本就脾常不足，如若饮食偏嗜不节，脾失健运，不能运化水谷精微，聚而成痰，郁久化热动风，风痰上扰头窍，而致频频眨眼、努嘴、摇头等。如今社会小儿过食肥甘厚味、生冷、寒凉之品，滥用抗生素，亦令脾益虚损，土虚木乘风动而见抽动。

【治疗方法】

罗教授认为抽动症病因与先天禀赋不足、五志化火、过食肥甘、外感六淫或脏腑功能受损有关，病机涉及五脏，核心责之于"肝"，与心脾肺肾相关，其中与脾关系最为密切。其本为脏腑功能失调，标为风痰，虚实并见，多种病机共存。肝为刚脏，藏魂，主藏血，体阴而用阳，喜条达，主疏泄，其气主动主升，为风木之脏，"其声为呼，在变动为握"。小儿肝常有余，若肝阴不足，肝阳偏亢，肝风内动，则见头面抽动、摇头扭颈、肢体摇动等。脾藏意，属土，为至阴之脏，小儿脾常不足，易为饮食所伤，或他病及脾，气血生化无源，四肢肌肉失于濡养，则肌肉挛缩，出现努嘴、嘴角抽动、腹肌抽动等。脾虚肝亢，"脾土虚弱，清者难升，浊者难降，留中滞膈，凝聚为痰"，即脾虚生痰，"脾土虚弱，肝木乘之"，土虚木亢，肝亢生风，风痰相生，合邪流窜经络脉道，出现肢体多部位的反复发作性抽动。风痰是主要的病理因素，其中以风为主，风为阳邪，其性开泄，易袭阳位，其性善行而数变，风从内生，风盛则动。因此辨证从风论治，以肝为中心，肝风内动、脾虚生痰是抽动症的主要病机。

罗教授认为其以"肝"为主，与脾密切相关，脾虚肝旺为基本病机，提出治疗应"扶土抑木"，以平肝息风健脾为法，临床治疗多应用四逆散合四君子汤合温胆汤。方中有柴胡、芍药、枳实、甘草、党参、茯苓、白术、半夏、陈皮、竹茹。方用四逆散疏肝解郁、调和肝脾，四君子汤益气健脾，温胆汤理气化痰、和胃利胆。其中取柴胡入肝胆经，疏解肝郁，透邪外出；白芍养血敛阴柔肝，调畅肝气；佐以枳实理气解郁破结；半夏辛温，燥湿化痰和胃；陈皮性温，加强理气化痰之功；茯苓、白术健脾渗湿，以杜生痰之源；其中竹茹性偏寒，如脾虚痰浊稍甚，可改为姜竹茹，避免伤脾亦可加强燥湿化痰之力。若胸闷痰多可加石菖蒲、郁金化痰开窍；频频抽动肝风明显，可加天麻、钩藤、木瓜平肝柔肝息风；心烦梦多、痰热扰心神者，宜予浮小麦、远志、龙骨宁心安神。除辨证给药外，还可结合抽动部位和伴随症状，局部对症用药，如眨眼、皱眉可予白芷、蝉蜕、白蒺藜；擤鼻酌加辛夷花、苍耳子疏风通窍；摇头可用天麻平肝息风；缩脖子可加葛根解肌；肢体抽动可予木瓜、伸筋草舒筋活络；腹肌抽动者用芍药、甘草缓急舒筋；喉中发声、清喉者可加玄参、射干、僵蚕清热利咽；伴失眠者可加酸枣仁、合欢皮、何首乌养心安神；伴注意力不集中可用远志、益智仁宁心定志；伴多动症可酌加龙骨、珍珠母平肝潜阳。用药时还可酌情使用动物类"息风"药，如地龙、僵蚕、蝉蜕等，但注意其寒凉之性，慎过量而伤脾。

【治疗绝技】

小儿推拿以中医整体观念为基础，遵从阴阳五行、脏腑经络等学说，运用推、拿、点、揉、按、掐、摩等手法刺激特定的穴位或经络，使经络畅通、气血调和，达到恢复脏腑功能、燮理阴阳的作用。小儿推拿手法具有轻快柔和、平稳着实的特点，绿色安全，不良反应少，患儿容易接受，可实现良性刺激。我科小儿推拿在罗教授从肝脾两脏辨证论治抽动症的基础上，提出抑木扶土推拿法治疗脾虚肝旺型小儿抽动症。抑木是通过清肝经手法达到平肝疏肝的作用；扶土是通过补益脾土起到益气健脾的作用。推拿处方：补脾经500次，清肝经300次，补肾经300次，头部四法各100次，拿揉风池、肩井各100次，推颈后三线各100次，揉肝俞、脾俞、肾俞各100次，捏脊5遍。补脾经益气健脾化痰；清肝经平抑肝木、疏肝调气；补肾经滋水涵木、养肝柔肝；揉肝脾肾俞调节脏腑气机；拿揉风池、肩井、推颈后三线疏风、通利局部经络肌理；头部四法镇静安神、宁心定志；捏脊健脾补肾、调理脏腑阴阳气血。根据抽动具体症状随时调整穴位，放松局部肌肉，疏通经络，缓解症状，临床多能奏效。

【验案赏析】

患儿，男，4岁半，2018年5月16日初诊。主诉：发现不自主皱眉、缩鼻2月余。2个月前患儿无明显诱因开始出现不自主皱眉、缩鼻，现至我院门诊就诊，症见频发皱眉、缩鼻、舔衣、发声，无甩手、腹肌抽动，注意力不集中，多动，脾气暴躁，纳可，睡眠可，二便调。查体神清，精神可，面色萎黄，气池紫暗，舌质淡、舌尖稍红、苔白腻，脉滑。咽充血阴性，心肺听诊正常。西医诊断为抽动障碍；中医诊断为肝风，辨证属脾虚肝旺、风痰内扰，治以疏肝健脾、祛风化痰、清热安神为法。中药处方：党参10 g，茯苓10 g，白术10 g，炙甘草10 g，柴胡5 g，白芍10 g，陈皮3 g，法半夏6 g，竹茹10 g，钩藤5 g，牡蛎15 g，石菖蒲5 g（先煎），蜜远志（炙远志）3 g，地龙6 g。水煎服，每日1剂，早晚温服，共7剂。推拿处方清补脾200次，清肺平肝300次，头部四法各100次，揉人中、承浆各100次，揉足三里100次，推天柱骨100次，拿揉风池、肩井各100次，擦肺俞（红）及按揉肝俞、脾俞、肾俞各100次，揉太冲100次，共6次。6月24日复诊：偶吸吮手指，皱眉、缩鼻、舔衣、发声等抽动症状消失，就诊时因外感咳嗽3天，予中药调方纯中医治疗后咳嗽治愈，无抽动发作。随访1年，抽动无复发。

【按语】

患儿平素脾气暴躁，情志过极，面色萎黄，气池紫暗，脾胃虚弱，土不制木，土虚木乘，脾虚肝旺，痰生风动，而见频发皱眉、缩鼻、舔衣、发声抽动；注意力不集中为心肝火旺，心神不宁；结合舌质淡、舌尖稍红、苔白腻，脉滑，辨为脾虚肝旺，兼有心火之证。罗教授用四君子汤、四逆散合温胆汤化裁以疏肝解郁、健脾化痰、祛风通络，酌加清热平肝养心之品。其中四君子汤益气健脾化痰；柴胡疏肝解郁退热，白芍柔肝敛肝；法半夏、陈皮此二陈理气健脾，燥湿化痰；竹茹化痰，清心除烦；钩藤配合血肉有情之品的地龙，清热平肝、息风止痉之效佳；牡蛎平肝潜阳，重镇安神；石菖蒲、蜜远志祛痰开窍，安神益智。小儿推拿辨证用穴，清补脾经平补、配合揉足三里以健脾化痰；清肝经、揉太冲平抑肝木，疏肝解郁；揉肝脾肾俞调节脏腑气机；拿揉风池、肩井疏风通利经络；头部四法，揉人中、承浆以镇静安神，宁心定志；配合清肺经、擦肺俞利肺经以克木。中药内服，推拿外治，效如桴鼓。

【参考文献】

[1] 林晓红，温晓莹，陈秀梅.罗笑容教授从肝脾论治配合推拿治疗小儿抽动症临证经验[J].中国民族民间医药，2021，30（23）：81-84.

第三节 癫痫

贾六金教授运用经验方治疗儿童癫痫经验

【诊断思路】

贾老效法古人,亦强调癫痫发作之根本在于痰,认为癫痫之证型当以痰痫居多,且多为无形之痰,痰迷塞心窍则心脑神机失用,故现神志丧失、仆倒于地、目睛凝视等症;亦可见有形之痰,当痰涎壅于上,还见发作时口吐白沫、喉中痰鸣等。

【治疗方法】

1.治疗以化痰为主,方予涤痰汤加减,常用茯苓、姜半夏、橘红、远志、石菖蒲等药。茯苓、姜半夏、橘红三者合用,功善理气燥湿以化痰。远志、石菖蒲为化痰常用药对,远志既可祛痰,又利心窍,为化痰开窍之佳品,《药品化义》云:"凡痰涎伏心,壅塞心窍,……暂以豁痰利窍,使心气开通,则神魂自宁也";石菖蒲则长于开心窍、祛痰浊、醒神志,《本草从新》言其"辛苦而温,芳香而散,开心孔,利九窍,……除风,逐痰消积",两者相伍,共奏化痰开窍之功。现代药理研究亦表明,远志的主要有效成分远志皂苷具有营养神经的作用,可以调控神经递质的释放、突触传导与突触可塑性等生物学通路;石菖蒲的主要有效成分石菖蒲挥发油则可影响大鼠脑组织超氧化物歧化酶及丙二醛的含量,从而减少氧自由基的生成,保护脑细胞。此外,痰为阴邪,胶着难化,若宿痰深伏,阻塞经络,内蒙心窍,致使癫痫反复发作,则须酌加青礞石、大黄等,以图豁痰开窍,必待顽痰去则癫痫始平。

2.肝风内动,息风平肝。小儿脏气未实而肝常有余,故易出现肝风内动之象。痰浊壅盛,扰动肝风,风升痰动,则出现抽搐等症。《医方考·卷五·痫门》认为:"痫疾者,痰之故也,……手足搐搦者,风属肝木,肝木主筋,风热盛于肝,则一身之筋牵掣,故令手足搐搦也。"贾老多用天麻、钩藤以平肝息风。天麻甘润不峻,功善息风止痉,《本草汇言》云其"主头风,……

癫痫强痉，四肢挛急，……一切中风、风痰等证"；钩藤甘而微寒，亦可息风止痉，为治疗惊痫抽搐常用药，《名医别录》云其"主小儿寒热，十二惊痫"。二者均作用平和，符合儿童"稚阴稚阳"的生理特点，相伍后则息风止痉之力更著。

3.活用虫药，止痉定痫。若仍抽搐时作，则需进一步应用虫类药以增强止痉定痫之力，贾老常用僵蚕、地龙、蝉蜕等无毒之品，三者均可平肝息风止痉，而僵蚕功兼祛痰，地龙长于通络，蝉蜕善清肝热，合用则可兼收祛痰、通络、清肝之效。现代药理研究表明，僵蚕、地龙、蝉蜕均具有显著的抗惊厥活性。至于全蝎、蜈蚣、水蛭之类，虽亦可息风止痉，但均有一定毒性，而癫痫患儿多需长期服药，故应尽量避免服用上述有毒性之品。

贾老临证时亦注重结合患儿病史及具体症情。若患儿因惊致痫，需加用琥珀以镇惊安神；若由外伤致痫或久病致瘀，则加用丹参、赤芍以活血通络；兼见热象者，则加用菊花清肝，亦可加用浙贝母清热化痰；伴见脾虚或心血虚者，则予黄芪、太子参、酸枣仁、柏子仁健脾益气、养血宁心；久病兼有智力发育迟缓者，则酌用龟甲胶、枸杞子、黄精、山药以益脑补肾。

【治疗绝技】

贾老认为小儿癫痫休止期应调补脾肾、养心安神以培本。

1.脾为后天之本，主运化津液，而小儿脾胃运化功能尚未健壮，相对不足；肾为先天之本，主水，而小儿肾精未充、肾气不盛。若癫痫日久，更致脾肾亏虚，运化失健，气化失司，津液输布失调，聚而生痰，随气而逆，上蒙清窍，内扰肝风。此外，肾精亏虚，则无以上充脑髓，髓海失于充养，故神机失用而发为癫痫。可保立苏汤为清代王清任所创，首见于《医林改错》，"项背反张，四肢抽搐，手足握固，乃气虚不固肢体也；两目天吊，口噤不开，乃气虚不上升也；口流涎沫，乃气虚不固津液也；咽喉往来痰声，非痰也，乃气虚不归原也"，可见原方主治病久所致慢惊风。该方由黄芪、党参、白术、枸杞子、补骨脂、山萸肉、核桃、酸枣仁、当归、白芍、甘草组成，具有益气养血、温补脾肾之功。后代医家多有发挥，灵活运用本方治疗重症肌无力、多动症等疾病。贾老根据癫痫的病机特点，将本方应用于儿童癫痫休止期的治疗。方中黄芪、党参、白术健脾益气，酸枣仁养血安神，枸杞子、补骨脂、山萸肉、核桃补肾填精，当归、白芍补血柔肝。在此基础上，还酌情加用远志、菖蒲化痰安神，天麻、钩藤息风止痉，全方合用则使脾气

健、肾气实、心神安、肝风息。

2.神明失用,养心安神。心为五脏六腑之大主,精神之所舍,功能失常则发生精神、思维的错乱,心脑神机失用,故发作癫痫。心主血脉为心神功能的基础,心血充盈则神有所舍而安定,故当养血宁心,常用酸枣仁、柏子仁之类。酸枣仁甘酸性平,善滋阴养血、养心安神,为治疗心神不宁的要药,现代药理研究亦表明,酸枣仁中的主要活性成分生物碱类具有抗惊厥作用。柏子仁亦为甘平之品,有养心安神之效,《神农本草经》言其"主惊悸,安五脏",《本草纲目》亦云"养心气,……安魂定魄,益智宁神",故常用于滋阴养血、宁心安神。两者相配,心血化生有源,心血盛则心神有所养。若患儿时有神昏、仆倒等心神失守之征,则需加用琥珀以重镇安神,必使神守于内则癫痫有望平复。

【验案赏析】

患儿,女,7岁,2010年7月12日初诊。主诉:间歇性昏仆、抽搐4年余。4年来,癫痫每周发作2~3次,每次持续1~5分钟,发作时神志欠清、两目上视、牙关紧闭、口吐白沫,掐揉人中穴后清醒,曾予苯巴比妥、丙戊酸钠口服治疗近2年,较前稍有缓解,后未规律用药。患儿父亲幼时有癫痫病史。脑电图:左半球顶部可见棘波发放,脑电图轻度异常。脑CT示颅内未见异常。刻诊:纳馨,寐可,二便尚调,舌质淡红、苔白厚,脉滑。中医诊断:癫痫(风痰闭阻证),治以化痰息风、宁心安神,方以涤痰汤加减,处方:茯苓10g,橘红6g,姜半夏6g,川贝母3g,远志10g,石菖蒲10g,天麻10g,钩藤10g(后下),酸枣仁12g,柏子仁12g,僵蚕6g,蝉蜕3g,琥珀粉1.5g(冲服)。14剂,每日1剂,水煎,分早晚2次口服。

2010年7月26日二诊:患儿服药后昏仆、抽搐较前稍好转,二诊方加用白芍10g以柔肝缓急,24剂,每日1剂,水煎,分早晚2次口服。

2010年8月23日三诊:患儿癫痫发作频率较前减少,效不更方。其后复诊续以二诊方加减治疗。

2011年5月23日四诊:患儿2011年2月11日因情绪激动癫痫发作1次,治法调整为健脾益肾、养血宁心、化痰息风,方以可保立苏汤化裁,处方:远志10g,石菖蒲10g,天麻10g,僵蚕6g。每日1剂,水煎,分早晚2次口服。继服4个月后患儿癫痫未作。此后继续服用可保立苏汤巩固治疗8个月。2012年7月随访,患儿1年多未再发癫痫。

【按语】

本例患儿癫痫发作较频繁,抽搐、神昏较著,此属发作期,以邪实为主,辨为风痰闭阻证,治疗当以化痰息风为要,拟涤痰汤加减,佐以酸枣仁、柏子仁养心安神,僵蚕、蝉蜕息风止痉。患儿经治疗后,发作间期延长,连续6个月以上未发作,且昏仆、抽搐症状渐减轻,而病程已日久,此时体虚之征明显,实乃休止期,则以调补脾肾为主,养血宁心为佐,予可保立苏汤加减,辅以远志、石菖蒲化痰安神,天麻、僵蚕息风止痉以巩固。患儿经治2年,痰化风息,心神得养,脾肾充健,故癫痫始定。此外,选择用药之时,当考虑患儿"稚阴稚阳"的体质特点,多选用平和之品,以图达到平癫痫而不戕伐正气的目的。

【参考文献】

[1] 孟欣,张晓敏,代卫峰,等.贾六金分期治疗儿童癫痫经验[J].中医杂志,2019,60(12):1015-1017.

张士卿教授从风、痰、瘀病因治疗小儿癫痫经验

【诊断思路】

癫痫即"痫病",或称为"痫证""痫疾"等,是一种反复发作的以突然仆倒、昏不识人、口吐涎沫、两目上视、肢体抽搐、惊掣啼叫、喉中发出异声、片刻即醒、醒后如常人为特征的疾病。据调查,在我国癫痫患病率为3.5%~4.8%,其中在儿童时期发病者约占60%,而每年尚有40万左右的新发病例。癫痫发作给患者造成巨大的心理及身体创伤,严重影响患者的生活质量,而抗癫痫药物的不良反应则常累及中枢神经系统、血液系统、消化系统等,且有约1/3的癫痫患者经抗癫痫药物治疗无效。

中医学早在《五十二病方》中即有"婴儿病痫"的记载;在《素问》中认识到先天因素"得之在母腹中"是本病的重要发病因素;在《诸病源候论》中总结认为风、惊、食为致痫的主要因素,并强调"痰实壮热不止,则发惊

痫"；至钱乙《小儿药证直诀》专列"五痫"，并以五色丸统治五痫，同时指出本病转归，"五痫重者死，病后甚者亦死"；《普济方》则提出瘀血致痫的观点，认为"大概血滞心窍，邪气在心，积惊成痫"。张教授认为，风、痰、瘀是癫痫发病的主要致病因素，痰瘀伏阻脑窍、引动肝风是癫痫发病的病机关键，故当从风、痰、瘀论治癫痫。

【治疗方法】

根据癫痫的病症特点，张教授总结风、痰、瘀是癫痫发生及反复发作的关键病理因素，痰瘀交阻、伏滞脑窍是癫痫发生及反复发作的主要病机核心，外风引动或机体脏腑失调致肝风内动是癫痫发生及反复发作的重要诱因；治疗当从风、痰、瘀着手，拟方平痫冲剂以活血祛瘀、化痰止痉、息风定痫。

1. 风与癫痫

（1）风能致痫，风者，为六气之首，伤人常兼五邪而至，加之小儿年幼肌疏，故"百病总归于风"。风有外风、内风之分。外风伤人致痫，较早见于《诸病源候论·小儿杂病诸候·风痫候》："乳养失理，血气不和，风邪所中；或衣厚汗出，腠理开，风因而入"，则可发生痫疾，冠名"风邪"，可见巢氏认为正气不足或护理不当、招致外风入侵是癫痫发作的主要原因。张教授认为，风邪屡犯，痫发频频，久病体虚，则风邪内伏脑窍是癫痫特禀质的体质特点；外风侵袭，与脑窍伏风相煽，则出现痫疾，故说风邪是癫痫的重要致病因素。小儿肝常有余、肾常虚，故内风在小儿多因肝阳偏亢、肝肾阴虚等引发，如《素问·至真要大论》中说："诸风掉眩，皆属于肝。"

（2）风乃痫之标症。痫发之状，以患儿喉中有异声和（或）肢体抽动为特征，如《五十二病方·婴儿病痫方》之"颈脊强"、《素问·大奇论》之"痫瘛筋挛"、《万氏秘传片玉心书·惊风门》之"口眼歪斜"、《博济方·惊痫》之"牛声、马声、狗吠、羊鸣、鸡鸣"所述，皆合"风者善变""风者主动"的特点，故说风乃痫之标症。

（3）风药治痫。何为"风药"，大抵具有体轻身浮之质、辛薄气淡之味、升散灵动之性、开泄祛风之功或善治风病之能。且从临床实际来看，某些矿物重坠之品也具息风止痉之效。故在小儿癫痫中，常用的风药大可分为四类：一者以草木之属祛散风邪，如荆芥、防风之味；二者矿石之属重坠以镇肝风，如磁石、代赭石之味；三者以滋阴之味以补肝体而治阴虚风动，如白芍、龟板之味；四者以虫类之体以搜风剔络，如蜈蚣、全蝎之味。张教授习用天麻、代赭石、僵蚕、白芍以治风。天麻为治风神药，其甘平质润，入厥阴肝经，功善息风止痉，配伍可用治各型肝风内动之证，《本草正义》载其可治"儿童热痰风惊"，有捷效。药理学研究也证实天麻主要成分天麻素、香草醇等可通过对中枢神经的抑制而发挥息风止痉的作用。代赭石，质沉重坠，入厥阴肝经，"主治贼风"，本品善潜肝阳、降逆气、重镇安神，《日华子本草》谓其有"止小儿惊痫"之功，故常用治惊痫、癫狂之神志不宁病症。僵蚕，咸、辛，性平，入厥阴肝经，"主治小儿惊痫"，本味实为虫类药，性喜走窜，善于搜风剔络、定惊止痉，具有较强的息风定惊作用，每用于癫痫顽疾，则应手取效。药理研究表明僵蚕提取物具有抗惊厥及保护神经元的作用。白芍，苦、酸、甘，微寒，入厥阴肝经，能养血敛阴、柔肝缓急，配伍可用于寒热虚实各种肝风内动之症。

2. 痰与癫痫

（1）痰能致痫：痰即是人体气血滞涩、津液留而不行所形成的病理产物，痰液停聚则可阻滞气机，影响气血周流；痰属阴邪，兼具黏滞之性，故为病胶结难愈；痰浊阻遏，尚可郁而化热，形成热痰，痰随气流行，无处不到，致病广泛，如《杂病源流犀烛》即指出："痰之为物，流动不测，故其为害，上至巅顶，下至涌泉，随气升降，周身内外皆到，五脏六腑俱有"，故有"百病皆由痰作祟"之说。痰与癫痫的因果相关性，早在金元时期医家即已认识到，并创造性提出"痰迷心窍"致痫的著名观点。张教授认为，小儿脾常不足、饮食积滞或惊风频发，均可化生痰热、痰浊，阻于脏腑则气机升降失常，蒙蔽神窍则引发癫痫；痰邪致病多以神志异常、口中异声、四肢抽搐等症多见；痰邪生而难化，伏于脑窍，则贯穿癫痫的始终。

（2）痰乃痫之标症。癫痫之发，则每见痰症，如蒙蔽神窍，则神志不清；痰涎壅盛，则喉中痰鸣、口黏苔腻、脉象弦滑；痰涎阻络，则引动肝风，发生肢体抽搐，癫痫反复发作、缠绵难愈，亦合痰的致病特点，故说痰乃痫之标症。

（3）化痰药治痫。化痰药即是以消逐痰浊为主要作用的药物，效专力宏，主治痰证，在治疗癫痫过程中，常以本类药与息风之药相使而用。张教授治疗癫痫常用的化痰药品有石菖蒲、胆南星等，甚者酌加天竺黄、礞石等品。石菖蒲，味辛、苦而性温，入少阴心经、厥阴肝经，善于开窍豁痰以治痰湿蒙窍所致癫痫抽搐等病证，在《本草分经》中明确石菖蒲功可"消痰积治惊

痫"。现代研究发现石菖蒲的有效成分挥发油可提高血脑屏障通透性，引药进入脑组织而保护神经系统，有镇静、抗惊厥、抗癫痫作用，且能改善学习记忆能力。胆南星，味苦、微辛，性凉，具清热化痰、息风定惊之功，为"小儿痫、痉等证要药"，常用治小儿癫狂惊痫之痰热病证。天竺黄，为"小儿家要药"，味甘性寒而主入心、肝，有豁痰利窍、凉肝定惊之效，常用治痰痫惊搐之证。礞石质重，长于坠痰，最能治顽痰、老痰之胶固，又有平肝镇惊之效，适于痰热惊痫等证，故有"治惊利痰圣药"之誉。

3. 瘀与癫痫

（1）瘀能致痫。《说文解字》有云："瘀，积血也。"可知，瘀即瘀血，是人体内血液停滞、不能流行所形成的病理产物，血停则气滞，故而影响人体正常生理活动，继发新的病证，故瘀血亦是新的致病因素。瘀能致病，在《伤寒杂病论》中即有记载，述及瘀血可致"肌肤甲错，两目暗黑""其人喜忘"等。而《婴童百问·卷二·第十九问·惊痫》中提出："大概血滞心窍，邪风在心，积惊成痫"，认为瘀血阻滞心窍，则可发生癫痫。后王清任指出癫痫病位在脑，因气血凝滞，脏腑元气与脑气不相顺接而发生，并立通窍活血汤、癫狂梦醒汤以活血化瘀治之。张教授认为，头颅局部外伤、肝郁不畅、痰气阻滞是瘀血产生的常见病因，瘀血常与痰浊兼夹，痰瘀闭阻，气机失畅，则发生癫痫；又痫病日久，气虚无以推动血行，瘀血阻滞脑窍而难除，致使癫痫反复发作。

（2）瘀乃痫之标症。癫痫之疾，则每有瘀血征象，如头颅损伤史、头痛、抽搐部位固定、舌有瘀点、脉呈滞涩、病程久长等。瘀血不去，则见头痛、抽搐固定及舌脉诸症；久病瘀阻入络，且易与痰邪夹杂，则伏于病所，缠绵难愈。正如朱丹溪所云："痰夹瘀血，遂成窠囊。"此尤以瘀血痫证最为显著，故说瘀乃痫之标症。

（3）化瘀药治痫。化瘀药是以畅利血行、消散瘀血为主要作用的药物，主要适用于血瘀证。在治疗癫痫时，则多与行气药相须以增活血之力，与化痰药相配以增药效、以扫伏邪宿根。张教授治疗癫痫常用的化瘀药品有丹参、郁金等。丹参，味苦微寒，专入血分，最能活血行血，并可内达脏腑而通瘀滞，清热凉血以安神志。现代研究证实丹参有抗氧化及抗炎作用，并能减轻脑组织神经元损伤。郁金为"血家要药"，本品辛、苦而寒，尤善宣达，功专破血行气、解郁开窍，常用治癫痫等神经疾病。药理学研究发现郁金化学成分郁金多糖有抗凝作用，郁金二酮有明显的中枢神经抑制作用。

【治疗绝技】

可以看出，风、痰、瘀是癫痫发生及反复发作的关键病理因素，痰瘀交阻、伏滞脑窍是癫痫发生及反复发作的主要病机核心，外风引动或机体脏腑失调致肝风内动是癫痫发生及反复发作的重要诱因。因此，张教授指出当从风、痰、瘀论治癫痫，立方平痫冲剂以活血祛瘀、化痰止痉、息风定痫。方中天麻息风止痉是为君药；石菖蒲、郁金、代赭石为臣药，以达镇肝息风、化痰开窍、活血解郁之功；胆南星、丹参、僵蚕、白芍为佐助药；以上诸药寒热并用，气血并理，直入脑窍，化痰祛瘀，息风定痫，故可有效抗痫。

【验案赏析】

患儿，男，2岁8个月，2018年3月20日初诊。主诉：发作性点头动作伴双侧肢体屈曲型痉挛、眼睛直视1年余。患儿自1岁开始，感冒痊愈1周后出现发作性点头动作伴双侧肢体屈曲型痉挛、眼睛直视，每日发作4～5次，每次持续20秒至2分钟，均自行缓解；伴有智能发育迟滞（行走蹒跚、智能低下、语言能力低下），尿便控制差；视频脑电图记录有点头样发作，无明显意识障碍，无拥抱动作；动态脑电图检查有背景异常，有棘慢波发放；头颅MRI未见特征性改变。患儿足月顺产，无窒息、产伤等病史，无神经精神疾病家族史。患儿服用丙戊酸钠、左乙拉西坦、氯硝西泮，后家长诉上述症状发作及发作频次无缓解，且出现血小板降低、肝肾功能受损，故求诊于张教授。刻诊：患儿行走蹒跚，语言能力低下，尿便控制差，纳食尚可，舌红苔黄腻，指纹紫滞。中医诊断：癫痫（风痰瘀阻），西医诊断：West综合征。治以活血祛瘀、化痰止痉、息风定痫，拟以平痫冲剂加味，处方：天麻、石菖蒲、郁金、代赭石、僵蚕、柴胡、黄芩、党参、当归、生麦芽各10 g，丹参、白芍、赤芍、生龙牡各15 g，胆南星、法半夏、炙甘草各6 g。7剂，每2日1剂，水煎服。

2018年4月3日二诊：患儿服药后痉挛症状较前有所减轻，继以前方加钩藤、鳖甲、益智仁、酸枣仁各15 g，川牛膝、桑寄生各10 g，川芎、远志各6 g，7剂，每2日1剂，水煎服。其后均以二诊方加减治疗至今。目前，患儿痉挛症状消失，发作以眼神呆滞为主，每日1～2次，持续2～5秒，行走蹒跚，可发音"爸爸""妈妈"，尿便可控制。

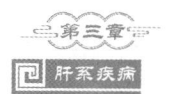

【按语】

本例患儿痉挛发作频繁,频频点头、肢体痉挛、眼睛直视均属风邪致病的特点;智能及语言能力低下则为痰瘀蒙蔽神窍的表现;加之小儿肾常虚,故可见行走蹒跚、尿便控制差诸症,肾虚无以上充髓海则智能发育迟滞症状明显;综上,辨证为风痰瘀阻证,兼肝肾不足,治疗当化痰祛瘀、息风定痫,并调补肝肾,故以平痫冲剂为主,酌加黄芩、法半夏以清痰热,赤芍、当归、川芎以活血祛瘀,生龙牡、钩藤以息肝风,鳖甲、益智仁、川牛膝、桑寄生、远志以益肝肾、增智,酸枣仁以养心神,党参、炙甘草、生麦芽以健后天脾运。患儿经治 1 年余,癫痫症状较前明显缓解,且智能发育迟滞较前好转。

【参考文献】

[1] 高旅,刘丽娜,史正刚,等.张士卿教授治疗小儿癫痫经验探析[J].中国中西医结合儿科学,2020,12(6):473-476.

第四节 头痛

贾六金教授运用川芎茶调散加减治疗小儿头痛经验

【经典名方】

川芎茶调饮(出自《太平惠民和剂局方》)

组成:川芎、荆芥(去梗)各 120 g,白芷、羌活、甘草各 60 g,细辛 30 g,防风(去芦)45 g,薄荷(不见火)240 g。

用法:上为细末,每服 6 g,食后用清茶调下。现代用法:做汤剂,水煎服,用量按原方比例酌减。

主治:外感风邪头痛。偏正头痛或巅顶作痛,恶寒发热,目眩鼻塞,舌苔薄白，脉浮。

【诊断思路】

贾老在考虑头痛的风、寒、热等病因时，重视小儿生理、病理特点，注重中医辨证与西医辨病相结合，临证中常将小儿急性上呼吸道感染头痛、鼻源性头痛、耳源性头痛、偏头痛等西医病种与中医风寒、风热、肺胃热盛、肝胆火盛等辨证分型有机结合，谨守病机，辨证论治，遣方用药，多方合用，灵活加减，突出主方要药，以川芎茶调散为主方。

【治疗方法】

贾老认为治疗小儿头痛要病证结合，辨证论治。

急性上呼吸道感染头痛多见于风寒头痛，病机为风寒邪气上扰清阳。头为诸阳之会，清阳之府，精气所聚，精明之腑，易受风寒邪气侵袭，风为百病之长，善行数变，循太阳经脉上犯头目，阻遏清阳，清窍不利，可见恶风、恶寒、头痛、痛连项背，遇风加重，或伴鼻塞流涕，舌淡红、苔薄白，脉浮紧。方用川芎茶调散，疏风散寒，通络止痛。若寒邪太盛侵犯厥阴，上攻头目，横逆犯胃，呕涎头痛者，可用吴茱萸汤温中降浊，散寒止痛。若风寒外感夹食滞型头痛，见脘腹胀满、不思饮食、发热恶寒、恶心呕吐等症，可用藿香和中汤，表里同治，解表散寒，和胃止痛。

鼻源性头痛临床常见于急慢性鼻窦炎，其诊断主要依据为鼻塞、流涕、头痛头昏、嗅觉减退四大主症。急性鼻窦炎引起的头痛以风热头痛为多见，病机为风中阳络，上扰清窍。鼻为肺之外窍，风热之邪上行犯肺，郁热循经蒸灼鼻窍，上扰清空而为病，或风寒之邪郁而化热，邪热上蒸，蒙闭清窍而为病。症见发热，恶风，头痛，鼻塞，黄涕或黄白稠涕，便秘，舌红、苔薄黄，脉浮数。方用芎芷石膏汤加减，疏风清热，通窍止痛。

儿童慢性鼻窦炎引起的头痛多属肺胃热盛型，病程较长，久治难愈，贾老认为外风引起的头痛，病在外在表，邪祛痛愈，而肺胃热盛型头痛，因其病位在里，且小儿为"纯阳之体"，若调护不当，体内积热，邪滞不去，则常致头痛经久难愈。肺胃热盛型头痛病机为肺热上升，胃火上炎。胃足阳明之脉面部经络循行，起于鼻翼两侧（迎香穴），沿前发际，止于额前（头维穴）。胃为肺之母，母病必传其子，小儿平素嗜食肥甘厚味，胃肠积滞日久化热，热郁肺经，循经上蒸，邪蒙清窍，不通则痛。其症见头痛，鼻塞，鼻衄，

口中异味,食量大易积食,大便干,体形肥胖,舌红、苔白厚或黄厚,脉滑数。方用加味茶调散加减,清肺胃热,通窍止痛。若鼻衄明显,加白茅根、仙鹤草凉血止血;若流清涕,湿阻清窍,加炒苍术、薏苡仁健脾燥湿。

耳源性头痛多见于急性化脓性中耳炎,常继发于上呼吸道感染,若延误治疗或用药不当可导致患儿听力受损。耳源性头痛病机为风热袭耳、肝胆火盛。小儿"肝常有余",足少阳胆经循耳后入耳中,走耳前,肝胆互为表里,其气通于耳,风热外袭耳窍,引动肝胆火热,内外热毒搏结于耳窍,化腐成脓,上扰清窍。其症见发热,耳痛,头痛,耳胀耳闷,耳漏,烦躁哭闹,拒食或伴恶心呕吐,舌质红、苔黄厚,脉滑数。方用银翘散合龙胆泻肝汤、仙方活命饮加减,疏风清热,清肝泻火,解毒排脓。贾老强调选三方功效,择精药以用,根据症状表现灵活加减应用。若发热,加荆芥、淡豆豉解表清热,祛风散邪;若耳痛、头痛甚,则川芎、赤芍加量,以凉血活血,消肿止痛,防止肉腐为脓;若脓液量多,引流不畅,加炮山甲、白芷化毒排脓;若流稀水,加车前子、泽泻利湿化浊。

偏头痛多见于神经血管性头痛,头痛呈反复发作性、间断性,或左侧或右侧固定,或两侧交替,或两侧同时发作,受肥胖、情绪激动、睡眠缺乏等因素影响,以儿童、青少年为主,多见于女孩,具有遗传性、易感性。偏头痛多责之于肝,其病机为肝失调达,风邪上扰。小儿为稚阳之体,而肝又为风木之脏,主疏泄、调畅情志,若肝失条达,疏泄失常,则气机失调,郁而化热化火,如遇风邪上犯,上扰清空,阻于脑络,不通则痛,可引发偏头痛。方用散偏汤加减,疏肝解郁,行气止痛。

【治疗绝技】

贾老认为治疗小儿头痛,以川芎茶调散为主方。方中川芎、羌活、白芷三者共为君药,辛温,芳香走窜,善祛风达邪,治"三阳经"头痛,羌活配伍川芎,羌活祛在表之邪气,川芎理在内之气血,表里兼理,风消痛止。细辛、薄荷、荆芥、防风为臣药,细辛、薄荷辛散通窍,疏达气机,清利头目,通络止痛。荆芥、防风辛散上行,解表散寒,疏风止痛。甘草益气和中,调和诸药。全方配伍,辛散走窍,温而不燥,轻清宣散,共奏疏风止痛之功。李东垣指出:"凡头痛皆以风药治之。"吴鞠通提出:"治上焦如羽,非轻不举。"这表明邪气若在上焦,则多属肺卫之病,治法宜辛散,用药宜清轻。头痛病位为上焦,川芎茶调散方中多以荆芥、白芷、羌活、防风、薄荷等风药配伍，轻清宣散，直达病所，祛风止痛。贾老认为，川芎茶调散中配伍大量辛窜走窍药物，兼顾了风、寒、湿等头痛的致病因素，因此若辨证属风邪为患，随证加减得当，则外感头痛皆可应用。

贾老认为治疗小儿头痛以川芎为主药。川芎的主要功效为活血祛瘀、行气开郁、祛风止痛，为血中之气药，上升、下降、外达、内透皆可，善将人身清轻之气引至脑窍。临床常应用川芎治疗多种类型的头痛，如风寒、风热、风湿、痰浊、瘀血头痛等，以川芎配伍的经典名方也应用广泛，如川芎茶调散、菊花茶调散、羌活胜湿汤、九味羌活汤等。现代药理研究表明，川芎含有的挥发油成分具有解热、镇痛、镇静、保护神经细胞、抗炎等多种作用。贾老认为小儿体属"纯阳"，生机蓬勃、脏气清灵，用药应及时，量要适宜，川芎药性温和，祛风止痛，达邪外出，效果甚佳，临床用量宜足，量少则力不济。但小儿对药物反应敏感，不耐攻伐，若用药不当则易耗伤正气，应注意中病即止。

贾老临床中常用川芎、白芷、蔓荆子作为治疗头痛的药组，川芎味辛性温，升散而走窜，通达而善行，功专祛风止痛。白芷味辛性温，善解表散寒、通窍止痛，其能通脑窍、鼻窍、目窍，治一切阳明病头面诸疾。蔓荆子味辛体轻，性寒而凉，善上行透达，疏散风热，清利头目。川芎、白芷为辛温之品，若用之太过，则能助热燥津耗血，故佐以辛苦凉润之品——蔓荆子，既增川芎、白芷温通散寒、疏风止痛之力，又能制约其温燥之性，使辛散温通而不助热。根据经络循行特点，川芎入少阳，白芷入阳明，蔓荆子入太阳，头痛酌加川芎、白芷、蔓荆子等引经药，善走善行，可使药物直达病所。综上，三药配伍应用，清散并行，寒热兼治，祛风止痛，疏散通窍效佳，常用于治疗风寒、风热头痛等。现代药理学研究表明，白芷、蔓荆子所含的挥发油可作用于机体的多个方面，具有解热、镇痛、抗炎等作用。

【验案赏析】

患儿，男，8岁，间断头痛伴流涕半年，加重1周。患儿每逢感冒后易出现头痛，鼻塞，流浊涕数日，偶尔涕中有血丝，烦躁喜哭，诊前1周感冒后头痛再作，鼻塞，涕黄稠而量多，无发热，平素喜食肉，易积食，大便干结，2～3日1行，舌红、苔白厚微黄、脉滑数。查鼻腔可见鼻黏膜红肿及鼻甲肥大，体形偏胖，体重35 kg。X线检查确诊为"慢性鼻窦炎"，证属肺胃热盛、肺失清肃、胃火上炎、热扰清窍，治以清泻肺胃、通窍止痛。处方：

加味茶调散合苍耳子散、藿胆丸加减。具体药物：辛夷10 g，苍耳子8 g，白芷10 g，薄荷10 g，川芎12 g，升麻10 g，生石膏12 g，藿香10 g，胆南星8 g，黄芩10 g，连翘10 g，甘草6 g，用清茶汤送服。本案患儿服6剂后，鼻塞、流鼻涕等症减轻，仍时有头痛，故在前方基础上加蔓荆子10 g，菊花10 g，增强疏风清热、清利头目之力，继服6剂后患儿痛消涕愈。

【按语】

方中苍耳子散源自《济生方》，由辛夷、苍耳子、白芷、薄荷组成，其中辛夷、苍耳子味辛散风，善通鼻窍；白芷辛温，宣肺气，升清阳，通窍止痛；薄荷辛凉，轻扬升浮，疏散风热，芳香通窍，四药合用，功善祛风通窍，为贾老治疗鼻渊的常用方。处方中川芎祛风止痛，黄芩苦寒清泻实火；藿胆丸为治疗鼻渊的经典方药，由藿香和胆南星组成，具有芳香化浊、清热通窍的疗效；升麻、生石膏为贾老常用药对，善清泄肺胃之火热；连翘既消肿散结，又清解食积。贾老强调，服药应以清茶汤或绿茶送服，清茶偏于苦寒，上清风热，下降火气，清上而降下，升中有降，兼制约诸药升散太过。

【参考文献】

[1] 王盼盼，陈梅，杨莉丽，等.贾六金教授辨治小儿头痛经验[J].亚太传统医药，2021，17（4）：102-105.

第四章　肾性疾病

第一节　肾炎

李少川教授运用经方治疗急性肾小球肾炎经验

【名医简介】

李少川，曾任天津中医学院（现天津中医药大学）第一附属医院儿科主任、副院长，天津中医学院教务处副处长、副院长、硕士研究生导师、学院学位评定委员会副主席，天津市科学技术协会第三届委员会常务委员，国家中药品种保护审评委员会委员，天津市中医药学会副会长等职，为全国首批500位名老中医之一，享受国务院政府特殊津贴专家。

【学术思想】

李师认为小儿肾病发病以脾气不足、脾胃升降枢机失其运化输布、湿邪困脾为主。首先脾胃为水液代谢之中枢，正如李东垣所言："脾主运化水湿，为枢，脾运障碍，清阳不能出上窍，浊阴不能出下窍，上下不通则水肿。"《小儿卫生总微论方》亦云："水肿之证，脾土受亏，不能制水，肾水泛滥，浸渍脾土，水渗皮肤，肌肉发肿，面肿曰风，脚肿曰水。"强调了小儿水肿皆因脾胃之虚。肾病综合征临床以高度浮肿、大量蛋白尿合并低蛋白血症、高胆固醇血症为特征。故而认为脾气虚弱，土不制水，脾虚湿困，三焦气化失司，水液输布无权，溢于肌肤，则发水肿。脾气虚弱，气化失其运转，精微物质

不能正常输布，反而下渗于外，故见大量蛋白尿、低蛋白血症、高胆固醇血症。正如《黄帝内经》所论："中气不足，溲便为之变。"临床上多数肾病患儿伴有面色㿠白无华、精神倦怠、纳少、呕恶、脘痞腹胀等一派脾虚湿困之象。按其脏腑辨证，小儿肾病不同阶段涉及肺、脾、肾三脏，然而以脾气不足、脾胃升降枢机不利、湿困脾土为其主要方面，因此应视"脾虚湿困"为小儿肾病全过程的主要病变基础，"脾虚宜健不宜补""治湿不利小便，非其治也"。据此李师提出了健脾利湿的治疗原则。

【诊断思路】

急性肾小球肾炎，简称急性肾炎，它是一组由不同病因引起，临床急性发病，以浮肿、血尿及高血压等为特点的肾小球疾病。尽管对其发病机制尚不完全了解，但多数认为本病主要是由于特殊的链球菌致肾炎菌株作为抗原，刺激机体产生抗体，形成抗原抗体复合物，沉着在肾小球并激活补体，引起一系列免疫损伤和炎症，继之产生肾小球毛细血管丛的病理生理变化而出现一系列临床表现。本病属于祖国医学"水肿"中的"风水""阳水"范畴。概言之，外邪内侵或正气虚弱导致肺失宣降、脾失健运或肾脏开阖功能失常，均可使水液潴留而发生水肿；而湿热下注，灼伤血络，或下焦血瘀，损伤血络；以及脾气受损，气不摄血，均能引起尿血。

【治疗方法】

李师认为治疗小儿急性肾炎初期要疏风清肺，切忌辛温过燥。小儿急性肾炎初起，最明显的症状就是水肿，而水肿多由正气不足、湿热内蕴、感受风邪而发。因此，临床常伴有风邪外感的表现，如发热恶寒、微咳、脉浮等。该病水肿主要是由于风邪侵犯肺卫、肺气壅塞、水道不通而形成，故临证除适当利水之外，重点在于疏风宣肺，待肺气宣通，水道通调，即可达到利水消肿之目的。先贤治疗水肿有"开鬼门（发其汗）、洁净府（利其便）"之说，即此意。《金匮要略·水气病脉证并治第十四》中23条提出："风水恶风，一身悉肿，脉浮，消渴，续自汗出，无大热，越婢汤主之。"25条又提出"里水，越婢加术汤主之"，为水肿治疗开了先河。后世沿用此法治疗水肿取得了满意疗效。但小儿"体属纯阳"，肌疏易行，对麻桂之辛，似难于受纳。李师在临床上遇及此类患儿，强调疏风宣肺之时，切忌妄投过辛过燥之味，而多以银翘四苓散化裁，借其薄荷、豆豉、荆芥穗之辛凉疏表以疏风宣肺；金银花、连翘以清热解毒；配猪苓、泽泻、茯苓淡渗利湿而不伤阴。临床常加益母草、白茅根、生地黄、牡丹皮、滑石、甘草，以清热凉血、通络利水。至于木通，过于苦寒通利，故极少用，以防化燥伤阴之弊。

李师认为小儿急性肾炎水肿消退以后要清利湿热，勿忘疏利少阳。每多出现烦热口渴，小便短赤，大便不畅，舌红、苔薄黄，脉沉而软，蛋白尿、血尿等。在此阶段，主要责之于湿邪蕴久化热，或邪热内侵与湿相并，三焦气化失司，气机开阖不利。传统治疗常以清利湿热为法，古人有三仁汤、甘露消毒丹等方，但大都为暑湿化热所设，对小儿急性肾炎特有的湿热内蕴似不合拍。近人常以"八正""导赤"化裁，皆取得较好效果。李师在临床上常以小蓟饮子加减为治。本方出于《济生方》，原为理血之剂，李师习惯去原方之当归、炒蒲黄，加鲜茅根、粉牡丹皮、赤芍、瞿麦以清热通淋，加黄柏、知母滋肾通关，以清命门之相火。方中白茅根、生地黄二药必须重用，一般 5~7 岁小儿多用至 30 g。这里应当指出，在一派清热利湿的方药中，勿忘疏解少阳之枢，因为三焦系主诸气，疏通水道，又为水谷出入之门，一旦湿热内蕴，气机不畅，运化失司，必然影响脾胃升降枢机，使清气不升，浊阴不降。因此，治疗过程中，常配伍柴胡、半夏二药，借其苦辛通降以宣透疏达、调整气机、和调阴阳，常可收到事半功倍的效果。

小儿急性肾炎到了后期要滋阴固肾，切记调理脾胃。除残留尿蛋白、红白细胞之外，常伴有面黄少华、腰膝酸软、四肢疲惫、舌红少苔等肾阴不足之象。传统治疗常以六味地黄丸化裁，以酸甘养阴，对一般体实胃健的小儿每多奏效。但遇及后天脾胃失调、正气偏虚的患儿，常常效果不佳。肾为水火相济之脏，恶燥而喜润；脾为土脏，喜燥而恶湿。两者治疗似有矛盾，过于酸甘育阴滋肾，每易腻脾碍胃；过投苦温香燥健脾，却易燥热伤阴。因此，在此阶段的治疗，既要照顾到滋阴固肾的一面，又要重视调理脾胃的一面，绝不能草率地见肾治肾，而忽略了肾与其他脏腑的相互联系。李师在临床遇及此类患儿，首先辨别是肾阴不足还是脾气不振。如果患儿面黄疲惫，反复发作，脾肾两虚，而脾气不足为重，多以参苓白术散加紫苏梗、柴胡，旨在首先调理脾胃，促进生化之源，以调后天补先天。即使是肾阴不足之例，投益肾育阴的同时，也常常配予陈皮、厚朴、枳壳、砂仁，相互为使，以顾后天之本。

【治疗绝技】

急性肾炎至恢复阶段要清热凉血,勿妄收敛止血。急性肾炎至恢复阶段患儿多无自觉不适,尿蛋白持续转阴,唯尿中少量红细胞缠绵不愈,有的病例可表现为镜下血尿反复加重。从临床看,除个别病例为脾失统摄之权或肾气不足、溲便为之变外,大部分病例属湿热下注、瘀血内阻之象,治宜清利湿热、凉血活瘀为上,切勿一派投予收敛止血之味,以防瘀血内阻、伤其阴络而使妄行之血不循常道。李师在临床遇及此阶段的患儿,多以鲜白茅根、生地黄、金银花、大小蓟、炒栀子、藕节、知母、厚朴、滑石、甘草等取效。鲜白茅根、生地黄、牡丹皮清热凉血化瘀,且有利尿通淋之功;栀子苦寒清降,性缓下利,能清三焦之火、利小便,又有止血之效;黄柏苦寒微辛,清膀胱之相火,补肾水之不足,知母上清肺金而降火,下润肾燥而滋阴,二药相须而行,相得益彰。尿中白细胞明显者,可加萹蓄、瞿麦;肺肾阴虚,加墨旱莲;室女经断,加益母草。而诸如炒蒲黄、白及、花蕊石等偏于收敛止血之药,用之较少。

【验案赏析】

患儿,男,11岁,1992年9月4日就诊。患儿20日前因双眼睑浮肿伴血尿,被某院以"急性肾小球肾炎"收住院治疗。经抗感染及对症治疗3周,未见明显好转,自动出院。刻诊:患儿双眼睑浮肿,但无四肢浮肿,无腹腔积液,无发热,纳食尚可,尿色深黄,无尿频、尿急、尿痛,大便正常,舌淡红、苔黄腻,脉滑数。血压105/75 mmHg,神清,精神可,巩膜无黄染,心肺(-),腹腔积液征(-),双下肢无水肿。外院曾查血C3降低。尿相差镜检:红细胞均为肾小球型。红细胞沉降率34 mm/h,抗链球菌溶血素"O"试验(+),尿素氮12.2 mmol/L,血肌酐183.0 μmol/L,乙肝全项、尿培养均未见异常。尿常规:尿蛋白(++),潜血(+++),RBC(++++),管型1~2/HP。双肾B超:双肾实质损害。中医诊断:尿血(脾肾不足,湿热下注);西医诊断:急性肾小球肾炎。治以益肾清热凉血。处方:小蓟饮子合归芍地黄汤加减。药用:大小蓟各10 g,藕节炭10 g,鲜茅根20 g,生地黄20 g,牡丹皮10 g,泽泻10 g,茯苓10 g,白术10 g,山药10 g,炒六曲10 g,炒枳壳10 g,藿香6 g,厚朴10 g,炒莱菔子10 g,当归10 g,甘草10 g。每日1剂,水煎服。

治疗1周后复诊:患儿症状好转,无明显浮肿,纳可便调,舌红、苔薄黄，脉滑。复查尿常规：蛋白（-），潜血（+），RBC（+++），WBC 1～2/HP。继服上方。

1992年9月21日三诊：患儿无不适感觉，未见恶心呕吐，纳可便调，肉眼未见血尿。查体：咽稍红，腹软，双肾无叩击痛。舌红、苔薄黄，脉滑。原方去白术、六曲、枳壳、藿香、炒莱菔子，加柴胡、蝉蜕、桔梗、益母草、白芍、山茱萸。

1992年10月3日四诊：患儿无不适，纳可便调。查体未见异常。舌红、苔薄稍黄，脉细。尿常规：潜血（+），RBC（+），WBC 1～2/HP。处方：拟知柏地黄丸加减。药用：知母10 g，泽泻10 g，杭芍10 g，黄柏10 g，山茱萸10 g，山药6 g，生地黄25 g，茯苓12 g，大小蓟各10 g，鲜茅根30 g，牡丹皮10 g，益母草15 g，柴胡10 g，甘草9 g。每日1剂，水煎服。

1992年11月11日五诊：患儿无不适主诉，查体未见异常。近1个月曾4次复查尿常规，结果均正常，肾B超未见异常。

【按语】

急性肾炎，据其临床表现，主要为感受风邪、湿热、疮毒等致肺、脾、肾功能失调。本案患儿脾肾不足，复因湿热内蕴，内归于脾，脾湿内渍，脾虚不能制肾，肾不能行五液之水，水与邪毒并走于内，泛于肌肤，发为水肿。湿热下注膀胱，膀胱血络受损，则见尿血。故治疗应标本兼治，清热利湿、凉血止血，同时宜健脾益肾。方中大小蓟、藕节炭、鲜茅根凉血止血；当归养血活血；藿香、厚朴芳香化浊；枳壳、神曲、莱菔子行气化食消积、健运中焦；泽泻清热利湿泄肾浊，使湿热由小便而去；牡丹皮清血分之热；生地黄清热凉血益阴，配以山药、茯苓、白术益肾健脾以固其本。诸药合用，共奏益肾清热凉血之功。待湿热已除，则转为固本为主，拟知柏地黄丸加减滋养肾阴，兼清湿热、凉血止血，尤加入柴胡于诸药中，取其疏解少阳枢机、通利三焦、和调阴阳之功，每获事半功倍之效。

【参考文献】

[1] 李新民.李少川治疗小儿急性肾小球肾炎临证经验［J］.中国中医药信息杂志，2007（5）：83-84.

[2] 向阳.李少川辨治小儿急性肾炎的经验简介［J］.吉林中医药，1994（2）：7-8.

任献青教授运用经方加减治疗紫癜性肾炎经验

【学术思想】

儿童紫癜性肾炎病机可以从邪犯上焦、毒滞中焦、浊留下焦3个方面考虑。上焦宜宣散，方以银翘散加减透邪外出；中焦宜疏通，若毒邪壅盛、阻滞气机，方以犀角地黄汤加减清热化湿，若脾虚兼邪实，方以参苓白术散加减健脾利湿；下焦宜补虚，若肾阴亏虚、内生火热，方以知柏地黄丸加减滋阴降火，若肾阳虚衰、失于温煦，方以右归丸加减温补肾阳。

【诊断思路】

紫癜性肾炎发病总病机是"热、虚、瘀"，以"血瘀"为要，本病属于"尿血""尿浊""溲血"等范畴。小儿"尿血"的病名首见于《诸病源候论·小儿杂病诸侯·尿血候》："血性得寒则凝涩，得热则流散；而心主于血；小儿心脏有热，乘于血，血渗于小肠，故尿血也。"本病病位在于肾、膀胱，发病原因众多。古代医家认为热邪会引起本病，《诸病源候论》提及"热气入胃"可致"斑毒"，由于"其热挟毒蕴积于胃，毒气熏发于肌肉，状如蚊蚤所啮，赤斑起"。《素问·至真要大论》提出"水液浑浊"皆属于热。《素问·气厥论》曰："胞移热于膀胱，则癃，溺血。"《小儿卫生总微论方》首次提出"血溢"，多由血热妄行则上溢，云："由热乘于血气也，血浮热则留溢，随气而上。"陈实功在《外科正宗》中提出"自无表里，邪毒传胃，牙根出血，久则虚人，斑渐方退"，病机为邪毒传胃，久病可致虚。

血瘀也可导致本病。《医林改错·通窍活血汤所治之症目》云："紫癜风，血瘀于表里。"热迫血行，血络灼伤，血不循经溢于脉外成瘀；情志郁结，导致气机不畅或素体痰盛，壅遏脉络可致瘀；久病气虚、气不行血可致瘀；余热伤阴，血行受阻，可阻滞经络使出血不易止，且可阻碍新血化生，从而致瘀。祖国医学提倡"瘀血不去，新血不生"，故唐容川主张"凡吐衄，无论清凝鲜黑，总以去瘀为先；且既有瘀血，便有瘀血之证，医者按证治之，无庸畏阻"，主张治疗血证总以祛瘀为要。

【治疗方法】

任教授认为本病起病初期常伴有外感发热病史，往往与感染关系密切，另外在紫癜性肾炎缠绵反复阶段，易被虚邪贼风所伤，进一步加重病情。现代医学对本病的发病机制尚不是很明确，我们在临床实验室检查发现其与T细胞功能紊乱等免疫功能失调有关，紫癜性肾炎患儿感染后，病原微生物长期存在是导致疾病迁延不愈、血尿和蛋白尿持续不消、反复出现的重要原因。所以在临床工作中往往采用清热解毒法清除患儿已有的或潜在的感染灶。方选银翘散加减，常用药物有金银花、连翘、桔梗、牛蒡子、生地黄、蒲公英、紫草、积雪草、水牛角粉等疏风清热、解毒凉血之品。皮肤瘙痒者，加白鲜皮、地肤子、浮萍等；腹痛明显者，加佛手、香橼皮等；便血、呕血明显者，加槐米、地榆、云南白药等；关节肿痛明显者，加牛膝、丝瓜络、木瓜等。

过敏性紫癜患儿病程中期，多伴见湿热内蕴，下注膀胱而致血尿、蛋白尿缠绵难愈。从现代血液流变学角度来看，湿邪较重的患者，凝血指标提示纤维蛋白原或D-二聚体、血小板水平异常增高，此可能引起血管微循环血流减慢，造成局部炎症反复不愈，从而加重本病。治疗重点在于抓住湿邪、热邪的致病特点，以清热利湿为法常能达到事半功倍的效果。方选小蓟饮子加减，常用药物有大蓟、小蓟、茜草、当归、白茅根、藕节、炒蒲黄、仙鹤草、三七粉等以达化湿利热之效。血尿明显者，加侧柏叶、水蛭粉等；蛋白尿明显者，加蝉蜕、金樱子、芡实等；紫癜反复出现者，善用藤类药物，如鸡血藤、忍冬藤、海风藤等。

"邪之所凑，其气必虚。"正虚乃本病发作之根本。后期患儿病情多已基本缓解，但多耗气伤阴，肺、脾、肾三脏虚损更甚，或皮肤紫癜缠绵不愈，或血尿、蛋白尿时轻时重，临证以气阴两虚偏于阴虚者居多，故治则除益气养阴外，常合并滋阴凉血之品。方选玉屏风散加减，常用药物有黄芪、防风、白术、太子参、茯苓、女贞子、墨旱莲、熟地黄、益母草等。口干唇红者，加知母、制鳖甲、天花粉、玄参等；汗出较多者，加煅龙骨、煅牡蛎、五味子、浮小麦等；常伴低热者，加地骨皮、青蒿、生地黄、银柴胡等。

中医学认为离经之血谓之"瘀血"，瘀血阻络，血不归经，可加重出血。瘀血既是该病的病理产物，亦是导致该病缠绵不愈的重要因素，可使其病理形成恶性循环。清代唐容川《血证论》云："凡系离经之血，与荣养周

身之血,已瞑绝而不合,此血在身,不能加于好血,而反阻新血生机,故凡血证,总以去瘀为要。"临证治疗时不能单纯依靠止血药,而当以化瘀止血为主,且贯穿始终。现代医学认为本病凝血机制亢进、血小板数量增多,而且容易发生集聚等异常表现均符合中医学中有关"血瘀"的内涵。而免疫学机制对本病的解释更加验证了中医有关"瘀阻肾络"的客观存在。这些都符合中医血瘀证的特点。方选四物汤加减,常用药物有赤芍、当归、川芎、红花、牡丹皮、丹参等。瘀血证明显,大便干结者,加制大黄;血尿缠绵不愈者,加青黛,重用丹参、三七粉。

小儿先天禀赋不足,四时防护不利,后天饮食失节,素体情志不遂,均可损伤脾胃。脾虚则统摄不力,精微外泄,发为肌衄、血尿、蛋白尿、便血等。疾病中后期中焦脾气虚弱,脾为后天之源,脾失统摄,血溢出脉外,加重病情。若失治、误治,则可出现阴伤气耗、气伤及阳、脾肾阳虚之病理转变,进一步发展为脾肾衰微,中焦升降失司,下焦开阖受阻,以致出现水肿、关格等重证,故而健脾和胃治疗尤为重要。方选参苓白术散加减,常用药物有党参、白术、茯苓、炒麦芽、炒山楂、神曲、鸡内金、陈皮、薏苡仁等。大便稀,腹痛隐隐者,加砂仁、木香等;口中黏腻者,加用苍术;子时腹痛、腹泻,舌淡苔白者,加补骨脂;水肿明显,肾阳虚重者,可加制附子。

【治疗绝技】

紫癜性肾炎以"疏风清热、凉血通络、益气滋阴、扶正祛邪"为基本治则,活血通络贯穿始终。任教授认为紫癜性肾炎可分为邪实、正虚两个阶段,且"实多虚少",早期起病急骤多属实证,以风热、血热为主,热象明显,治疗宜疏风通络凉血兼活血化瘀,任教授认为此阶段相当于西医的免疫上调阶段,这与临床免疫学检查中 IgA 值多在均值以上水平相一致,此阶段不可过用补药,以免加重病情。后期病情多反复迁延难愈,易耗气伤阴,多为虚证,以阴虚火旺、气阴两虚为主,宜益气养阴清热兼活血化瘀。疾病迁延日久不愈,加之患儿脏腑娇嫩,形气未充,致使心脾气虚,心虚则难以生血,脾虚则统血受制,血失所附而溢于脉外,发为血尿,故在辨证治疗基础上应加用益气滋阴健心脾之药。任教授在治疗过程中注重兼顾扶正祛邪,做到扶正不留邪、祛邪不伤正,如反复呼吸道感染引起的紫癜性肾炎复发的患儿,常加用西药香菇多糖口服调节免疫,或在中药中加入白术、防风,而不用黄芪，这与黄芪温性作用相对偏盛有关。

紫癜性肾炎每个阶段均有不同程度的瘀血证候，活血化瘀药物的使用举足轻重，任教授临证中多用紫草、丹参、茜草、白茅根、雷公藤等活血化瘀的中药，瘀血重者加用三棱、莪术。现代研究表明，活血化瘀药物可能具有促进纤维蛋白溶解、增加纤溶酶活性、改善微循环、抗血小板聚集及降低毛细血管通透性的作用。

任教授临床灵活联用雷公藤多苷片和阿魏酸哌嗪片以改善血液高凝状态，减轻小儿肾损伤。现代医学认为过敏性紫癜为全身性小血管变态反应性炎症，可导致凝血功能异常、血液黏滞度增高，这是由于各种原因产生的生物活性因子形成的免疫复合物损伤毛细血管内皮，使内皮下组织暴露，致使血小板黏附、聚集，同时可启动内源性凝血系统和外源性凝血系统，导致过敏性紫癜患儿发生高凝状态。这与中医之血瘀的理论不谋而合。血瘀证的中医治疗以活血化瘀为则，与西医的抗凝作用有异曲同工之妙。雷公藤多苷片和阿魏酸哌嗪片均具有一定的抗凝作用，任献青教授临证中在中医辨证基础上联合应用雷公藤多苷片和阿魏酸哌嗪片治疗紫癜性肾炎以改善血液高凝状态，减轻肾损伤，疗效显著。

【验案赏析】

患儿，女，14岁，自诉21日前感冒后出现四肢皮肤紫癜，针尖至硬币样大小，双下肢为主，部分可融合成片，分布对称，色鲜红，高于皮面，压之不褪色，伴膝踝关节肿痛、轻微腹痛，无便血，至当地医院查血、尿常规均无异常，予抗感染、抗过敏及保护胃黏膜药物治疗10余天，紫癜消退，疼痛缓解，随即停药观察。停药10日后，无明显诱因双下肢皮肤紫癜反复大量出现，复查尿常规：尿蛋白（++），潜血（+++），红细胞（+++）。2017年12月1日入院查24小时尿蛋白定量1.64 g，尿量1.8 L。行肾脏穿刺病理：紫癜性肾炎（Ⅲa），西医诊断：紫癜性肾炎（血尿兼蛋白尿型）。患儿近2日心烦、口渴、便秘，双下肢皮肤紫癜、色泽鲜红、米粒至硬币大小、压之不褪色，无腹痛、关节痛，伴咽痛，舌质红绛、苔黄，脉数。中医诊断为尿血，辨证属血热妄行证，治以清热解毒、凉血止血。处方：生地黄、牡丹皮、赤芍、紫草、荆芥、忍冬藤、生蒲黄、牛蒡子、射干各10 g，水牛角15 g，丹参、白茅根各20 g，甘草6 g。每日1剂，连服21剂。并加用醋酸泼尼松片，每日40 mg顿服，阿魏酸哌嗪片100 mg，每日3次口服，雷公藤多苷片

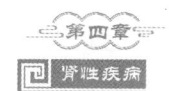

10 mg，每日 3 次口服。

2017 年 12 月 26 日复诊：紫癜消退，咽痛缓解，大便偏稀。复查尿常规：尿蛋白（＋＋），潜血（＋＋＋），红细胞（＋＋＋）；尿蛋白定量 0.359 g，尿量 2.13 L。醋酸泼尼松片、雷公藤多苷片逐渐减量，阿魏酸哌嗪片继续服用。上方去牛蒡子、射干，加茜草 15 g，藕节 10 g，薏苡仁 30 g。每日 1 剂，连服 21 剂。

2018 年 1 月 16 日三诊：患儿未诉明显不适。复查 24 小时尿蛋白定量 0.073 g，尿量 2 L，尿常规尿蛋白（－），潜血（±），红细胞（＋），肝肾功能均无异常，紫癜未反复。再服 28 剂。

【按语】

该患儿以双下肢皮肤紫癜伴尿检异常为主症，兼有咽痛、心烦、口渴、便秘等血热症状，结合舌苔脉象，均为血热妄行之证。病机为患儿平素嗜食辛辣肥甘厚味，致"伏邪"藏于体内，遇外感引发，热邪炽盛，迫血妄行，伤于脉络发为紫癜。故总的治疗原则以清热凉血、活血化瘀为主。在犀角地黄汤基础上加重紫草、丹参、白茅根、蒲黄等活血化瘀中药的用量；荆芥、忍冬藤加强君药清热凉血的功效，且可祛风通络，使风邪祛；牛蒡子、射干均为利咽要药，且牛蒡子性寒，可滑肠通便。复诊患儿紫癜消退，咽痛缓解，大便偏稀，原方中去牛蒡子、射干，根据久病亦可致瘀，加茜草 15 g，藕节 10 g 以加强活血化瘀药的作用，另加薏苡仁 30 g 以健脾祛湿止泻。经近 3 个月的巩固治疗，患儿疾病痊愈，一切正常。嘱其合理饮食，定期复查尿检。

【参考文献】

［1］朱荣欣，任献青，丁樱，等.基于"肾与三焦相通"探析儿童紫癜性肾炎临床诊治［J］.中医学报，2021，36（6）：1151-1154.

［2］徐闪闪，王龙，张霞，等.清热止血方联合雷公藤多苷治疗儿童紫癜性肾炎临床疗效及对 Gd-IgA1 影响的研究［J］.时珍国医国药，2020，31（4）：883-886.

第二节 尿频

汪受传教授治疗小儿神经性尿频经验

【诊断思路】

本病发生,除病位主要在肾、脾、膀胱之外,与心、肺也有一定关系。心主神明,患儿心情紧张不能自主而尿频,常因心阴不足或心火内亢而神明失主、情志失控,小肠热迫膀胱而致小便失摄。肺气肃降,通调水道,下输膀胱,若是肺经郁热,下移膀胱,也能使膀胱失约,致小便频数。由以上分析可知,尿频症状表现在膀胱,产生原因则有虚、实两端,其虚在肾、脾,以阳虚为主;实在心、肺,以阳热为主。临证所见,本病以虚证居多,单纯实证少见。

【治疗方法】

尿频肾阳亏虚、膀胱失摄证常表现为小便频数,尿色清澈,面色㿠白,畏寒肢冷,大便清稀,舌质淡、苔薄白,脉象沉细无力,或有先天不足胎怯病史,或有后天失养久病所伤,甚至生长发育迟缓。治疗当温肾助阳、固摄膀胱,方取右归丸合五子衍宗丸加减。常用药:菟丝子、覆盆子、山药、枸杞子、炮附片、肉桂、炙龟甲、杜仲、补骨脂、桑螵蛸等。尿次过频加五味子、煅牡蛎固涩小便;肾精虚亏加紫河车、鹿角胶补肾填精;大便清稀加肉豆蔻、补骨脂温肾散寒。尿频脾阳亏虚、膀胱不固证常表现为小便频数,尿清色淡,面色少华,疲乏少力,食欲缺乏,大便稀溏或夹不消化物,舌质淡、苔薄白,脉象缓弱,或为后天调养失宜饮食所伤,或有慢性脾胃病史。治疗当温脾升阳、固摄膀胱,方取补中益气丸合缩泉丸加减。常用药:炙黄芪、炒白术、党参、茯苓、陈皮、柴胡、益智仁、山药、乌药、炙甘草等。小便频数加煅龙骨、煅牡蛎固涩小便;大便稀溏加苍术、炒神曲燥湿运脾;食欲缺乏加鸡内金、焦山楂消食助运。

患儿若兼心神不安、浮躁不宁,可加龙齿、炒酸枣仁安神定志;性情急

躁、情志难控，可加栀子、竹叶清心宁神；若兼烦热面红、鼻塞喷嚏，可加连翘、辛夷解热宣窍；发热气粗、咳嗽气喘，可加黄芩、桑白皮清肺解热。

【治疗绝技】

神经性尿频多与脾肾阳虚、膀胱失摄有关，治疗则当以温肾阳、暖脾阳、固摄膀胱为主。肾阳充盛，下焦温煦，膀胱固摄有权；脾气鼓舞，中阳升举，水液不至溢流。所以温阳法为治疗尿频之本，阳气旺盛，膀胱开合有度，自能使尿液约束、排泄正常。当然，患儿若有心火亢盛也要配合清心安神之法，若有肺热内郁也要配合清肺顺气之药。

【验案赏析】

患儿，男，10岁。2003年3月24日初诊。主诉：小便频数5个月。患儿近5个月来小便频繁，日间从约每小时1次逐渐发展至近1个多月来不时滴沥难禁，以致常常淋湿裤子，气味臊臭。每日夜间小便1~2次，无遗尿。查尿常规等无异常。就诊时见患儿面色少华，形体偏瘦，精神不振，衣服散发出臊臭气味。询问患儿时有尿意，而等不及到厕所时尿液已经溅出，有时甚至无意间已有排尿，不能自控，每次尿量不多，尿液色清，尿后有余沥。食欲缺乏，大便正常，冬季畏寒肢冷，舌质淡、苔薄白，脉沉缓。查尿常规正常，中段尿培养无致病菌生长。汪师认为，患儿小便频数，不能自控，尿液检查无异常，病属尿频。患儿面色、形体、精神均显示气虚之象，而尿频色清、冬季畏寒肢冷、脉沉缓为阳气不振之征。综合分析，患儿乃脾肾阳气不足，膀胱失于温煦，因而水泉不止。本病诊断为尿频，证属脾肾阳虚，治当温补脾肾，兼以固摄膀胱，方取缩泉丸加味。处方：炙黄芪15g，党参10g，茯苓10g，山药12g，益智仁10g，乌药3g，菟丝子10g，覆盆子10g，炮附片3g，桑螵蛸10g。7剂。每日1剂，水煎服。

3月31日二诊：服药1周，患儿尿频症状显著好转，滴沥现象已消，小便次数减少为每1~2小时1次。但食欲仍缺乏，遂以原方加减，增健脾助运之品。处方：炙黄芪15g，党参10g，茯苓10g，山药12g，芡实10g，益智仁10g，乌药3g，炮附片3g，鸡内金6g，炒山楂10g。14剂。每日1剂，水煎服。

4月14日三诊：患儿尿频症状已完全消失，小便能够自控，每日日间5~6次、夜间1次。面色转润，体重有增，食欲增进，性情开朗，脉平。尿频已愈，嘱前方再进2周巩固，可以恢复学业。

【按语】

实际上临床脾肾两虚颇为常见，宜两证治法参合使用，要权衡其脾虚、肾虚之轻重而选择药物配伍。本病虽属慢性病，但只要治疗用药对证则往往收效甚捷，即使尿频症状很快好转，也要继续用药一段时间以期巩固，不可骤然停药，否则易于复发。

【参考文献】

[1] 林丽丽，汪受传. 汪受传治疗小儿神经性尿频经验[J]. 中医杂志，2014，55（23）：1988-1989.

罗笑容教授运用柴芍温胆汤治疗小儿神经性尿频经验

【经典名方】

温胆汤（出自《三因极一病证方论》）

组成：半夏（汤洗七次）、竹茹、麸炒枳实各6g，陈皮9g，茯苓4.5g，炙甘草3g，生姜5片，大枣1枚。

用法：水煎服。

原文：以《集验》温胆汤减生姜为五片，加茯苓一两半、大枣一枚，减其温性、增其凉性，以欲利胆清胆，并尊胆腑清净以温和为要之意，承袭"温胆"之名。

【诊断思路】

罗教授认为，胆易病惊，少阳胆为病，则五脏不安，变证迭起：心胆相通，故见神变相火发于肾，胆虚则见肾虚，故见失精；胆易病惊，惊则气乱伤肝，肝伤则生风。故胆腑为病，多因体虚、痰扰、气郁、惊恐，病变多表现为神、精、痰、风、热。

【治疗方法】

大部分医家认为本病临证虚多实少，治疗上以益气固摄为原则，故多从脾、肾二脏论治。至于病程日久或反复发作者，多为本虚标实、虚实夹杂之证，治疗要标本兼顾，攻补兼施。王璐等通过一项多中心临床研究，总结出常见证型为脾肾气虚、肾虚湿热、肝郁脾虚。汪受传教授认为小儿尿频、遗尿属脾肾气虚、膀胱失摄，治疗以"治病求本"为则、"治遗尿恒涩"为法，健脾益肾以开源治其本，缩尿止遗以固摄治其标。另有心火亢盛合清心安神之法，肺热内郁合清肺顺气之药。

罗教授在长期的临床观察中发现，相当一部分神经性尿频患儿有胆小的特质及猝受惊吓的经历，少部分亦表现为烦躁易怒，针对这些患儿，治以温养脾肾、固摄膀胱，往往难获良效。故尝试从胆论治小儿神经性尿频，以柴芍温胆汤加减缓解小儿紧张状态，对症施之，均获良效。

胆腑对于全身气机的调节起着重要作用，其与肝一起主司全身气机，肝与胆相表里，属木，均有疏泄功能。一般多论及肝主疏泄，而不提及胆，其主要是受"胆附于肝"观点的影响，以致各家学说习惯于详肝略胆。胆主疏泄是指胆气生发、条达，有升降水火、转运枢机、调畅三焦之能，胆对其他脏腑的调节主要在于对气机的调畅。清代《吴鞠通医案》曰："议胆无出路，借小肠以为出路，小肠火腑，非苦不通。"明代李梴在其所著之《医学入门·脏腑相通篇》中记录"心与胆相通，心病怔忡，宜温胆为主；胆病战栗癫狂，宜补心为主"，对《五脏穿凿论》的脏腑别通理论进行了阐述。

温胆汤最早见于唐代孙思邈的《备急千金要方》："大病后，虚烦不得眠，此胆寒故也。"方由《金匮要略》橘枳姜汤加味而成，而今通行的温胆汤方出自陈无择的《三因极一病证方论》，主治痰湿内停、胆虚气郁、胃气失和。温胆汤之名为温胆，实为和胆，全方寒温并用，总以治痰见长。所谓"痰生百病食生灾"，神志疾病往往与痰相关，久病或摄食不慎多致脾虚，脾虚则易生痰浊。而胆喜宁谧柔和，恶烦扰壅郁，以温胆汤健脾理气祛痰，痰去则气调，胆正则神安。然小儿心肝常有余，肺脾肾不足，非但痰气逆乱、扰乱心神可致尿频，肝火偏旺、疏泄过度亦可致小便失禁。故罗教授在温胆汤的基础上加柴胡、白芍合为柴芍温胆汤。柴胡为少阳经主药，柴胡清轻，能调畅气机，升达少阳，疏解郁热，加白芍敛阴柔肝，两药合用，可升举阳气，进而转输邪热而外之势，且无汗吐下等法之力，故无伤阳损阴之弊，并以此起到和解少阳兼疏肝郁的作用,全方共奏健脾理气化痰、和解少阳、温胆宁神、疏肝解郁之效。

【治疗绝技】

临证加减:膀胱虚寒者合缩泉丸;心阴不足、汗多者可酌加五味子、煅牡蛎、浮小麦,五味子益气生津、宁心安神,煅牡蛎、浮小麦长于收敛固涩,诸药共奏安神固摄之功。《素问·宣明五气》说:"心藏神,肺藏魄,肝藏魂,脾藏意,肾藏志。"若胆病涉及他脏,脏腑功能异常,可出现各种神经精神系统疾病。温胆汤可健脾理气化痰、舒达少阳,邪去正安,少阳枢机和畅,则形神自和。罗教授运用柴芍温胆汤治疗小儿神经性尿频时,主要抓住患儿胆小易惊或烦躁易怒的情志特点,结合其既往有受惊吓病史,可辨证为心虚胆怯之证,针对此证候,治以理气化痰、温胆安神缩尿之法,后期治疗亦注重调理脾肾固本,以求病愈。《丹溪心法》有载:"五志之火因七情而起,郁而成痰……宜以人事制之,非药石所能疗也。"故本证型除用药外,尤须注重心理疏导。所以家庭调护方面要鼓励患儿树立信心,帮助其养成良好的排尿习惯,避免打骂斥责,以求胆和心安,排尿自如。

【验案赏析】

患儿,女,7岁,2018年1月24日初诊。1个多月前受惊吓后出现尿频,白天排尿逾20次,无尿痛,于某医院行抗生素治疗半个月,未见改善,刻诊见精神倦怠、易惊、频繁眨眼、多汗。舌淡红、苔白,脉细滑。辅助检查:血常规、尿常规、泌尿系彩超、中段尿培养均未见异常。西医诊断:神经性尿频;中医诊断:尿频(心虚胆怯)。方选柴芍温胆汤加减:竹茹6g,枳壳6g,甘草4g,陈皮3g,茯苓12g,法半夏8g,白芍12g,柴胡7g,郁金7g,益智仁15g,台乌药6g,浮小麦15g,每日1剂,水煎,温分2服。

2018年1月30日复诊:患儿精神转佳、频繁眨眼、多汗症状明显好转,日排尿次数减至10次左右,舌淡红、苔薄白,脉细。效不更方,守方续服5剂后患儿日排尿次数减至4~5次,余无不适,遂予调理方善后。先后治疗半个多月,基本恢复正常。

【按语】

结合临床观察,部分神经性尿频患儿发病前有明确的受惊吓病史或烦

躁多动的特点，故罗教授在传统温肾缩尿治法之外，别出新意，以温胆汤为主方，意在理气化痰清热以达到和胆气、补心气、疏肝气、神安而小便自调的目的。小儿为稚阴稚阳之体，素体肺脾肾不足，脾虚不健，则易生痰，猝受惊恐，气机乖乱，升降失调，痰随气逆扰乱胆腑心神，心虚胆怯，加之恐则气下，或肝气偏亢，疏泄过度则致膀胱开合无度，尿频始作。心神受扰，心气受损，故而多汗、疲倦易惊，胆易病惊，惊则气乱，乱则伤肝，肝伤则生风，故见频繁眨眼。予柴芍温胆汤加减疏肝理气，化痰解郁，加郁金、台乌药行气解郁宁心，益智仁固肾缩尿，浮小麦除虚热敛汗。全方共奏理气化痰、温胆缩尿之效。

【参考文献】

［1］李荣贞，刘靖薇，许楷斯，等.罗笑容教授从胆论治小儿神经性尿频经验［J］.中国医药导报，2020，17（12）：153-156.

第三节　血尿

王静安教授运用自拟方荷叶仙茅汤治疗小儿血尿经验

【经典名方】

荷叶仙茅汤（王静安教授经验方）
组成：荷叶 30 g，炒白茅根 30 g，炒仙鹤草 30 g。
用法：常法煎服。

【诊断思路】

《诸病源候论·虚劳尿血候》说："劳伤而生内热，血渗于胞故也。血得邪热而妄行，故因热流散，渗于胞，而尿血也。"在膀胱者，多由于邪热下移膀胱；在肾者，则为脾肾不固、虚火灼伤脉络所致。《证治准绳》说："溺血者，盖心主血，与小肠相合，血之流行，周遍经脉，循行脏腑，若热聚膀胱，血渗入胞，故小便血出也。"由此可知，尿血与心和小肠有着密切的关系，凡属心经积热，心热移于小肠，或下焦热结膀胱，均能损伤脉络、迫血下溢，从小便排出，即心火炽盛、膀胱蓄热、阴虚火旺为血尿的基本病机。王老认为治宜因势利导，使热从小便而解，实证则利水泄热，虚则健脾固肾，在临证时，以荷叶茅仙汤为基础方，随证加减治疗尿血。

【治疗方法】

1. 邪热下移膀胱证

小便黄赤灼热，尿血色鲜红，心烦，夜寐不安，面赤，口疮，口渴，舌红苔黄，脉数。治法：利尿泄热，凉血止血。方药：荷叶仙茅汤加味。加萹蓄、瞿麦、木通、生地黄利水清热，因势利导，使热从小便而解；大蓟、小蓟、炒地榆、炒槐角、炒荆芥凉血止血；炒白芍滋阴养血，敛而不涩。

2. 肾虚火旺证

小便短赤夹血，头晕耳鸣，神疲体倦，腰膝酸软，颧红，潮热，五心烦热，舌红、苔少或苔黄，脉细数。治法：滋阴降火，凉血止血。方药：荷叶茅仙汤加味。加骨碎补、威灵仙补肾；生地黄、山茱萸、白芍滋补肝肾；茯苓健脾渗湿；知母、黄柏滋阴降火；通便凉血止血，引血归经；三七、炒槐角活血止血，使止血而不涩血。

3. 心火炽盛证

小便下血，颜色鲜红，心中烦热，躁扰不安，面赤唇红，舌尖深红、舌苔黄燥，脉象滑数。方药：荷叶茅仙汤加味。加生地黄、栀子、黄连清心泻火；加木通、甘草梢通利火腑，使热从小便排出；黄芩、竹叶清肃上焦气分，则诸热得解；地榆、小蓟助生地黄凉血止血。

【治疗绝技】

王老治疗肾病常用治法有发汗、利尿、清热、养阴、益气、健脾、温肾等。常用方有越婢加术汤、麻黄连翘赤小豆汤、五皮饮合胃苓汤、实脾饮、真武汤等。治肾炎水肿常用治法有宣肺解表、清热除湿、运脾温肾、通阳利水，运用时一般数法合用。

【验案赏析】

1. 患儿，男，13岁，2004年4月2日初诊。尿血1年余，曾在某医院诊断为"肾小球肾炎"，中西药治疗疗效不显。症见面色无华，神疲，饮食不佳，喜卧懒言，尿如洗肉水，时有腰痛，动则尿血，腰痛加剧，舌淡、边有齿痕、苔白，脉细数。尿常规：红细胞（+++），尿蛋白（++），可见大量透明管型及少许颗粒管型。辨证：肾虚火旺。治法：滋阴降火，凉血止血。方药：荷叶仙茅汤加味。白茅根30 g，荷叶30 g，焦栀子15 g，生地黄15 g，三七粉（冲服）10 g，山茱萸10 g，炒地榆15 g，炒槐角15 g，威灵仙15 g，焦黄柏15 g，知母15 g，另以鲜韭菜汁100 mL同服。

4月9日二诊：服上药后，无肉眼血尿出现，饮食、精神好转，大便正常。尿常规：红细胞（++），尿蛋白（+）。原方加黄芪30 g，再进3剂。

5月12日三诊：服药后，自觉症状消失，因经济困难未及时复诊，最近因受凉出现腰痛，但无血尿，精神、饮食均好，尿常规：尿色黄，红细胞（++），尿蛋白（-）。脉数，苔黄，舌微红。原方加鲜车前草30 g，再服3剂。

5月19日四诊：服药后，精神饮食基本正常，并能从事劳动。尿常规：尿色淡黄，未见红细胞。为巩固疗效，宜益气健脾，上方去车前草，加广明参30 g，炒续断30 g，豆蔻6 g，炒怀山药15 g，服3剂。痊愈无复发。

2. 患儿，女，11岁。反复尿血4年多。4年前患儿扁桃体化脓，经抗生素治疗后症状消失，但随即出现尿血，用止血抗炎药物治疗后尿血消失。此后经常扁桃体肿大，每次必伴随尿血症状出现，待扁桃体红肿消退后，尿血症状减轻或逐渐消失。曾在多处医院就诊，诊断为"慢性肾炎"。对症治疗症状缓解后长期服用泼尼松等激素类药物控制，停药则加重。数日前又因扁桃体炎症住院，予抗炎对症治疗后出院。现已无咽痛，仍有尿频、尿少、尿中带血，大便调，纳可。初诊：面色无华，神疲乏力，少气懒言。尿频，尿少，尿中带血，舌质红、苔白腻，脉沉细。患儿因湿邪内蕴，郁而生热，血得热而妄行，热邪流散，伤及胞络，则尿血；火性炎上，侵袭咽喉，则见咽喉反复红肿、舌红、苔腻均为湿热内蕴之象。治以滋阴降火，凉血止血。用自拟荷叶茅仙汤加减。方药：蒲黄炭30 g，荷叶30 g，白茅根30 g，仙鹤草30 g，白薇30 g，侧柏炭15 g，茜根炭15 g，栀子6 g，大蓟30 g，瞿麦30 g，草薢30 g，萹蓄30 g，木通9 g，小蓟30 g，车前草30 g，海金沙30 g。

二诊：服药后小便增多是邪有出路之象，但舌质红、苔白腻，脉沉细，乃余邪未尽，尿常规检查显示血尿仍在，治用原方去侧柏炭、白薇、海金沙，加煅花蕊石、炒续断。方药：蒲黄炭30g，仙鹤草30g，荷叶30g，白茅根30g，萹蓄30g，焦栀子6g，侧柏炭15g，茜根炭15g，瞿麦30g，草薢30g，小蓟30g，大蓟30g，车前草30g，木通9g，炒续断30g，海金沙30g，花蕊石30g。

三诊：服上方后，尿量增加，尿常规检查仍有隐血，舌质红、苔白腻，脉沉细，精神欠佳，咳嗽，是有新增外感证候，当先治外感，再予原方加三七止血。

四诊：服药后感冒咳嗽痊愈，尿血消失，但精神仍然欠佳，舌质红、苔白腻，脉沉细，药已中病，守方守法，再用荷叶茅仙汤加减滋阴降火，凉血止血，以巩固疗效。

【按语】

正如《证治汇补·尿血》说："胞移热于膀胱则尿血，是尿血未有不本于热者，但有各脏虚实不同耳。"实者为邪热下移膀胱，灼伤脉络，治疗应清热利尿，顺其势，使邪从小便而解；虚者多为肾虚火旺，灼伤肾络，治疗应滋阴降火，验案1为火证，治疗用药以降火为要，实则清利，虚则引火归元，以治根本。本病不宜用收敛之品，以防闭门留寇，正如《医学心悟·尿血》中训示："凡治尿血，不可轻用止涩药。"

验案2为"火"证，治疗用药以降火为要，实则清利，虚则引火归原，以治根本。本病不宜用收敛之品，以防闭门留寇，正如《医学心悟·尿血》所说："凡治尿血，不可轻用止涩药。"初诊用荷叶茅仙汤加减治疗。方中荷叶清泄邪热、凉血止血，有一叶一菩提之说；白茅根清热利尿，使邪热从小便而解，亦有凉血止血之功，有一花一世界之誉；仙鹤草泄热凉血、收敛止血，有一草一灵芝之称。在药合用，内行脏腑，外布肌肤，使诸气上达，浊邪下泄，故为治血基础方。复加栀子、白薇以加强清热之力；加蒲黄炭、侧柏炭、茜草根炭、大蓟、小蓟以增强止血之功；再以萹蓄、瞿麦、木通、车前草、海金沙清热利尿以泄邪热，诸药合用，共治尿血。复诊守法守方，灵活化裁，故能治愈患儿病症。

【参考文献】

[1] 吕霞.王静安国医大师治疗小儿血尿经验[C]//中华中医药学会儿科分会第三十次学术大会论文汇编.[出版者不详],2013:34-36.

第四节　遗尿

贾六金教授运用固本止遗汤治疗肾虚不固型小儿遗尿症经验

【经典名方】

固本止遗汤（贾六金教授自拟方）

组成：熟地黄10 g,山药10 g,山萸肉10 g,桑螵蛸10 g,菟丝子10 g,补骨脂10 g,乌药10 g,益智仁10 g,麻黄4 g,白果6 g,甘草6 g。

用法：常法煎服。

【诊断思路】

贾老强调，小儿遗尿症的发生与先天禀赋密切相关，先天禀赋不足是小儿遗尿症的发病基础。小儿为稚阴稚阳之体，脏腑娇嫩，形气未充，排尿的自控能力尚未完善，加之小儿有"肾常不足"的生理特点，故先天禀赋不足、肾气未充则发为遗尿。肾主水，司开合；膀胱者，州都之官，津液藏焉，气化则能出矣，肾与膀胱互为表里，膀胱的气化有赖于肾气充足温煦，肾气不足，肾虚不固，则膀胱无以温养，导致下元虚寒，致膀胱约束无权而发生遗尿。基于以上中医学理论，贾老认为小儿遗尿症的主要病位在膀胱，且与肾关系密切，主要责之为肾虚不固，下元虚寒，膀胱失约。

【治疗方法】

临证中贾老强调以五脏证治为核心，依据小儿特殊的"三有余，四不足"的生理特点，注重小儿五脏之中"肾常虚"的特性，紧扣肾虚不固、下元虚寒、膀胱失约的基本病机，治以补肾固本、缩尿止遗，运用自拟固本止遗汤治疗该病，疗效显著。基本药物组成：熟地黄10 g，山药10 g，山萸肉10 g，桑螵蛸10 g，菟丝子10 g，补骨脂10 g，乌药10 g，益智仁10 g，麻黄4 g，白果6 g，甘草6 g。方中熟地黄专补肾阴，补精益髓；山药补脾肺肾之气，兼养阴涩精，既补虚又收涩；山萸肉补益肝肾，收敛固涩，三药共用可固本培元；桑螵蛸为固精缩尿之要药；菟丝子、补骨脂性偏温，补肾缩尿；乌药、益智仁与山药合为"缩泉丸"，增强了补肾健脾的功效，温肾祛寒，令下焦寒去而得以温煦，进而使膀胱气化复常，约束有权，遗尿自止；麻黄宣肺通气，通阳化气，以助膀胱气化，通调水道；白果敛肺、收涩。诸药共奏补肾固本、缩泉止遗之功。

贾老临证时对于肾虚不固证的患儿，结合其病史及具体症状，在自拟固本止遗汤的基础上随症灵活加减。若夜间困睡不醒，不易叫醒者，加远志、石菖蒲以调补心肾、健脑开窍、缩尿固精，抑或加大麻黄的用量至6 g以加强觉醒之用；病程较长，反复遗尿者，加黄芪、覆盆子、韭菜子，麻黄增至8~10 g，以加强益肾固精缩尿之用；兼见积食而致食欲缺乏者，加焦山楂、焦麦芽、焦六神曲以消食导滞；肾阳虚者，加巴戟天、锁阳以补肾助阳。

【治疗绝技】

贾老在用中药内服治疗小儿遗尿症的同时，同样配合基础治疗，嘱服用中药期间应做好护理工作：①要耐心教育引导，切忌打骂、责罚，鼓励患儿消除怕羞和紧张情绪，建立起战胜疾病的信心；②每日睡前排空小便，睡前尽量少饮水、少食水果；③在夜间常发生遗尿的时间段前及时唤醒排尿，养成去卫生间排小便的习惯，坚持训练1~2周；④如果为隐性脊柱裂的患儿，一般疗程较长，家长在治疗过程中一定要有耐心，并注意饮食调理，营养均衡，养成良好的排尿习惯。

【验案赏析】

患儿，男，6岁，2019年5月6日初诊。主诉：夜间尿床3个月。患儿3个月前开始每夜尿床2~3次，不易被唤醒；若白天玩耍过度劳累或睡前饮水等，尿床明显加重；纳食欠佳，大便可，每日一行，舌淡、苔薄白，脉沉缓。查体：咽部淡红。腰骶部皮肤见蒙古斑。实验室检查：尿常规未见

明显异常,骶尾椎 X 线片检查示隐性脊柱裂,腹部彩超示双肾、输尿管、膀胱未见明显异常。中医诊断:小儿遗尿症(肾虚不固证),治以补肾固本、缩泉止遗,方选固本止遗汤加减。药物组成:熟地黄 10 g,山药 10 g,山萸肉 10 g,益智仁 10 g,乌药 10 g,桑螵蛸 10 g,菟丝子 10 g,补骨脂 10 g,麻黄 4 g,白果 6 g,焦山楂 10 g,焦麦芽 10 g,焦六神曲 10 g,炒鸡内金 10 g,甘草 6 g。6 剂,免煎颗粒,每日 1 剂,水冲服,分早晚 2 次空腹温服。因患儿为隐性脊柱裂,治疗的疗程较长,嘱家长须耐心教育引导,切忌打骂,睡前排空小便、尽量少饮水,及时唤醒排尿,养成去卫生间排小便的习惯。

2019 年 5 月 20 日二诊:患儿尿床症状较前明显好转,前半夜尿床 1～2 次,后半夜无尿床,可唤醒,纳食较前好转,大便可,每日一二行。查体:咽淡红、舌淡红、苔薄白,脉缓。一诊方麻黄增至 6 g,加锁阳 8 g,10 剂,免煎颗粒,先服 5 剂,间隔 2 日后再服剩余 5 剂,其余用法及注意事项同一诊。

2019 年 6 月 5 日三诊:患儿偶尔有夜间尿床,纳食可,大便可,每日 1 行。二诊方去焦三仙、炒鸡内金,10 剂,免煎颗粒,用法及注意事项同二诊。

【按语】

小儿遗尿症首辨功能性与器质性,对于腰骶部有黑青胎记的小儿,贾老尤嘱要先拍骶尾椎正位 X 线片,排除隐性脊柱裂的可能性。四诊合参,本案患儿禀赋不足,故肾不能主骨生髓而致隐性脊柱裂,证属肾虚不固,膀胱失约。肾气不足,膀胱无以温煦,膀胱虚寒,气化失常,闭藏失职,故出现遗尿。一诊时贾老围绕肾虚不固、下元虚寒、膀胱失约的基本病机,方用自拟固本止遗汤加减治疗。方中熟地黄、山药、山萸肉固本培元,平补肾虚;桑螵蛸为固精缩尿之要药;补骨脂、菟丝子温肾阳、补肾气、益肾精,肾气足则膀胱固,气化复常,固摄有权;焦山楂、焦麦芽、焦六神曲合炒鸡内金共奏消食化滞、健脾和胃之功;麻黄归肺、膀胱经,利小便,引药归经,白果缩尿止遗,二药一宣一降,寓以提壶揭盖法通利水道,通过宣肺来通利小便;甘草调和诸药。二诊时,患儿遗尿频率及纳食好转,加大麻黄用量以增强患儿觉醒能力,加锁阳以增强补肾阳之用。三诊时,患儿纳食可,诸症大减,故去焦三仙、炒鸡内金,续服 10 剂巩固治疗。药证相符,故疗效满意。

【参考文献】

[1] 骆雯雯，刘娜，袁叶，等.贾六金教授治疗小儿遗尿症肾虚不固证临证经验[J].中医儿科杂志，2022，18（1）：4-6.

第五节　肾病

汪受传教授从阴阳辨治小儿激素依赖性肾病综合征经验

【诊断思路】

在肾病综合征的发生发展过程中，本虚与标实之间是互相影响、相互作用的。其虚在肾、脾、肺，阳、气、阴；实在水湿、外风、湿热、血瘀。激素依赖性肾病综合征因长期、反复使用激素，又加之伤阴、升火、耗气等激素不良反应带来的病理变化，不但使疾病缠绵不愈，且使证候愈趋复杂。中医学认为，阴阳互根，"无阳则阴无以生，无阴则阳无以化"，在补肾之时重视调整阴阳之间的辨证关系。而激素在本病治疗中有类似温补肾阳的作用，但因其纯阳无阴，则在长期使用后必有损伤肾阴的不良反应。其中库欣综合征出现的两颧潮红、五心烦热便是肾阴亏损、虚火上炎的典型表现；而在激素减撤过程中又常见到食欲由旺趋减、多汗疲乏等脾气亏虚的表现；由于激素抑制机体免疫功能的不良反应，患儿肺卫不固易罹外感，又使肾病综合征频繁复发。因而造成激素依赖性肾病综合征虚实错杂、病情反复、迁延不愈的病情特点。

【治疗方法】

1. 温阳利水法

肾病的关键病理因素是水湿。水湿不仅是贯穿整个病程中的病理产物，更是损伤人体正气、阻碍气机运行的主要因素，且有进一步伤阳、化热，致

使瘀血形成，推动疾病发展之势。正如《幼幼集成·肿满证治》所说："因中气素弱，脾虚无火，故水湿得以乘之。"水湿与脾肾虚之间互为因果，成为导致疾病迁延之要素。本病在激素治疗之初，重用温阳利水法，使水肿渐退，真阳渐壮。方选苓桂术甘汤合真武汤加减。方中附子属大辛大热之品，因刚开始使用大剂量激素，有助阳化热之嫌，常摒之不用。以桂枝通阳化气行水；白术燥湿健脾；茯苓淡渗利水；白芍敛阴和营，使邪水去而真阴不伤；泽泻利湿泄浊；辅以山茱萸补肝益肾，益精敛阳。全方合用，共达温阳利水、扶正祛邪之效。若脾虚见神疲乏力者，加党参、黄芪健脾益气，以助行水之力。

2. 滋阴降火法

患儿长期应用皮质激素后易于出现心烦、兴奋、手足心热、面色潮红、失眠、盗汗等，辨证属阴虚火旺，治疗上多选用滋阴清热之物，方选知柏地黄丸加减。其中汪师认为熟地黄甘润黏腻，易助湿滞气，气滞则血瘀，反之，生地黄甘寒质润，入心肝血分，既善清营血热又能养阴生津。因此，汪师易熟地黄为生地黄，在发挥其养阴作用的同时，更添了清热凉血之意。方中生地黄、山药、山茱萸滋补三阴以治其本，牡丹皮、茯苓、泽泻渗湿浊、清虚热以治其标，三阴并补，以补少阴为主。阴虚火盛较甚者加知母、黄柏以加强清热降火之功；加用二至丸平补肝肾、益阴养血，方中墨旱莲常与女贞子相须为用滋阴清热泻火。诸药相伍可平抑激素所致的阴虚阳亢、湿热内蕴之象。肝阴虚突出者，可加用沙参、沙苑子、菊花、夏枯草养肝平肝；肾阴虚突出者，加枸杞子、五味子、天冬滋阴补肾；有水肿者加车前子、泽兰以利水；脾虚不运，纳差腹胀者，加白术、陈皮以理气健脾。

3. 益阴温阳法

肾病患儿在激素撤减过程中容易出现阴损及阳、阳损及阴，故此阶段最易出现病情的反复。治疗时当从肾论治，调补阴阳，从而扶正固本，稳定证情。此时患儿病程较久，肾元渐虚，患儿常表现为精神不振、面白无华、肢体倦怠、自汗或盗汗、畏寒肢凉之阳虚征象。若进一步发展则见少气无力，潮热盗汗，消瘦面黄，肢冷倦怠，舌淡、苔少，脉虚弱之阴阳两虚证候。此时辨证施治，以右归丸合六味地黄丸加减为主方，常用药物有淫羊藿、熟地黄、枸杞子、附子、山茱萸、菟丝子、肉桂、肉苁蓉等。意在阴中求阳，以达到补肾阳的目的，补肾之中又兼顾养肝益脾，使肾精得充而虚损易复；温阳之中参以滋阴填精，则阳得阴助而生化无穷。固本培元，阴阳并补，进而减少对激素的依赖性，防止激素撤减后症状反弹。气衰神疲较甚者，加人参以大补元气；腰膝冷痛者，加仙茅、怀牛膝以温肾强筋止痛。

4. 补肺固表法

本病从中医辨证来看，激素在足量用药取得疗效时，往往出现阴虚阳亢症状；长此以往，又易耗损气血，进而发生卫表不固、阴阳两虚之变化。汪师在病情控制尚稳之期，考虑到小儿肺常不足，易感外邪之变，以桂枝加龙骨牡蛎汤与玉屏风散合方加减，但治疗同时仍注重阴阳双补，以使阴阳平衡，则病无复发。方中桂枝汤调和营卫，龙骨、牡蛎固表敛汗；玉屏风散可固护卫表，改善患儿免疫状态，调节细胞免疫，提高肾病综合征患儿总T淋巴细胞亚群 $CD3^+$、$CD4^+$、$CD4^+/CD8^+$ 比值和血清 IgG、IgA 水平及血浆白蛋白水平，降低尿蛋白，在激素撤减期加用可降低感染率和复发率。有外感发热者，用金银花、连翘、薄荷、荆芥；热重者加蒲公英、紫花地丁、虎杖等；肺热喘嗽者，用炙麻黄、苦杏仁、生石膏，同时加黄芩、葶苈子、鱼腥草等清肺涤痰平喘之品，是为急则治其标；若汗加碧桃干、麻黄根固表止汗；咳嗽不清加百部、炙款冬花宣肺止咳；咽红、扁桃体肿大不消加青黛、玄参、浙贝母、蒲公英利咽消肿。

【治疗绝技】

肾病综合征以正气虚弱为本，邪实蕴郁为标，多属本虚标实、虚实夹杂之证。而皮质激素及免疫抑制剂的应用使本病的变化更为复杂。随着激素剂量的逐渐增加，出现"壮火食气，气食少火"，从而出现阳热内盛、阴虚火旺，随之阴阳两虚。汪师认为本病要在传统辨证的基础上，注意激素对机体的影响和不良反应，以扶正培本、调补阴阳为基本大法，采用分阶段辨证施治原则。激素治疗的开始阶段，重用温阳利水法，协助激素振奋肾阳，促进水肿消除；激素足量用药阶段，用滋阴降火法，以消除阴虚火旺证候，使治疗能顺利进行；在激素减量阶段，气虚的表现刚刚显露时就早用益阴温阳法，后辅以补肺固表法，并坚持长期巩固治疗，以尽早、持久地振奋阳气，填补精气，巩固疗效。

本病早期或在未使用激素治疗前，多表现为水肿明显，面色苍白，畏寒肢冷，乏力纳差，腹胀便溏，舌质淡胖、苔白或白腻，脉沉无力等，此属阳虚，多为脾肾阳虚所致。大量激素治疗阶段，则日渐耗伤阴液，首先会出现肝肾阴虚，加重后即表现出阴虚火旺之象，患儿开始出现面色潮红、盗汗、烦躁易怒、头痛眩晕、手足心热、舌红少苔、脉细数等。激素治疗期间，脾阳被温通，患儿出现消谷善饥，进食大量食物，吸收和利用不了的食物易酿生湿热，湿热郁久，热盛伤阴，阳损及阴，阴损及阳，导致本病迁延反复。在此期间可运用滋补肝肾、泻火潜阳、清热利湿等治法。激素减量和维持阶段，随着激素减量，温阳力度减弱，患儿以气阴两虚为主，初起仍显阴伤之象，其后激素减到很少剂量后，则转为以气虚甚至阳虚为主。且小儿肺脏娇嫩，激素减量后出现肺气、卫阳不足之证，表失固护，易感受外邪，引致水肿再发。激素持续减量，则患儿肾脏阴阳两虚证候日益显现。同时，脾阳不足以运化水谷精微，患儿可能出现纳差、舌苔厚腻，易患积滞，甚则积滞蕴湿化热。因此，肾病综合征尤其是激素依赖型肾病综合征患儿，其证候初起多属脾肾阳虚，继而阴液耗伤，肾阴虚水不制火而虚火上炎，激素减撤过程中则逐渐出现气虚、阳虚、阴阳两虚的证候，此为常见的病机演变。

【验案赏析】

患儿，男，5岁，2014年8月30日初诊。主诉：患肾病综合征1年，激素依赖至今。患儿自2013年8月外感后出现尿少、全身浮肿，9月1日至当地医院就诊，查尿常规：尿蛋白（++++），红细胞（+）。诊断为肾病综合征，予醋酸泼尼松治疗，初始剂量每次10 mg，每天3次，口服。使用4周后浮肿消退，尿蛋白转为微量，继用4周转阴，此后按每3周减2.5 mg/d速度减量。保持尿常规正常直至2014年2月，激素已减量为每次10 mg，每天1次，口服。后因外感，尿蛋白又升至（+++），浮肿再现。遵医嘱将激素重新加量至每次10 mg，每天3次，口服。其间病情复发2次，属激素依赖型。家长携患儿来汪师处就诊。诊见：患儿库欣综合征明显，体重28 kg，全身肥胖，以两腮、背部、腹部显著，前额、背部毫毛增生浓密。面部红赤，手心亢热，多汗，食欲亢进，口干喜饮，性情烦急，大便正常，舌质红、少津、苔薄。尿常规正常。诊断为肾病综合征（激素依赖型），辨证属阴虚火旺。治以补益肾阴、清泻虚火。方用知柏地黄丸加减。处方：生地黄、熟地黄、枸杞子、山茱萸、牡丹皮、墨旱莲、女贞子、知母各10 g，山药12 g，黄柏6 g，炙甘草3 g。14剂。继续服用醋酸泼尼松，每次10 mg，每日3次，口服。

2014年9月13日二诊：患儿服药后症状无明显变化，尿常规每周复查，均未见异常。中药继用前方，再进2周。醋酸泼尼松减量，改为晨起服12.5 mg，中午服3.75 mg，晚间服3.75 mg。

2014年9月27日三诊：患儿食量稍减，手心亢热减轻，余无特殊变化。前方加茯苓10 g，14剂。醋酸泼尼松服用剂量及方法同二诊，并嘱于10月4日起醋酸泼尼松改为晨起服10 mg，中午服7.5 mg，晚间服2.5 mg。

2014年10月11日四诊，10月25日五诊，11月8日六诊，11月22日七诊：中药依前方出入，并嘱于10月25日起醋酸泼尼松持续按每3周减量2.5 mg/d递减。患儿阴虚火旺症状逐步减轻，其余无明显症状。其间尿常规每周复查，结果均为正常。

2014年12月6日八诊：近2天发热，体温38.2 ℃，咳嗽声作、有痰，鼻塞，流清涕，咽痛。查体：咽红，舌质红、舌苔薄黄。听诊心肺无异常。诊断为感冒，辨证属风热证。急则治其标，治以疏风解表、宣肺止咳，方拟银翘散加减。醋酸泼尼松，晨起服10 mg，中午服2.5 mg，晚间服5 mg。

2014年12月13日九诊：患儿服上药后2天热退，继而鼻塞、清涕、咳嗽、咽痛均解，复查尿常规正常。仍宗前法，以滋阴降火为主治疗。并嘱于12月27日起醋酸泼尼松改为早晨1次，每次10 mg；中午、晚间各1次，每次2.5 mg。

2014年12月27日十诊，2015年1月10日十一诊：证候稳定，患儿无明显不适。治以前方加减继进。

2015年1月24日十二诊：患儿近期未罹患外感，亢热已消，食量有减，身形略减，但出汗较多，四肢欠温，纳寐可，二便调。尿常规、血生化检查结果均正常。患儿虚热已清、肺虚汗泄，虑其外感，拟从肺肾两虚论治，以补肺固表、补肾益气法治疗，予玉屏风散合六味地黄丸加减。处方：炙黄芪、煅龙骨（先煎）、煅牡蛎（先煎）各15 g，白术、生地黄、枸杞子、山茱萸、牡丹皮、墨旱莲、女贞子、菟丝子各10 g，山药12 g，防风5 g，炙甘草3 g。14剂。继服醋酸泼尼松，早晨1次，每次10 mg；中午、晚间各1次，每次2.5 mg。

2015年2月7日十三诊：患儿一般情况可，纳食正常，二便自调，出汗较多，四肢欠温。血常规及尿常规正常。患儿肾病综合征维持缓解，中药前方加巴戟天10 g温补肾阳。醋酸泼尼松，每次12.5 mg，每天1次，晨起顿服。此后患儿证候基本稳定，中药以上方加减服用，醋酸泼尼松仍按每3周减量2.5 mg/d递减。其间偶尔感冒，暂予宣肺解表利咽治疗。尿常规保持正常，激素逐渐减量至5 mg，晨起顿服。治疗仍予补肺益肾以扶正御邪。

2015年5月11日十四诊：患儿服上药期间，一般情况可，出汗减少，尿常规每周复查未见异常。证候稳定,治疗宗前法以补益肺肾为主。处方:炙黄芪15 g,白术、生地黄、山茱萸、牡丹皮、墨旱莲、女贞子、菟丝子、补骨脂、巴戟天、泽兰各10 g,防风5 g,炙甘草3 g。28剂。醋酸泼尼松,每次2.5 mg,每日1次,晨起顿服。

此后患儿证候保持稳定,偶有外感,至2017年9月,患儿病情缓解已3年,激素停用已2年多,多次复查尿常规均无异常,遂停止治疗。直至2019年8月因他病来诊,知患儿肾病未复发,已获痊愈。

【按语】

本案患儿系肾病综合征激素依赖型病例,足量治疗有效,但减量到一半以下则随即复发。就诊时患儿库欣综合征表现明显,以知柏地黄丸为基本方补肾滋阴清火,同时按1年疗程渐减激素,证候逐渐减轻。后因患儿多汗易感,改用补肺固表、补肾益气法治疗,尿常规一直保持正常,病情持续缓解。实践表明,对于激素依赖型肾病综合征患儿,以从肾论治、调补阴阳为基本大法,分阶段阴阳并施,同时辅以补肺固表治疗,一方面可减轻激素不良反应,利于激素顺利撤减;另一方面又可改善因激素治疗造成的免疫功能降低,从而有助于减少疾病的复发。中医药治疗的目的就是消除激素的不良反应,同时补虚扶正,维持机体的阴阳平衡,可望达到顺利撤停激素,使疾病痊愈的目的。

【参考文献】

[1] 刘莉,汪受传.汪受传从阴阳辨治小儿激素依赖型肾病综合征经验介绍[J].新中医,2021,53(6):195-198.

丁樱教授从瘀论治小儿肾病综合征经验

【名医简介】

丁樱,女,1977年毕业于河南中医学院,现任河南中医药大学第一附属医院、儿科医学院院长，中华中医药学会儿科专业委员会副主任委员，全国中医药高等教育学会儿科教学研究会副理事长，河南省中医药学会儿科专业主任委员，河南省医师协会儿科医师分会副会长，国家"十一五"科技支撑重大疑难病项目"小儿紫癜性肾炎中医综合方案的示范研究"首席专家。

【学术思想】

丁教授针对小儿肾病反复发作的难点深入研究，提出"本虚标实"与"扶正祛邪，序贯辨治""扶正祛邪，健脾补肾与清热化瘀并用"等学术观点，提高了长期缓解率；首次将小儿肾病"标本"辨证分型体系写入全国高等中医药院校规划本科及研究生教材，在全国传播，教材沿用至今。

【诊断思路】

丁教授认为患儿先天脾肾不足，或脾肾阳虚，元气失其温煦，推动血液运行无力可致血液凝滞而为瘀；气机运行不畅可致水停，水停则气滞，气滞则致血瘀；患儿长期应用激素，激素乃纯阳之品，日久则耗伤阴液而致阴虚生火，虚火灼伤脉络，血溢脉外，停于脏腑之间而成瘀；或过量服用辛热扶阳之品而助火生热，热盛血耗，使血液浓稠、流行不畅而致瘀；患儿先天不足，卫外不固，易感外邪，外邪入侵，客于经络，使脉络不和、血涩不通，亦可成瘀；或气不摄血，血从下溢，离经之血留而不去，可致血瘀。

【治疗方法】

丁教授认为活血化瘀应贯穿本病治疗的始终。然而小儿肾病综合征瘀血病机复杂，临证遣方谨守病机，不可偏执于一法，须做到法随证立、方随法转。鉴于此，临床常根据血瘀病机灵活运用凉血活血、养阴活血、益气活血、温阳活血四法，兼合他法应用。

1.凉血活血法

小儿肾病综合征发病初期或足量使用激素时，常用此法治疗。患儿初始使用辛热纯阳之品或感受热邪，助火生热，致热入血分，伤及血络，血液流行不畅而致瘀。患儿多表现为浮肿，脸面部痤疮，满月脸，小便量少，大便干，舌红、舌质紫暗、苔黄，脉数。治以清热解毒、凉血散瘀，常在水牛角、牡丹皮、生地黄、茜草、蒲黄等凉血活血药的基础上加金银花、连翘、野菊花、重楼等清热解毒之品。尤其需要说明的是，丁教授临证喜用水牛角配伍乌梅，二药合用，水牛角清热凉血以治"瘀"，而乌梅药性酸、涩，功擅敛以防"溢"，两者相得益彰，疗效倍增。血瘀症状明显者，可加三棱、莪术、虻虫等破血消癥药以加强活血化瘀之效。

2. 养阴活血法

小儿肾病综合征中期或在长期服用激素过程中，常应用此法。患儿患病中期或大量、长期服用辛热扶阳之品，易耗伤阴液而致阴虚生火，火盛灼伤血络，血溢脉外，停于脏腑之间而成瘀。患儿多表现为浮肿较轻，心烦易怒，口干咽燥，手足心热，或有面色潮红，痤疮，舌红苔少，舌下脉络青紫，脉细数等。治以养阴活血，在丹参、三七、益母草、桃仁、红花等活血化瘀药的基础上加生地黄、麦冬、女贞子、墨旱莲、知母、黄柏等滋阴清火。

3. 益气活血法

小儿肾病综合征病程早期或激素维持治疗阶段多用此法。若先天不足，早期脾气虚则运化无力，水邪内停，或气不摄血，血从下溢，发为水肿、血尿。患儿多表现为全身浮肿，尿量减少，自汗，易外感，纳呆便溏，气短乏力，舌质暗，苔薄白，脉弱等。治以益气活血，在川芎、郁金、丹参、三七等活血化瘀药的基础上加减。

4. 温阳活血法

小儿肾病综合征迁延不愈或激素减停过程中，常用此法。患儿患病日久，迁延不愈，终致脾肾阳虚，或阴虚后期，由阴及阳，阳气虚衰，无力推动血液运行，日久寒凝血滞，而致血瘀，血瘀日久化水而致水肿。患儿多表现为水肿明显，下肢为甚，面白无华，神疲倦卧，小便短少不利，大便稀溏，苔白滑，舌下脉络青紫，脉沉细无力。治以温阳活血、通脉利水，在丹参、三七、姜黄、当归、红花等活血化瘀药的基础上加桑寄生、肉苁蓉、巴戟天、菟丝子等温阳之品。

【治疗绝技】

足量激素治疗阶段，由于激素本身偏阳热，所以患儿常常出现壮阳化火、温热蕴结的表现。证见皮肤感染，咽红咽痛，口干口苦，多汗，烦躁易怒，食欲亢进，小便短赤，大便秘结，舌质红赤、舌苔黄腻，脉象滑数。丁教授认为这一阶段治疗上可以采用清热活血法，加强清热解毒、利水祛湿的效果，多用益母草、白花蛇舌草、白茅根、玉米须、紫珠草等轻清之品。

临证加减：阴虚明显者，加沙参、天冬、枸杞子养阴生津；虚火盛者，重用生地黄、知母清热泻火；气虚者，加生黄芪、白术、党参等益气；气滞显著者，加柴胡、枳壳理气；浮肿显著者，加陈皮、大腹皮、生姜皮等行气利水；阳虚伴气虚者，加黄芪、党参、白术等补气益气；水肿显著者，加桂枝、猪苓、泽泻通阳化气利水。

【验案赏析】

患儿，男，8岁，因"反复水肿伴尿检异常3年余"于2018年6月12日初诊。3年前患儿外感后出现眼睑浮肿，至当地医院查尿蛋白（+++），血浆白蛋白23.8 g/L，诊断为"单纯性肾病综合征"，予足量激素口服6日后尿蛋白转阴，泼尼松规律减量至隔日10 mg时，无明显诱因出现蛋白尿反复，现已反复5次，每次加量至每日25 mg时即可转阴，至今未完全减停激素。6个月前患儿激素减至隔日10 mg时，再次出现尿蛋白（+++），24小时尿蛋白1.8 g，血浆白蛋白25.7 g/L，伴双下肢浮肿，遂将激素加量至每天25 mg，口服12日后尿蛋白转阴，后激素规范减量，隔日15 mg，已口服4周，当地医生建议激素继续减量，家属拒绝，遂至丁教授门诊求治。刻下症见：患儿满月脸，面部毛发，神疲倦怠，气短乏力，畏寒肢冷，纳可，便溏，舌淡胖、苔白滑、舌下脉络青紫，脉沉细。辅助检查：尿蛋白阴性。西医诊断：肾病综合征（原发单纯、激素依赖、频复发型）。中医诊断为水肿，证属阳虚血瘀。治以温肾助阳、活血化瘀，予自拟温阳化瘀方：当归10 g，丹参15 g，姜黄10 g，红花6 g，三七3 g，菟丝子12 g，桑寄生15 g，酒炙肉苁蓉15 g，黄芪45 g，炒白术15 g，甘草6 g。28剂，每日1剂，水煎，早、晚温服。并嘱激素隔日15 mg，口服4周。

2018年7月10日二诊：患儿畏寒肢冷症状减轻，大便糊状，小便量、色可，舌质淡、苔薄白，脉细。辅助检查：尿蛋白阴性，皮质醇6.8 g/dL。初诊方加巴戟天6 g，28剂，用法同上。嘱激素减至隔日10 mg，口服4周。

2018年8月7日三诊：患儿服药期间无外感，自测尿蛋白持续阴性，畏寒肢冷、乏力症状缓解，纳眠可，二便调，舌质淡红、苔薄白，脉沉细。辅助检查：查尿蛋白阴性，皮质醇8.1 g/dL。效不更方，继予二诊方药治疗，28剂，用法同上。嘱激素减至隔日5 mg，口服。

2018年9月4日四诊：患儿服药期间，自测尿蛋白持续阴性，偶有清嗓子，余无不适，纳眠可，二便调，舌质红、苔薄白，脉沉。辅助检查：查尿蛋白阴性。三诊方加牛蒡子10 g，用法同上；激素隔日5 mg，口服4周。后

患儿规律门诊复查，停用激素，口服中药改为 2 日 1 剂，巩固 4 个月余。现患儿已停药 5 月余，在家复查尿蛋白持续阴性。

【按语】

丁教授认为激素减停过程中或患儿患病日久迁延不愈，终致脾肾阳虚，日久寒凝血滞而致血瘀，导致疾病迁延，结合本患儿肾病综合征病程 3 年，激素减停困难，每减至隔日 10 mg 即无明显诱因复发，属小剂量激素依赖型，结合畏寒肢冷、舌下脉络青紫、脉沉细，辨证为阳虚血瘀无疑，故治以活血化瘀、补肾温阳，兼补虚益气。方中当归、丹参、红花、三七活血化瘀，患儿患病日久，恐血瘀难散，故加姜黄破血，菟丝子、桑寄生、酒炙肉苁蓉温肾助阳，阳虚多兼气虚，故加黄芪、白术补气健脾，甘草调和诸药。二诊时患儿仍有畏寒肢冷症状，故加巴戟天以增强温阳之效。后期激素减至易复发剂量时，逐渐延长疗程，达到最终减停激素的目的。

【参考文献】

［1］代彦林，张霞，高敏，等.丁樱教授从瘀论治小儿肾病综合征经验［J］.中医儿科杂志，2020，16（1）：12-15.

［2］郭婷，黄文龙，丁樱.丁樱教授治疗小儿肾病综合征经验［J］.中国中西医结合儿科学，2015，7（2）：173-174.

［3］智国防.丁樱教授治疗小儿肾病综合征的经验［J］.中医临床研究，2012，4（8）：55-56.

董廷瑶教授运用经方治疗小儿肾病综合征经验

【诊断思路】

肾病综合征以大量蛋白尿、低蛋白血症、高胆固醇血症及不同程度的水肿为主要特征。其发病率较高，病程又长，部分患儿还会反复发作，严重影响其身体健康和生长发育。本病属中医水肿范畴，董老以为其确切地应属"阴水""风湿肿"，常因禀赋不足、久病体虚、外邪入里等而致，其病理变化在肺脾肾三脏，而重点在脾肾。

【治疗方法】

辨证重在识别本证与标证，权衡孰轻孰重，辨证上基本将其分为三型。①肾虚湿滞型：因肾主水，肾虚气不化水，湿邪内滞，以致水溢肌肤而发病。症见患儿肢体浮肿，尿少便溏，面色萎黄，神倦乏力，纳呆，舌质淡、苔白滑，脉濡细；②脾肾阳虚型：肾为水脏，主气化而利小便，脾属土，为制水之脏，素体脾肾不足或久病损伤脾肾阳气，则气不化水、水湿泛滥而起水肿。症见患儿明显水肿，按之凹陷不起，可伴胸腔积液、腹腔积液，形寒肢冷，面色㿠白或灰晦，时有恶心呕吐，便溏，舌体胖、边有齿印、质淡、苔白，脉沉细无力；③肾阴虚亏型：小儿属稚阴稚阳之体，肾精未充，久病后肾阴亏耗，肾失其养，则肾气渐弱，气化失司，发生水肿。症见患儿水肿，头痛头晕，五心烦热，面色潮红，腰酸腿软，舌质红、少苔或剥苔，脉细数。

【治疗绝技】

董老认为在治疗上应紧扣"本元虚怯，脾肾两亏，而水湿泛滥之本虚标实"的病机，以扶正培本为主，重在益气健脾补肾，同时配合祛邪之法以治其标。治疗本病的关键在于根据虚实及标本缓急，确定扶正与祛邪的多寡。

【验案赏析】

1.患儿，男，7岁，1993年7月22日初诊。患儿近1个月少尿，全身浮肿，住院检查尿蛋白（++++），应用泼尼松12.5 mg，每日3次，合用抗生素及利尿剂，浮肿减退，尿量增加，尿蛋白转阴。现泼尼松用量5 mg，每日3次，近日又患感冒，病情反复，尿蛋白（++），目睑浮肿，小溲欠畅，胃纳不香，大便干结，舌红、苔淡黄，脉濡细。证属肾虚水泛、湿邪内滞，治以利水消肿为主，方用五皮饮加味，先治其标。处方：桑白皮9 g，茯苓皮12 g，大腹皮12 g，陈皮3 g，五加皮9 g，淫羊藿9 g，半夏9 g，薏苡仁根30 g，地骷髅12 g，瘪竹12 g，炒谷芽15 g。7剂。

7月29日二诊：面浮稍减，感冒已愈，二便尚通，纳谷一般，尿检好转，上方加熟地黄9 g，继服7剂。

8月5日三诊：面浮渐消，纳可，尿检蛋白转阴，舌转淡而苔薄，证属湿滞略化，已见阳虚，故温阳利水以治本。淡附片6g，肉桂（后下）1.5g，淫羊藿9g，熟地黄9g，赤苓皮12g，地骷髅12g，瘪竹12g，薏苡仁根30g，车前草15g。3剂。

8月12日四诊：浮肿已平，纳食亦香，二便尚调，但脉细，舌红、苔薄白。病久肾虚，兼损阴分，根据病情转化拟六味地黄丸加味，滋养肾阴以利余水。

8月19日五诊：尿检已正常。小溲通长，胃纳渐旺，大便稍干，舌净略红。宜调补脾胃，以固本元。生地黄30g，怀山药12g，吴茱萸9g，茯苓9g，清甘草3g，牡丹皮9g，泽泻9g，白术9g，淫羊藿9g，黄芪9g。7剂。

药后尿检蛋白连续阴性，激素减量，乃以上方继服，加党参9g，以熟地黄易生地黄，病情稳定，泼尼松用量减至20mg隔日1次。再以六味地黄丸加减调服，半年后激素停用，继服中药调补，症情无反复。

2. 患儿，男，3岁，1992年5月13日初诊。患儿于3月份因眼睑浮肿而初次住院，当时尿蛋白（＋＋＋），血胆固醇378mg%，诊断为肾病综合征。经西药治疗后好转出院。后又出现尿少、浮肿、尿蛋白（＋＋＋），予泼尼松治疗后，尿量仍较少，小便每日1～2次，发热咳嗽，再次入院治疗，给地塞米松、环磷酰胺、克霉唑等治疗，现小便量少，眼睑浮肿，面色㿠白，神色萎靡，胃纳不佳，大便尚通，两脉沉弱，舌淡红、苔心薄腻，尿蛋白（＋＋），证属肾阳虚弱、气化失司。治拟温阳补肾，方用济生肾气丸加味。处方：熟地黄9g，怀山药9g，山萸肉4.5g，茯苓9g，淡附片2.4g，牡丹皮6g，泽泻9g，肉桂（后下）1.5g，怀牛膝9g，车前子（包煎）9g。7剂。后又连续服14剂。

6月3日二诊：病情尚不稳定，尿蛋白时少时多，睑肿已消，小溲频数，纳差汗多，舌苔白腻。久病肾虚，当宜温固，兼扶脾土。淫羊藿9g，山萸肉6g，肉桂（后下）1.5g，茯苓9g，生白术9g，陈皮6g，覆盆子9g，菟丝子9g，清甘草3g，车前子（包煎）9g。7剂。

6月10日三诊：近日尿蛋白（－），白细胞少量，尿频已和，小溲转长，大便尚调，神色稍振，舌淡、苔心薄腻，脾肾不足，治宜兼顾。太子参9g，焦白术9g，茯苓9g，清甘草3g，薏苡仁12g，菟丝子9g，山萸肉6g，怀山药9g，淫羊藿9g，陈皮3g。7剂。

6月17日四诊：尿检已基本正常，病情稳定，小溲通长，胃纳一般，大便调匀，舌红、苔心腻。肾气初复而脾运尚弱，故仍以健脾为主，兼以温肾，前方出入调理。

尿检正常且稳定，舌苔转薄，唯纳食尚不香，续以调理脾胃。停用激素多年后，症情未见反复。

【按语】

验案1为肾虚而湿邪内滞所致。初诊先以利水消肿治其标，方用五皮饮加味，方中以茯苓皮利水渗湿，兼以补脾助运化；桑白皮肃降肺气，通调水道；大腹皮行水气，消胀满；陈皮和胃气，化湿浊；五加皮利水消肿，佐用半夏燥湿化浊；薏苡仁根清利湿浊；淫羊藿祛风除湿；地骷髅、瘪竹利水消肿；谷芽消食开胃。症情好转后，改用济生肾气丸加味，温阳利水，再以六味地黄丸佐以调补脾气之白术、黄芪等，益气健脾补肾以培本。本例是典型的本虚标实证，在治疗上充分体现了董老先治其标（水肿）、后治其本（肾虚）的治法，先用利水之法，后补益肾精，从而使病体康复。

验案2中的患儿初呈一派肾阳微弱之象，主以济生肾气之汤剂法，方中附子、肉桂温补肾阳；熟地黄、山药、山萸肉滋补肾阴；茯苓、泽泻利水渗湿；牡丹皮清泻，配温阳药，使补而不腻；车前子利水，加牛膝引药下行。药后浮肿消退，尿检好转，但出现尿频纳差，遂改用脾肾兼顾之方，病情逐步稳定。后因仍见脾运不健，再以培补健运之四君子汤调服，益气健脾，山萸肉、山药、菟丝子补肾固肾，陈皮理气助运，薏苡仁清化湿热，淫羊藿祛风除湿。服药调理数年，激素用量渐减而至停服，症情稳定，疗效满意。

【参考文献】

［1］林洁.董廷瑶治疗小儿肾病综合征经验［J］.中医文献杂志，2001（2）：28-29.

张琪教授运用经验方治疗儿童肾病综合征经验

【名医简介】

张琪,河北乐亭人,中医学家、中医临床家、中医教育家、中医肾病专家,中国首届国医大师之一,黑龙江中医药大学教授、博士研究生导师。2009年被授予"国医大师"称号;张琪教授精通中医内科、妇科、儿科,尤善内科,对中医肾病、肝病、心病、脾胃病、心系病、神志病、风湿病、温热病、消渴病等均有较深的造诣,善治各种顽固性疾病及疑难重症。

【学术思想】

张教授崇尚前贤李东垣"补脾治后天"和张景岳"补肾治先天"的学说,在脏腑辨证中尤其对内科病慢性肾炎、慢性肾衰竭等,重视脾肾两脏,提出调补脾肾理论。张教授推崇"水为万物之源,土为万物之母,二脏安和,则一身皆治,二脏不和,则百病丛生"的理论,并认为"虚证虽有五脏之不同,阴阳气血之区别,但脾肾尤为重要。盖脾为后天之本,气血生化之源。肾为先天之本,主藏精。二者为五脏之根本"。调补脾肾理论,在临床上应视患者的具体情况灵活运用。调就是调理脾胃,补即是补肾。调脾重在促使脾气健运,不可过用香燥之品,以免伤津耗液影响气血生化;补肾有滋补和温补之别,不可过用滋腻碍脾之物,以免造成脾气呆滞。

【诊断思路】

经过临床大量观察,张教授发现,本病患儿以农村发病居多,究其原因,张教授认为与生活条件较差密切相关,"强力举重、坐卧湿地伤肾",脾肾虚损是本病的病机关键。水湿、湿热、瘀血是主要病理产物,水湿内停常有寒化热化之势,寒化则为寒湿,热化则为湿热,夹湿热者更为多见,原因大致有二:一是本病病程较长,水湿阻滞日久易热化;二是本病患儿相对免疫力低下,易于感染,表现以湿毒、湿热为多。一般来说,水湿内停易于识别,湿热内蕴却易被忽视,其主要表现为尿液浑浊、尿色黄赤、舌苔黄厚腻,甚则脘闷腹胀、恶心呕吐、口中秽味等。本病迁延不愈,"久病入络"

则出现瘀血阻滞。水湿、湿热、瘀血在本病发生发展中，彼此促进，加重病情。本病迁延日久，病机错综复杂，本虚标实，复因失治误治，变证百出，大多虚实并见，如浊邪寒化则表现为寒湿滞留，浊邪热化则表现为湿热互结，而寒热错杂亦可表现在阴阳消长方面。正虚易留邪，邪留更伤正，所以虚实寒热交互相见，这也是本病缠绵难愈的主要原因。因此在治疗上要时刻注意攻补兼施，寒热并用。

【治疗方法】

1. 水肿

水肿是本病常见表现，随着西医的广泛普及，求治于中医者多为西医利尿无效的顽固患者，一般健脾利湿茯苓、薏苡仁之类往往收效甚微，由于病情反复发作，患者免疫力低下，易于感染，长期持续水肿，血容量增加，心脏负担加重，易出现各种并发症。经过大量实践，张教授体会到，须用峻烈迅猛之剂利水消肿，截断进一步恶化趋势，利水消肿虽为治标之举，但也是不可忽视的重要法则，可起到西药利尿作用而无酸碱失衡、电解质紊乱之弊。如果患者周身水肿，腰以下肿甚、按之凹陷，或水肿时轻时重，反复不愈，尿少腰痛，畏寒肢冷，纳少便溏，脘腹胀满，舌体淡胖、舌质淡、舌苔白滑，脉沉细，或同时伴有面色晦暗，舌质紫、有瘀斑，脉沉涩。是由于脾肾阳虚无力温运水湿而形成水肿，即所谓"阴水"，辨证为脾肾阳虚夹有瘀血之证。

治以温肾健脾活血利水，用真武汤合参麦饮加味。组成：附子（先煎）、茯苓、白芍、生晒参、麦冬、五味子、益母草、红花、桃仁、生姜、甘草。方中以附子温肾助阳；生晒参、白术、茯苓、甘草益气健脾；白芍、五味子、麦冬敛阴滋阴；附子、生晒参、白术均为辛燥温热之药，故用敛阴滋阴之剂辅助顾护阴液，以防止其热燥伤阴；高度水肿循环受阻，用益母草活血利水，桃仁、红花活血散瘀，与温热药合用以改善血行及肢体末端循环。现代药理提出益母草有肾毒性，张教授临床大量应用，治愈大量肾病患者，并未发现不良现象。

如患者腹大如鼓，四肢肿胀，面目虚浮，两胁作痛，小便不利，大便闭结，呕吐少食，口苦咽干，舌苔白厚腻或稍黄，脉滑而有力。辨证为气满水蓄，水气同病。气滞则水积，水积则气郁，气水互结，阻遏三焦不得运行，故见腹大如鼓，四肢肿胀；气不得行则两胁作痛；气侮土，脾失健运，故见

脘腹胀满、小便不利、大便闭结等。用《太平惠民和剂局方》之木香流气饮化裁。方药：生晒参、白术、茯苓、甘草、陈皮、半夏、公丁香、广木香、枳实、厚朴、槟榔、香附、草果仁、青皮、大黄、肉桂。方中六君子汤健脾和胃、除痰湿；丁香、肉桂、草果仁温振脾阳；枳壳、厚朴、槟榔、香附、青皮、木香疏郁理气以醒脾；大黄清泄胃热以利湿浊。诸药相伍，共奏强健脾胃、温肾助阳、疏肝理气、泄热利湿之功效。患者服药后尿量增多，排气增多，腹部胀满随之宽松，水肿随之减轻，直至消退，尿蛋白也随着水肿的消退而逐渐减少。

如果患者周身浮肿，头面肿甚，喘息口渴，口干咽干，小便不利，大便闭结，脘腹胀满，舌质红、舌苔白厚，脉沉数或沉滑而有力，辨证为水热壅结于三焦。三焦为水液代谢的枢纽，三焦功能通调，则水液分布代谢正常，反之感受外邪，饮食内伤，气滞不调，则三焦水湿与热邪郁结不得输布，出现周身上下水肿。用疏凿饮子加减。方药：羌活、秦艽、槟榔、商陆、椒目、大腹皮、海藻、茯苓皮、泽泻、赤小豆、生姜皮、二丑（砸碎）。方中羌活、秦艽发汗解表，开鬼门使水从汗解；大腹皮、生姜皮、茯苓皮辛散淡渗，消皮肤之水；商陆、槟榔破坚攻积，使水湿从大便排出；椒目、赤小豆、泽泻利水道，使水从小便出。全方发汗、利小便、通大便，表里上下分消其水，另加海藻、二丑软坚散结，攻逐水饮，实践证明，效果满意。

若患者周身水肿，症见腹部膨满，腹腔积液明显，小便不利，大便闭结，五心烦热，恶心呕吐，胃脘胀满，口干纳少，舌质红、苔白黄厚腻，脉弦滑或弦数，往往伴有大量蛋白尿或肌酐、尿素氮升高。张教授分析此型的主要病机为脾气虚不能升清而湿浊中阻，胃气滞不能降浊而郁热阻滞，从而形成虚中夹瘀、湿热中阻之证。用李东垣的中满分消丸化裁。方药：黄芩、黄连、草果仁、槟榔、半夏、干姜、陈皮、姜黄、茯苓、生晒参、白术、猪苓、泽泻、知母。方中生晒参、白术、茯苓健脾以除湿；干姜、草果仁温脾阳以燥湿；四苓散淡渗利湿健脾，二陈汤化痰湿、除湿浊，使脾阳健而清阳升；黄芩、黄连苦寒清胃热以除痞满；知母滋阴，协同芩连清热，热清则浊阴降，清升浊降则胀满自除；脾胃不和又肝气得以乘之，又用枳实、厚朴、姜黄，以平肝解郁、行气散满。本方由四君子汤、四苓汤、二陈汤、泻心汤等组成，看似药味复杂，实则配伍严谨。慢性肾小球肾炎临床多有脾胃不和之证、湿热中阻之候，服用此方后胃脘症状大多明显好转，尿量也随之增多，蛋白尿及管型也随之减少或消失。

本病大量腹腔积液胀满严重者，一般健脾利水毫无效果，峻剂攻下容易损伤患者正气，腹腔积液消退后，腹部可以宽松于一时，但是略停药后，腹腔积液又再度聚集，但是大量腹腔积液，不用峻剂攻下，则水无出路，病情必有急转直下的趋势，透析又存在一系列的禁忌和不良反应，因此只要辨证患者一般状态尚可，尚在可攻之时，张教授往往当机立断，峻剂攻水，以舟车丸改为汤剂，以甘遂、大戟、芫花攻逐脘腹之水，用三药时先以醋炙后再入药，以减少对胃肠道的刺激。以大黄、牵牛子荡涤胃肠实热，泻下攻积，用量根据患者体质强弱及蓄水轻重程度而定，大黄一般用量为10 g，最多曾用到25 g，但要注意中病即止，适时减量。

2. 蛋白尿

蛋白尿在中医范畴内尚无恰当的命名，张教授认为蛋白是人体的精微物质，由脾化生，由肾收藏，蛋白尿的生成与脾肾两脏虚损密切相关。脾虚则不能升清，谷气下流；脾失固涩，精微下注；肾虚则封藏失司，肾气不固，精微下泄；另外，湿毒内蕴，郁而生热，亦可使肾气不固而精气外泄，热为阳邪，性主开泄，肾受湿热熏灼而统摄功能失职，而致精关开多合少，蛋白等精微物质随尿而下。气血来源于脾，肾为阴阳之根，故临床所见的脾肾虚损常在气血阴阳方面各有偏重。长期蛋白尿，精微物质大量随小溲而去，不能正常滋养五脏，则脾肾虚损进一步加重；同时脾虚，饮食不能正常化生精微，反而酿为水湿痰浊，故或见低蛋白血症或高脂血症。进一步水湿之邪滞留，浊阴弥漫于脏腑，功能损害，互为因果，恶性循环，出现氮质血症，则病情日趋严重，乃至不可收拾。

经过长期大量临床实践，张教授总结出治疗蛋白尿的系列验方。如患者以蛋白尿为主，不伴有高血压及肾功能异常，表现为周身乏力，腰酸腰痛，头晕心悸，无水肿或轻度水肿，手足心热，口干咽干，舌质红或舌尖红，苔白，脉滑或兼有数象。辨证为气阴两虚，兼夹湿热之证，方用清心莲子饮加减。方药：黄芪、党参、地骨皮、麦冬、柴胡、黄芩、车前子、石莲子、甘草、白花蛇舌草、益母草。张教授发现本病初期多表现为气虚阳虚，日久迁延则转而伤阴，"阳损及阴"而形成气阴两伤，治疗一方面要顾及气虚，另一方面也要照顾到阴虚。本方黄芪、党参皆为补气之药，地骨皮、石莲子、麦冬、黄芩、柴胡滋阴清热，用于治疗肾小球肾炎之蛋白尿，取其益气滋阴、清热固精之效。本方虽然治疗气阴两虚，但从药量来看，更侧重于气虚，辨证以气虚为主时，用治疗效尤佳。治疗肾小球肾炎，服本方一段时间后，有

的患者出现咽干口干、食纳减少、舌尖红，阴伤之象已露端倪，此时可加滋阴清热之品，相应减少参芪用量，否则多有阴虚症状加重、尿蛋白又复增加的情况出现。现代药理证明，黄芪能够显著减少尿蛋白，认为这种作用与其改善全身营养状态有关。

本病水肿消退后，脾胃虚弱，清阳不升，湿邪留恋，症见体重倦怠，面色萎黄，饮食无味，口苦而干，肠鸣便溏，尿少、大量蛋白尿，血浆蛋白低，舌质淡、苔薄黄，脉弱。方用升阳益胃汤加减。组成：黄芪、党参、白术、黄连、半夏、陈皮、茯苓、泽泻、防风、羌活、独活、白芍、生姜、红枣、甘草。方中党参、黄芪、白术、茯苓与防风、羌活、独活、柴胡合用，补中有散，发中有收，具有补气健脾胃、升阳除湿浊之功效。国内有关单位报道，用祛风药治疗肾炎蛋白尿有效，张教授认为祛风药必须与补脾胃药合用方能收效，取其胜湿升清阳之功，以利脾之运化，脾运健则湿邪除而精微固，于是蛋白尿也随之消除。

本病蛋白尿、血尿日久不消失，尤其是经过激素治疗之后，表现为腰痛腰酸，倦怠乏力，头晕耳鸣，夜尿频多、小便清长，或遗精滑泄，舌质淡红、舌体胖，脉沉或无力。辨证为肾气不足，固摄失司，精微外泄。方用参芪地黄汤加味。组成：熟地黄、山茱萸、山药、茯苓、泽泻、牡丹皮、肉桂、附子、黄芪、党参、菟丝子、金樱子。其中熟地黄、山茱萸补益肾阴而益精气，黄芪、党参补气健脾，山药、茯苓、泽泻健脾渗湿，牡丹皮清虚热，桂附补命门真火而引火归元，再加金樱子以固摄肾气，菟丝子以益肾填精，实践证明，效果满意。

如果患者经过激素治疗之后，表现为满月脸、面部痤疮，皮肤疮疖，毛发增生、五心烦热，咽痛口苦，甚则口舌生疮，脉滑数，舌质红、苔白黄而干等一系列湿毒阻滞、阴虚内热症状。治以养阴清热、解毒化瘀。方药：白花蛇舌草、蒲公英、金银花、生地黄、萹蓄、瞿麦、车前子、地骨皮、滑石、麦冬、甘草、大黄。其中萹蓄、瞿麦、车前子、滑石清热利水通淋；生地黄、地骨皮清热养阴；白花蛇舌草、蒲公英、金银花清热解毒；大黄为苦寒泻下药，此处取其清热解毒开瘀、利水通淋，用量宜小，一般 5~10g，多用则导致泄泻，少量则通淋止痛开瘀，为方中不可缺少之药。

3. 激素类药物产生的不良反应

张教授发现激素为阳刚之品，致阴虚火旺为其最常见不良反应，肾阴虚则虚热上炎，肾经络于咽喉，阴虚阴精不能上承，则咽干口燥；肾水亏耗无以上滋心阴，则心火亢盛，故兴奋激动，烦躁不寐；毛发增生、皮肤痤疮多为热极所致；胃热亢盛则消谷善饥。养阴清热为治疗激素不良反应的关键，一般以知柏地黄汤合二至丸为基本方，伴有咽痛口苦，加山豆根、马勃、薄荷；伴有肺炎、腹膜炎、尿道炎、丹毒、化脓性扁桃体炎等各种感染，加连翘、蒲公英、金银花、白花蛇舌草、萹蓄、瞿麦、滑石等；若热毒炽盛，伤及血络出现血尿，辨证加小蓟、白茅根、侧柏叶或大黄、桃仁等。

4.低蛋白血症

蛋白是人体的精微物质，由脾化生，由肾收藏，蛋白尿生成与脾肾两脏虚损密切相关，补益脾肾为治疗本病低蛋白血症基本大法。若患者倦怠乏力，畏寒肢冷，纳少便溏，脘腹胀满，舌体淡胖、舌质淡、舌苔白滑，脉沉或沉滑等。辨证为脾肾阳虚，用参芪地黄汤加减。组成：红参、黄芪、熟地黄、山茱萸、山药、茯苓、牡丹皮、泽泻。患者表现为倦怠无力，面色萎黄，饮食无味，口苦而干，肠鸣便溏，尿少，舌质淡、苔滑润，脉弱，同时伴有明显的贫血症状。辨证为脾胃虚弱，运化不足，气血虚衰。方用归芍六君子汤加减。组成：红参、白术、半夏、陈皮、茯苓、当归、白芍、甘草。

【治疗绝技】

对于中药，张教授一再强调，采用中药必须以中医理论辨证论治为主导，药理研究作参考，不能用西医理论指导运用中药。目前针对本病病变指标的中药筛选，无疑能提高中医治疗本病的疗效，但也带来了负面效应。大量观察表明，针对某一指标大量堆砌相关药物，不仅大多无效，而且常常加重病情。对此，张教授指出，这种情况大多是脱离了辨证论治，片面强调药理辨病造成的，有效解决这一误区的最佳方法是将辨病与辨证论治有机结合起来，达到优势互补，相辅相成。

基于上述思想，张教授将特异性药物按中医理论进行归类并辨证使用。①减少尿蛋白的排出。a.激素样作用：附子、冬虫夏草、肉桂、何首乌、杜仲、地黄、鹿茸、枸杞子、菟丝子、肉苁蓉、淫羊藿、巴戟天等。b.免疫抑制作用：柴胡、天花粉、天冬、五味子、北沙参、黄芩、夏枯草、泽泻、山豆根等。c.血管紧张素转换酶抑制作用：丹参、赤芍、水蛭、牛膝等。d.非甾体消炎药作用：防风、细辛、羌活、益母草、桃仁、丹参、芍药、三七、柴胡、桂枝、当归、麦冬、女贞子、红花等；②促进蛋白合成：党参、黄芪、白术、灵芝、三七、当归、熟地黄、冬虫夏草、黄精、淫羊藿、巴戟天

等；③调节免疫：黄芪、灵芝、人参、补骨脂、肉苁蓉、女贞子、麦冬、沙参、当归、白花蛇舌草、大青叶、蒲公英、山豆根、半枝莲、丹参、桃仁、赤芍等；④抑制血栓形成：丹参、鸡血藤、当归、益母草、桃仁、赤芍、红花、王不留行、穿山甲等；⑤降低血脂：丹参、红花、赤芍、鸡血藤、当归、益母草、泽泻、何首乌、杜仲、女贞子、桃仁等；⑥利水消肿：泽泻、益母草、葶苈子、白茅根、猪苓、麻黄、茯苓、大黄等；⑦抗肾纤维化：丹参、桃仁、赤芍、红花、王不留行、穿山甲、枸杞子、沙参、麦冬、黄芪、汉防己、茯苓、鳖甲等。

【验案赏析】

患儿，男，11岁，2000年12月5日初诊。既往肾病综合征病史3年，中西医多方治疗无明显效果，高度水肿，腹部膨隆胀满不得卧，小便不通，阴囊肿大，面色㿠白，形寒肢冷，大便不实，舌淡滑润，脉沉迟。实验室检查：血清肌酐212.3 mmol/L，尿素氮8.49 mmol/L，红细胞2.85×10^{12}/L，血红蛋白77 g/L。尿常规蛋白（＋＋＋），白细胞3～5/HP。辨证为肾阳不振，寒湿困脾，气滞水蓄。治以暖肾温脾，驱寒除湿，开郁化气，上下分消。处方：厚朴、黄芪各15 g，炙川乌、吴茱萸、泽泻、麻黄、柴胡、当归、干姜、草豆蔻、党参、茯苓、青皮各10 g，荜澄茄、升麻、木香、黄柏、黄连各7 g，水煎服。服药14剂，尿量明显增加，24小时排尿量约1400 mL，腹部松软，水肿有所消退，再服药21剂，24小时尿量增至3200 mL，腹腔积液尽消，周身浮肿基本消失，尿蛋白从（＋＋＋＋）减至（＋＋），血清肌酐115.6 mmol/L，尿素氮6.85 mmol/L，红细胞3.65×10^{12}/L，血红蛋白115 g/L，患儿除仍稍觉乏力之外，无明显不适。

【按语】

张教授不局限于传统理法方药，对于西医病理、药理主张中西汇参，衷中参西，认为中、西医多途径救治，效果远高于单纯西医治疗。医疗基本目的在于中西医各展所长，优势互补，达到最佳疗效，而并非攀比在治疗中各占比重若干。比如本病激素使用问题，激素可以迅速降低尿蛋白，但也有一系列不良反应，中西医结合可以最大限度发挥各自优势。本病中医辨证，虽然有比较规律的分型，但并非固定不变，常因正邪之间相互拮抗、历经盛衰之变，且应用中西药物每每进一步影响正邪之间格局对比，使证型发生演变，固守一方一药往往不能切合病情。另外，本病的病程大多呈现虚实寒热错杂，必须多法联用，才能达到事半功倍的效果。多法联用即在一法之内，补益脾肾、利水消肿、清热解毒、活血化瘀熔于一炉，同时权衡正邪轻重，用药各有侧重，动态观察病情。

【参考文献】

[1] 孙元莹，张海峰，王暴魁. 张琪教授治疗小儿肾病综合征经验 [J]. 河南中医，2007（2）：18-20.

李少川教授运用健脾利湿法治疗小儿肾病综合征经验

【诊断思路】

小儿肾病综合征以高度水肿、大量蛋白尿、高胆固醇血症、低蛋白血症为临床特征，属中医学"水肿"范畴。水肿为体内水液运行失常所致，与肺、脾、肾三脏功能失调密切相关。其中，脾胃为水液代谢的中枢。小儿脾常不足，其肾病之发，以脾气不足、脾胃升降枢机失其运化输布、湿邪困脾为其病变基础。脾气虚弱，土不制水，脾虚湿困，三焦气化失司，水液输布无权，溢于肌肤，则发水肿。脾虚不健，升降气化失司，精微物质不能正常输布而下渗，则见大量蛋白尿，即所谓"中气不足，溲便为之变"。从小儿肾病的临床全过程看，虽可涉及肺、脾、肾三脏，但除继发感染等因素外，大多数病例可见面色㿠白、无华、精神倦怠、纳少、呕恶、脘痞腹胀等一派脾虚湿困之象。20世纪70年代以来，随着糖皮质激素的广泛应用，脾肾阳虚证大为减少。中医认为，糖皮质激素似属纯阳之品，久用必耗气伤阴，即所谓"壮火食气"，势必加重脾虚之证。脾虚失运，水湿内停，郁久化热，湿热蕴毒加之激素类药物的长期应用，更易产生湿热邪毒。"水病不离血""血不利则为水"。肾病迁延，病久入络，气机不利，瘀血阻滞。湿热瘀血互结，则水肿加重。因此，李师提出脾虚湿困应视为小儿肾病的主要病变基础，水湿、湿热、热毒、瘀血为该病的重要病理因素。"脾虚宜健不宜补""治湿不利小便，非其治也"，结合"少阳主枢"理论，李师提出了"疏解清化（疏利少阳、清热解毒、活血化瘀）、健脾利湿"这一肾病以治脾为重心的治疗法则。

【治疗方法】

1. "肾病治脾"贯穿肾病治疗的全过程

证候表现：以脾虚湿困为基本类型，证见面色㿠白无华，全身水肿、按之没指，小便短少，身体困重，胸闷，纳呆，泛恶，苔白腻，脉沉缓，起病较缓慢，病程较长。发病机制：《素问·太阴阳明论》言"脾为胃行其津液"，脾胃是通过经络，一方面将津液灌注于四旁和全身，另一方面将津液上输于肺，通过肺肾的气化功能，化为汗和尿排出体外，因此脾失健运，必然导致水液在体内停滞而致水肿。李东垣云："脾胃虚则九窍不通""脾主运化水湿为枢，脾运障碍，清阳不能出上窍，浊阴不能出下窍，上下不通则水肿""脾病则下流乘肾"，况小儿多为脾常不足，每多饮食不节、寒温失调以伤脾气而不能化湿，或外湿浸渍、脾受湿困而失其升降之职，致三焦气化失司，脾病不能制水则下注乘肾，肾失开阖之用而出现水肿、蛋白尿、血浆蛋白低下等症。从临床所见小儿肾病发病的全过程来看，除继发感染和长期服用激素的患儿外，大多数病例可见面色㿠白无华、浮肿明显、精神倦怠等脾虚湿困之象，都充分证明了"诸湿肿满皆属于脾"的论述，因此小儿肾病之发，固然与肺、脾、肾三脏都有相互关系，但以脾气不足、脾胃升降枢机失其运化、脾虚湿困为主要病机。

2. 湿邪夹表，急则治标

证候表现：湿邪困脾这一基本类型兼夹表证，突发水肿，由头面延及全身，风寒者兼恶寒、咳嗽、四肢凉、舌苔薄、脉沉滑或紧，感风热者兼见咽喉疼痛、舌质红、脉浮滑数。发病机制：小儿脾常不足，肺卫不固。素体脾虚，易生湿困脾，复感外邪侵袭于肺，肺失宣肃，通调失司，水湿内渍，风邪引动，风水相搏，故水肿突发，由头面延及全身。

3. 久病及肾，脾肾两虚

证候表现：肾病迁延日久，除脾虚湿困基本证型外，可见颜面、肢体浮肿甚，胸腔积液，腹部胀满膨隆，阴囊水肿，纳呆，大便溏薄，五更泄泻，舌质淡、苔少，脉沉迟。发病机制如《诸病源候论》所言："水病者，由肾脾俱虚也，肾虚不能宣通水气，脾虚又不能制水，故水气盈溢，渗溢肌肤，流通四肢，所以通身肿也。"水肿缠绵迁延，脾虚湿困发展为脾肾阳虚温煦失职，水湿泛滥，浸渍于内而周身皆肿。《小儿卫生总微论》云："水肿之证，脾土受亏不能制水，肾水泛滥，浸渍脾土，水渗皮肤，肌肉发肿，手按成窝，举手即满。"此阶段以脾肾阳虚为本，水湿泛滥为标，本虚标实，病情危笃。

4.脾胃气虚，易感时邪

证候表现：浮肿消退，尿蛋白转阴，食欲增加，乏力易感冒，舌质淡红、苔白，脉和缓。发病机制：本阶段属于渐趋康复的恢复期。从临床看脾胃气虚，易感时邪，导致肾病水肿复发，是恢复期的特点，故治疗当以健脾益气为上。

【治疗绝技】

1.脾虚湿困治法分析

李师依据脾虚湿困这一基本病机，提出肾病治脾这一观点，又依古人治肿之法有脾虚应健不应壅补、治湿不利小便非其治也之训，采用健脾利湿这一治则，总结了以胃苓汤为主化裁的小儿肾病合剂一方。方中紫苏梗、叶辛温、开腠以发其汗；太子参、白术、茯苓、甘草、川朴、枳壳，借其香燥疏化，以健运中宫、祛湿化浊；重用葫芦、泽泻甘淡渗湿以利小便；又以知母、麦冬、黄精等味顾护里阴。以上诸药共奏健脾利湿、燥润相济之功，贯穿治疗肾病整个过程，但可根据不同证型，随证加减。

2.湿邪夹表治法分析

疏风宣肺，健脾利湿。发病初期，病位主要在肺、脾，急则治标，以疏风宣肺、健脾利湿为其治疗大法，正如《医宗金鉴》云："治水肿证，先宜导其水，以杀其势⋯清肺以利气机，和脾胃以畅消化，通膀胱以利水泉，真气即和，机关自顺。"复感风寒者在小儿肾病合剂基本方中加羌活、防风、生姜；复感风热者基本方减白术、厚朴、连翘、荆芥穗。

3.脾肾两虚治法分析

温化脾肾，利水消肿。以温化脾肾法治本，利水消肿以治标，证属脾肾两虚、本虚标实。以小儿肾病合剂基本方加附子、肉桂、桂枝、黄芪、补骨脂、菟丝子等。

4.脾胃气虚、易感时邪治法分析

健脾益气。因脾虚为小儿肾病水肿之中心环节，脾虚则气血生化乏源，卫外不固，易感时邪，故健脾加羌活、独活、紫花前胡、藿香等药配伍效佳。

【验案赏析】

患儿，女，7岁，1990年3月初诊。患儿于1989年7月因患扁桃体炎，1周后出现眼睑及下肢浮肿，尿少而浑浊，即就诊于本市某医院，查尿常规，尿蛋白（＋＋＋），胆固醇380 mg/dL，血浆蛋白4.09％，诊为肾病综合征，收住院治疗经用泼尼松2个月，尿蛋白转阴出院。本次于1990年1月因感冒致尿蛋白（＋＋＋），眼睑轻度浮肿，经中西医结合治疗效果欠佳，而来我院儿科肾病专科门诊治疗。查尿蛋白（＋＋＋），眼睑微肿，面色㿠白，纳少乏力，舌质红、苔薄白。中医诊断为脾虚湿困，给予健脾利湿中药，以胃苓汤为主加减：紫苏梗9 g，连翘10 g，猪苓9 g，苦杏仁9 g，桔梗9 g，前胡9 g，泽泻9 g，知母9 g，川朴9 g，冬麦9 g，陈皮9 g，2周后尿蛋白由（＋＋＋）转（＋），4周后尿蛋白转阴，上方加减治疗3个月，未见复发，完全缓解达2年余。

【按语】

李师治疗儿童肾病综合征突出肾病治脾的学术思想，临床上既要掌握健脾利湿的原则性，也要考虑到有是证用是药的灵活性，尤应注意健脾渗湿要与滋阴润燥相互为用，防其燥利伤阴。

【参考文献】

[1] 马融，孙希焕，戎士玲. 李少川治疗小儿肾病经验简介［J］. 天津中医学院学报，1993（2）：32-33.

[2] 任勤. 李少川教授从脾胃论治小儿肾病综合征经验［J］. 中医药学刊，2002（3）：287.

[3] 马融. 健脾利湿除肾病——李少川教授治疗儿童肾病综合征的学术思想［J］. 天津中医，2002（3）：7-9.

第五章 其他疾病

第一节 小儿病毒性疾病

张涤教授运用经方治疗疱疹性咽峡炎经验

【学术思想】

疱疹性咽峡炎多为外邪所致,受风扇、空调等因素的影响,外邪以风、寒、热为主。《小儿药证直诀·序言》提出:"小儿纯阳",小儿体禀纯阳,阴常不足,寒邪入侵,常很快入里化热,因此临床上外感风寒证少见,以外感风热证居多。《素问·刺法论》提出:"正气存内,邪不可干。"《素问·评热病论》:"邪之所凑,其气必虚",其内因往往容易被忽略,内因为湿热。南方潮湿,喜食辛辣厚味,小儿本"脾常不足",易致湿热内生。

【诊断思路】

小儿脏腑娇嫩,形气未充,腠理疏松,六淫邪气、时行疫毒易从肌肤、口鼻入侵机体,卫阳与风热抗争而见发热;小儿脾常不足,乳食不知自节,过食肥甘厚腻,致使饮食停聚,且小儿"阳常有余,阴常不足",胃肠积滞蕴结化热,湿热内生,出现呕吐或食欲减退;咽喉为肺胃之门户,内生的湿热向上熏蒸咽喉,加之外感风热邪气蕴结,湿热毒邪相搏,致气滞血瘀,脉络不畅,故见疱疹、咽痛、吞咽困难、流涎等。

【治疗方法】

张涤教授将疱疹性咽峡炎分为两种证型，疾病初期外邪入侵小儿机体，与体内湿热相合，出现发热、咽峡部疱疹、咽痛、流涎等症状，辨为外感风热证，临床上此证型多见。治疗上张涤教授常用自拟方荆桔解表汤加减，用以解表清热利咽。处方由荆芥、桔梗、连翘、防风、芦根、石膏、知母、淡竹叶、牛蒡子、桑白皮、地骨皮、甘草组成。方中荆芥、防风、牛蒡子解表驱邪，辛温辛凉药同用，避免辛温助热、过用寒凉伤阳之嫌；连翘、淡竹叶、芦根清热利尿，温热病邪最易伤津液，芦根性甘能滋养阴液；石膏、知母取白虎汤之意，清热生津；咽喉为肺之门户，桑白皮、地骨皮清泄肺热；桔梗引药直达病所；甘草调和诸药。

【治疗绝技】

张涤教授认为疱疹性咽峡炎末期，发热虽退，仍有余邪留伏咽喉，遇触则易反复，以咽峡部疱疹、咽部疼痛等为主要症状。临床此证型少见。张涤教授常以清热透邪、利咽消肿为法，治以泻白散加减。由荆芥、桔梗、连翘、防风、芦根、石膏、淡竹叶、牛蒡子、桑白皮、地骨皮、甘草组成，量少质轻，长于解表祛邪，用于外感之证。小儿脏腑娇嫩，不耐寒热，张涤教授常顾护小儿津液和脾胃，谨慎用药，很少用黄芩、栀子、大黄等苦寒之品。此期若正气耗损偏重，常配以麦冬、玉竹等药增强养阴之功；临床常伴有咳嗽，配以前胡、百部、白前宣肺止咳化痰；若食欲减退，适当加用山楂炭、鸡内金顾护脾胃，扶助正气。

【验案赏析】

患儿，男，4岁，2017年5月10日就诊。主诉：发热、咽痛2日。患儿5月8日夜间无明显诱因突发高热，最高体温39.8℃，用布洛芬可暂退至正常体温，但间隔4~5小时高热1次。就诊时体温39.0℃，咽喉疼痛，拒食，口角流涎，烦躁不安，鼻塞，流涕，咳嗽，少痰，无喘，大便干结、日1次，小便黄，舌边尖红、苔薄黄，脉浮数。查体：咽后壁充血，扁桃体充血Ⅱ度肿大，腭咽弓5~6个小疱疹，周围红晕，部分破溃形成小溃疡，口腔颊黏膜光滑，手足、肛周未见疱疹，双肺听诊无异常，心音正常。西医诊断为疱疹性咽峡炎，中医诊断为感冒，证属外感风热证。治以疏风清热，解毒利咽。

处方：荆芥 5 g，芦根 10 g，桔梗 3 g，连翘 5 g，牛蒡子 5 g，淡竹叶 5 g，生石膏 20 g，知母 3 g，桑白皮 5 g，地骨皮 5 g，紫花地丁 5 g，蒲公英 5 g，甘草 2 g。共 5 剂。煎水服，每日 1 剂，早晚分服。1 周后电话回访，服用上方 2 剂后热退，共服 3 剂，现无发热，无咽痛，纳食增，精神可，二便调。

【按语】

本证为外感风热、热毒攻结咽喉所致。本案小儿高热、烦躁不安、大便干结，有毒热内扰之势，张涤教授选用荆桔解表汤加减进行治疗，是以解表清热解毒为法。方中荆芥、牛蒡子味辛，能宣透郁热，解表祛邪；连翘苦寒，入心，泻心火、消肿散结，配以淡竹叶、芦根甘寒质轻走上焦，清透郁热，且淡竹叶、芦根能利尿，可导热从小便而出，同时芦根甘能养阴，可顾护小儿阴液；石膏、知母透热达表，清解卫分、气分之热，兼以养阴；牛蒡子、紫花地丁、蒲公英清热解毒利咽，牛蒡子性滑，可滑肠通便；咽喉为肺之门户，加用桑白皮、地骨皮清泄肺经郁热；桔梗宣肺利咽，引药上行，到达病所；甘草调和诸药，合桔梗解毒利咽。诸药合用，使邪热去而症自除。

【参考文献】

[1] 刘丹，张涤.张涤教授治疗疱疹性咽峡炎验案举隅[J].湖南中医药大学学报，2018，38（2）：185-187.

薛伯寿教授治疗小儿病毒性脑炎经验

【名医简介】

薛伯寿，男，汉族，1936 年 8 月出生，江苏省泰兴市人。现任中国中医科学院广安门医院主任医师，北京东方传统医学门诊部医师、中医班教授，硕士研究生导师，享受国务院政府特殊津贴专家。

【学术思想】

薛师继承著名中医学家蒲辅周先生及诸贤思想经验，精研伤寒、温病、温疫学说，既能择优辨证掌握，又能在融会贯通中发扬创新，对外感热病有较深的研究体悟。

【诊断思路】

病毒性脑炎属中医温病范畴，薛师倡导温病辨证分为卫、气、营、血四个阶段。宜辛凉宣透、清热祛暑，佐以解毒凉血，予新加香薷饮、升降散、六一散、片仔癀加减而一剂热退。总结薛师在外感热病中用药特点：重视卫气营血辨证、重"截断扭转"、重时令；用药轻灵；善用升降散。

【治疗方法】

病毒性脑炎属中医温病范畴，薛师对该病有较成熟的认识和完整的辨证论治思路。三焦、卫气营血是温病辨证论治的纲领，对于病毒性脑炎的辨治则多以卫气营血辨证。如邪在卫分，患者多有头痛，微恶寒，身热无汗或有汗不透，口渴，呕吐，舌略红、苔薄白，脉浮数或滑数，多用辛凉透邪法，如银翘散、葱豉汤、桑菊饮等。邪在气分，多发热不恶寒反恶热，大汗出，烦渴面赤，头痛呕吐，舌红苔黄，脉浮洪数，治以清热解毒，处以白虎汤、白虎加苍术汤；兼湿滞者，用新加香薷饮或黄连香薷饮、六一散、碧玉散等；若热结阳明，面目俱赤，气粗声重，潮热谵语，腹满便闭，舌苔老黄或起刺，脉沉数或沉实，治宜芳香逐秽、解表通里，可选用大小承气汤、三一承气汤、调胃承气汤、增液承气汤等，必要时应用安宫牛黄丸或紫雪丹。

邪在营血，多表里俱热或三焦大热，多见发热恶寒、头痛剧烈、狂躁心烦、谵语不寐，甚则吐血衄血，舌质绛、苔黄燥，脉沉细数或脉虚，治宜清热解毒，辨证选用清心凉膈散、栀子豉汤、清瘟败毒饮、升降散、清营汤、犀角地黄汤、化斑汤、青蒿鳖甲汤、黄连阿胶汤等；若邪毒攻心，蒙蔽心包，三焦受阻，内外不通，患者甚至昏迷、猝倒不省人事，则宜急治其标，予安宫牛黄丸、紫雪丹或牛黄抱龙丸等；若合并惊厥，则镇肝息风，选用至宝丹、钩藤熄风散、大小定风珠等。正如明代万全《育婴秘诀·五脏证治总论》云："小儿出生曰芽儿者，谓如草木之芽，受气初生，其气方盛。"薛师在诊治过程中，尤其注意小儿形体稚阴稚阳，形气未充，正气未足；薛师认为凡病之发生转归莫不与脾胃有关……强调治疗外感热病尚需时时顾护脾胃，不可损伤中气。重视顾护津液，遵从叶天士"救阴不在血而在津与汗"，酌选青蒿鳖甲汤或三鲜饮（蒲老验方：鲜生芦根、鲜竹叶、鲜茅根）养阴生津。

【治疗绝技】

薛师外感热病诊治特点如下。

1. 重视卫气营血及三焦辨证

重视和遵循温病的发展规律，清晰判断病情，正确判断预后，即抓住疾病主要矛盾，使问题迎刃而解。

2. 重视"截断扭转"

外感热病是一类临床急症重症，此病发病多急骤，病情多复杂，进展迅速而容易危及生命，薛师治疗此类疾病能够迅速判断病情发展，往往病初采取截断疗法，迎而击之，如验案中在以清气分热的同时，并用入营血分药如羚羊角、生地黄、牡丹皮、赤芍等，防患于未然。

3. 重视时令

薛师曾云"治疗外感热病必须掌握岁气季节气候，有时内伤杂病亦要注意气候影响因素，方能提高疗效"。本患儿发病时正值长夏，为暑湿当令，故以清暑祛湿之新加香薷饮为主方。

4. 用药轻灵

认证精准，才可能用药少，熟知生理病理变化，深谙药性，才可配伍轻巧，达到平淡之中见神奇的功效。

5. 善用升降散

薛师临床上喜用升降散治疗怪病、热病，该方具有升清降浊、上下分消、内外通用之功，能够调节人体气的升降出入，调畅脏腑气机，在疑难杂症中应用往往出现意想不到的效果。

6. 复方应变

在中医辨证思想的指导下，薛师善将两个或两个以上的方剂（包括经方、时方、经验方）依据一定的原则相合加减运用，各方的主次程度也因临床证候的不同而有主次轻重之分，从而达到"1+1≥2"的临床效果。

【验案赏析】

患儿，8岁，因发热伴头痛3天，于2016年7月22日就诊。入院查体：项强（++），脑膜刺激征（+）。以"脑膜炎"收入院；入院时发热、持续不退，服用退烧药布洛芬、对乙酰氨基酚无效，体温在38.5~39.5℃，头痛、呕吐，呕吐物为胃内容物及涎沫，面色萎黄，形体瘦弱，精神疲惫，不欲饮食，乏力思卧，小便尚可，大便时秘，舌红、苔中根部略白腻、舌尖有毛刺，脉弦数。入院查血常规基本正常，脑脊液常规：蛋白 0.48 g/L；白细胞 13.6×10^9/L，单核 0.44，多核 0.56；衣原体抗体（+）。诊断为：病毒性脑炎。入院予甘露醇 135 mL，3 次/日静脉滴注以降颅压；脑苷肌肽、磷酸肌酸钠静脉滴注以营养神经；阿奇霉素、单磷酸阿糖腺苷静脉滴注抗感染；予热毒宁静脉滴注以清热解毒；其他对症支持治疗。经治 2 日，患儿仍高热不退，体温波动在 38.5～39.8 ℃，院内所有西药退烧药均不能使体温降至正常。患儿一般情况越来越差，几乎不进食，昏昏欲睡，求助于薛师。

薛师诊后考虑时值盛夏，暑热夹湿为患，治以辛凉宣透、清热祛暑，佐以解毒凉血，以新加香薷饮、升降散、连苏饮、六一散合犀角地黄汤化裁，方药组成：金银花 15 g，连翘 10 g，香薷 6 g，厚朴 6 g，扁豆花 8 g，蝉蜕 5 g，僵蚕 8 g，大黄 5 g，姜黄 6 g，生地黄 15 g，赤芍 8 g，牡丹皮 8 g，黄连 5 g，苏叶 5 g，羚羊角粉（冲服）0.9 g，玄参 10 g，白茅根 15 g，六一散 8 g（包煎）。水煎，分 3 次服。片仔癀 3 g，分 4 天口服，2 次/日。服药当晚，患儿遍身汗出、身凉、脉静，体温降至正常，6 小时后再次升至 39.0 ℃，再予上药水煎服，体温恢复正常，头痛缓解，项强（+），呼吸和缓，面色红润，精神转佳，未呕吐，略有恶心，能少量进食，大便 1 次，色量质正常。复查血常规正常。甘露醇静脉滴注改为 2 次/日。服药 3 剂尽，未再发热，头痛消失，纳食增加，因患儿拒绝服汤药，故停服。继续营养支持、对症治疗 12 日。查项强（-），复查脑脊液基本正常，一般情况好转，出院。

【按语】

该患儿发病时正值长夏，大暑前后，暑湿当令，"先夏至日为病温，后夏至日为病暑"，患儿高热、头痛、呕吐，当诊为暑温。患儿未见咳嗽、胸闷、恶寒等肺卫之证，起病即高热、头痛、舌红点刺为气分之证，无谵语、神昏、斑疹、衄血，舌亦不绛，故未见营血分之证。"治暑者，需知其挟湿为多"，故予新加香薷饮、六一散、白茅根清热祛暑除湿，并有上下分消之势。患儿舌起芒刺，高热不退，并有项强，有热入营血及动风之势，故合用犀角地黄汤凉血解毒，犀角以羚羊角代，其味咸、性寒、入肝，散血解毒，息风止痉，"既善清里，又善解表"，患儿高热项强，用之颇为对症，既可防热邪深入，又断抽搐反张于未然。黄连、苏叶为连苏饮，薛雪《湿热论》谓："湿热证，呕恶不止，昼夜不瘥，欲死者，肺胃不和，胃热移肺，肺不受邪也。宜用川连三四分，苏叶三五分，两味煎汤，呷下即止。"该患儿暑热挟湿，呕恶不食，用川连去湿热，以苏叶通调肺胃之气，也使全方气机灵动不滞。关于升降散，蒲辅周老先生曾云："治疗急性病，尤其急性传染病，要研究杨栗山的《伤寒瘟疫条辨》，余治瘟疫多灵活运用杨氏瘟疫十五方，而升降散为其总方。"杨氏云："僵蚕、蝉蜕升阳中之清阳；姜黄、大黄降阴中之浊阴，一升一降，内外通和，而杂气直流毒顿消矣。"僵蚕味辛、苦，气薄，能辟一切怫郁之邪气，驱风痰，散风毒，解疮肿之药也，善治一切风痰相火之疾。蝉蜕气寒无毒，味咸甘，祛风胜湿，清热解毒，《药性论》云其"主治小儿浑身壮热，惊痫，兼能止渴"。姜黄驱邪辟疫，建功伐恶。大黄味苦，性寒无毒，上下通行，既能泻火，又能通经，既能解毒，又能除湿，《日华子本草》曰其"通宣一切气，调血脉"。片仔癀主要成分为牛黄、蛇胆、三七、麝香4味药，具有清热解毒开窍之功，与上三方同用，清热解毒，防止热入血分出现昏迷等变证。

【参考文献】

[1] 田宇丹，薛燕星.薛伯寿治疗小儿病毒性脑炎[J].长春中医药大学学报，2018，34（6）：1103-1105.

第二节 腮腺炎

贾六金教授自拟基础方治疗肺胃热盛型小儿腺样体肥大经验

【诊断思路】

肺开窍于鼻，喉为肺之门户。肺为华盖，水之上源，小儿肺常不足，肺气虚则失于宣发肃降，致水液输布障碍，聚液成痰；反复外感，肺失宣降，气机壅滞，痰随气阻，郁而化热，痰热熏灼，气血搏结于鼻咽，阻塞气道，生为息肉。小儿饮食不节、肠腑积滞致中焦气机阻滞，受纳腐熟水谷功能失常，胃气上逆，胃热上灼肺金，致肺无以受气，土不生金，内外合邪，痰、热、食互结，上扰清窍，阻塞气道而发为鼾声。贾老认为该病病机为肺胃热盛、痰热互结，主张在清肺胃热的同时，兼以化痰散结、宣通鼻窍，临证时在此基础上辨证加减，疗效颇佳。

【治疗方法】

小儿腺样体肥大典型证候为鼻塞，打鼾，张口呼吸，或头痛流涕，腺样体面容（上唇短厚翘起、上下牙齿不能对齐、鼻唇沟变浅、面部肌肉不易活动等），或记忆力、听力下降，睡眠呼吸暂停，或伴扁桃体肿大，鼻甲肥大，大便干，小便赤，舌红苔黄，脉细数。

结合小儿生理病理特点及该病的病理性质，贾老认为肺胃热盛、痰热互结是该病的主要病机，治疗以清肺胃热、化痰散结为原则，自拟基础方：苍耳子、辛夷、薄荷、白芷、金银花、连翘、黄芩片、菊花、藿香、胆南星、升麻、生石膏、甘草片。方中苍耳子、辛夷、薄荷、白芷即苍耳子散，出自《济生方》，有疏风止痛、通鼻窍的功效，是鼻科临床常用方。其中苍耳子味苦、性微温，归肺经，可祛风除湿、通窍止痛；辛夷味辛、性温，归肺、胃经，可通鼻窍、散风寒；白芷味辛、性温，归肺、胃经，可祛风湿、排脓生肌、通窍止痛，与苍耳子、辛夷配伍可增强散寒通窍之功；薄荷味辛、性凉，归肺经，既能散风热、清头目，又可防止全方过于温燥。现代药理学研究表明，辛夷、苍耳子具有抗炎、抗过敏、抗组胺、抗乙酰胆碱、抗血小板活化因子等作用。金银花味甘、性微寒，入肺经，解肌肤之毒，消痈散毒；连翘味苦、性平，能"泄六经之血热，散诸肿之疮疡"；黄芩味苦、性寒，可清热燥湿、清肝胆热、泄肺肠湿热；菊花味甘微苦、性平，能补阴气、清头风，朱丹溪曰："菊花属金，而有土于水，大能补阴，宜入肺肝等经，盖烦热诸证，皆由水不足而火炎，得此补阴，则水盛而火自息矣。"现代药理学研究表明，黄芩中所含的黄芩苷有抗过敏、抗菌的作用。藿香、胆南星为贾老常用对药，藿香味甘辛、性微温，入肺经以调气，入脾胃以和中；胆南星清火化痰，镇痉定痫。升麻、生石膏善清肺胃之火热；升麻能"引诸药游行四经，升阳气于至阴之下"；石膏辛走肺，甘走胃，主发散，能使胃火退而邪妄除；

甘草为使，调和诸药。诸药合用，使肺胃之火得清，痰热之邪得除。

【治疗绝技】

临证加减。腺样体肥大常与鼻窦炎、慢性扁桃体炎并存，如扁桃体肿大化脓者，加皂角刺、漏芦、炮山甲以软坚散结、消肿化脓；鼻甲肥大者，加夏枯草、浙贝母以增强通窍、软坚散结之力；打鼾声重者，加石菖蒲、紫草以增强宣通开窍之力；前额痛者加蔓荆子以疏散风热、清利头目；鼻衄者，加仙鹤草、白及、白茅根以凉血止血；纳差者，加炒鸡内金、炒莱菔子、焦三仙以健脾和胃、消食化积；外感寒邪、鼻流清涕者，可加蜜麻黄、细辛以祛风散寒、通窍止痛；大便干结者，加郁李仁以润肠通便。

【验案赏析】

患儿，女，5岁，2019年2月25日初诊。主诉：打鼾3个多月。现病史：3个月前患儿感冒后出现鼻塞、流涕、打喷嚏等症状，病情好转后出现明显睡时打鼾症状，2019年2月18日在某医院行鼻腔镜检查：鼻-鼻窦炎，鼻咽部腺样体组织增生，阻塞后鼻孔2/3。现症见：睡时打鼾，张口呼吸，鼻塞，有浊涕，咳嗽有痰，纳欠佳，大便偏干，大便2日1行。查体：双侧扁桃体Ⅲ度肿大，咽部鲜红，舌红苔厚，脉滑数。西医诊断：腺样体肥大。中医诊断：鼻窒（肺胃热盛证）。治则：通窍散结，清肺胃热。处方：辛夷（包煎）、白芷、薄荷（后下）、胆南星各8g，金银花、连翘、黄芩片、菊花、广藿香（后下）、升麻、石菖蒲、夏枯草、浙贝母各10g，生石膏（先煎）12g，炒苍耳子、甘草片各6g。10剂，每日1剂，水煎，早晚分服。

2019年3月11日二诊：服药后患儿诸症均有缓解，近3日因感冒后症状加重，呼吸音粗，鼻塞，流清涕，偶咳，有痰、色白，夜间易哭闹，纳可，二便调。2019年3月10日在某医院行鼻腔镜检查：鼻-鼻窦炎，腺样体组织增生，阻塞后鼻孔1/2。贾老在原方基础上去石膏，继服10剂。

2019年3月25日三诊：家长诉患儿睡时打鼾明显减轻，鼻塞、咳嗽愈，纳眠可，二便调。查扁桃体Ⅱ度肿大，无充血。上方继服6剂以巩固治疗，嘱患儿加强锻炼，预防感冒。后期随访2个月未再复发。

【按语】

本例患儿发病于外感后，因外邪袭肺、肺失宣肃，致水液输布失常，聚液成痰，郁而化热，搏结于咽喉，日久迁延不愈导致腺样体肥大。患儿就诊时鼻部症状明显，予以苍耳子散祛风通窍，引邪外出；鼻塞有浊涕，扁桃体Ⅲ度肿大，咽部充血，用金银花、连翘、黄芩、菊花解毒退热，藿香、胆南星化痰湿和胃；患儿苔厚、大便干，予以生石膏清大肠之燥火；因患儿双侧扁桃体Ⅲ度肿大，咽有充血，故加夏枯草、浙贝母清热散结，化痰止咳。二诊患儿症状减轻，大便可，复感后寒邪明显，故去石膏。三诊疗效显著，效不更方，继服前方以巩固疗效。

【参考文献】

[1] 陈梅，王盼盼，贾六金，等. 贾六金辨治肺胃热盛型小儿腺样体肥大经验[J]. 中国民间疗法，2020，28（8）：24-26.

张涤教授运用六经辨证治疗小儿流行性腮腺炎临床经验

【学术思想】

张涤教授认为流行性腮腺炎之所以小儿发病率高，一是因为小儿为纯阳之体，阳常有余，六气可从火化，往往表现出阳偏盛的上火之象；二是因为风温之邪与体内纯阳之气同气相求，更易侵袭人体致病；三是由于少阳经循行颈项，为多气少血之经，人身阳经之枢纽阴阳失衡，少阳经开合失司，易致经气传导受阻郁而化火。外邪与体内郁热相合为病，胶着难分，经久不愈。

【诊断思路】

风温时毒外袭肌表，卫阳被郁，故见发热；肺合皮毛，开窍于鼻，卫气被郁，肺气失宣，故见咳嗽；小儿体属纯阳，感受邪毒后易郁而化火致肺热，沿肺脉上灼咽喉，故可见咽喉肿痛；邪热可内传于阳明之经，里热蒸腾可见高热；若邪毒内陷心营，则致神昏、肢厥、大汗淋漓等。叶天士所言"温邪上受，首先犯肺，逆传心包"概括了疾病传变的主要趋势。肺热炼液成痰，痰毒互结，壅阻少阳经脉，郁结不散，与气血相搏，凝滞耳下腮颊，致腮腺肿胀疼痛、坚硬拒按、张口咀嚼困难；少阳经与厥阴相表里，足厥阴之经脉循绕阴器至少腹，毒热灼炼营血，血热燔灼厥阴，扰动肝风，故可伴见抽搐、昏迷、睾丸红肿疼痛等症状。基于以上思考，张涤教授认为"风温邪毒"为主要病因，"外感温毒、痰毒互结"为基本病机，主要表现为咳嗽、咽喉肿痛、高热、腮腺肿大等。

【治疗方法】

张涤教授在治疗流行性腮腺炎的过程中，强调以疾病传变阶段为基础，以"卫气营血"为纲，详审病因病机，用药灵活。其治法有三：①散外邪。风温时疫之毒秉天地戾气而生，伤人最凶猛，痄腮多急性起病，外邪侵袭，必先"攘外"；②驱内毒。少阳经气不利郁而化火，火伤津液，炼液为痰，壅滞于脖颈处，须清热解毒；③釜底抽薪。泻下以去火毒之根。

依据卫气营血辨证规律，病初邪在卫分，当辛散解表，透热达邪，可用荆芥、防风等；邪在气分，高热不退者，可加辛寒之石膏、甘淡寒之淡竹叶、甘寒之知母及芦根等清热泻火，直折阳明火热之势；少阳痰壅，常用皂角刺、大青叶、蒲公英、紫花地丁、板蓝根等。张涤教授善用皂角刺，认为其具备4种功用：①可引诸药上行至肌表破溃处，使得全方清热解毒之力"刺"于一点；②能透脓溃坚，可使脓成即溃；③能通过肺卫、皮毛泄去邪毒，正如《本草汇言·卷之九·皂荚刺》言："皂荚刺，拔毒祛风……凡痈疽未成者，能引之以消散，将破者，能引之以出头，已溃者能引之以行脓，于疡毒药中为第一要剂"；④能防止机体阳气过度受戕，体现了陈文中的"药性既温则固养元阳"之说。常配伍大青叶、蒲公英、紫花地丁、板蓝根等。大青叶为苦寒之品，入肝、心经，既能清心、肝火，以防邪毒内传蒙蔽心肝，又善解瘟疫时毒，具有清热解毒、凉血消肿之效；蒲公英、紫花地丁均具清热解毒之功，为治痈疮疔毒之要药，两者相配善清血分之热结，蒲公英兼能利水通淋，可泄下焦之热；板蓝根清热解毒、凉血利咽。

【治疗绝技】

临证加减时，常用熟大黄、胖大海通便；芦根、生地黄、麦冬、玉竹、百合等滋阴；牛蒡子、玄参、连翘、桔梗疏风利咽消肿；灯心草、钩藤、龙齿清心息风安神；苦杏仁、桔梗、浙贝母、款冬花、紫菀等润肺止咳化痰；竹茹、鸡内金、山楂炭等健脾和胃止呕。

【验案赏析】

患儿，男，11岁，2018年12月21日初诊。主诉：双侧腮部肿痛伴发热3日。现病史：患儿3日前出现双侧腮部肿痛，范围渐增大，咽痛，伴有发热，体温最高达39.2℃（腋温），家长反映近期学校内数人有相同症状，先后予以"阿莫西林、蒲地蓝、珍黄片、对乙酰氨基酚"等药物治疗，仍反复发热，余症状无明显缓解，昨晚7：00予末次"对乙酰氨基酚"，当时体温为39℃（腋温）。现症见：低热，双侧腮部肿大、疼痛明显、拒按，稍觉咽痛，未诉其他明显不适，纳食稍减，大便干结，2日1行，小便黄。诊查：体温：38℃（腋温），双侧耳下腮部可触及包块，左侧大小为3cm×2cm，右侧大小为2cm×1cm，压痛拒按，局部皮温增高。舌质红、舌苔薄黄，脉数。咽部充血，扁桃体Ⅱ度肿大，双肺听诊未见明显异常，睾丸未见异常。西医诊断：流行性腮腺炎。中医诊断：痄腮；辨证分型：卫气同病。治以疏风散邪，清热解毒。一诊方药：大青叶10g，紫花地丁10g，蒲公英10g，板蓝根15g，牛蒡子10g，白芷5g，淡竹叶10g，生石膏20g，知母10g，甘草3g，葛根10g，共5剂，水煎服。服用方法：嘱家属上药每隔3小时服1次，每日2剂。若热退至39℃（腋温）以下，改为1日1剂，1日2次。体温正常24小时后即停中药。4日后复诊，热已退，腮部肿胀减小，稍感疼痛，大便仍干结，2~3日1行。体温正常，舌质红、苔少稍黄，脉滑数。

二诊方药：玄参10g，桔梗10g，浙贝母10g，生牡蛎10g，紫花地丁10g，蒲公英10g，板蓝根10g，麦冬10g，生地黄10g，甘草3g，皂角刺5g，7剂，水煎服，每日1剂，早晚分服。2周后电话随访，家长诉腮部肿痛已完全消除，纳食可，二便恢复正常。

【按语】

患儿受"温邪"所扰，属"卫气同病"证。卫气达于周身，与皮毛相合，与口鼻相通，病位较表浅，可见发热、咽痛、颈部肿大等症状。卫气与风温之邪相争，见发热；风毒袭表，从口鼻而入，热毒蕴结咽喉，故见咽痛热毒郁而化火，火盛炼液成痰，与气血相搏，凝滞耳下腮颊，故腮部肿痛；温邪最易入里，化热最速，出现大便干结、高热等症状。治以疏风散邪，清热解毒。方中大青叶除时行热毒，板蓝根辟瘟解毒兼凉血，是时疫常用之药；紫花地丁、蒲公英清热解毒，消肿散结；牛蒡子、白芷疏风散邪，清利头目；

淡竹叶清心利尿；生石膏、知母源自白虎汤，清气分热盛；葛根顾护津液；甘草调和诸药，全方共奏清解散邪之效。二诊时患儿已无发热，仍有颈部肿大、大便干结症状，温邪最易伤津液，考虑到"留得一分津液，便有一分生机"，故治以化痰散结、增液通便，加用玄参、麦冬、生地黄养阴生津，滋阴通便；皂角刺消肿散结，清除残存火毒；浙贝母、煅牡蛎与玄参构成消瘰丸，化痰散结。

张涤教授认为发病的不同阶段其表里之象不同，临床治疗应准确辨证论治，且温毒最易伤阴，故在清热解毒之时，同时要注意顾护肺胃阴津，故加用增液汤，在治疗该病的同时养阴不敛邪、祛邪不伤阴。

【参考文献】

[1] 叶勇，张涤.张涤教授治疗小儿流行性腮腺炎临床经验[J].湖南中医药大学学报，2020，40（6）：701-704.

张士卿教授运用丽泽通气汤加减治疗小儿腺样体肥大经验

【经典名方】

丽泽通气汤加减（张士卿教授经验方）

组成：生黄芪、党参、葛根、炙麻黄、苍耳子、辛夷、细辛、浙贝母、生牡蛎、玄参、当归、皂角刺、羌活、川芎、红花、炙甘草。

用法：常法煎服。

【诊断思路】

张教授认为，腺样体肥大往往体现为本虚标实之证。其本虚在于肺、脾之不足，其标实在于痰瘀互结，气血津液凝滞。小儿肺常不足，一旦为外邪所侵袭，就会影响其宣发肃降功能，因而出现通调水道、津液输布失职，导致痰饮停聚；痰饮又反过来阻碍气机运行，导致气机不畅而出现气血瘀阻，

从而呈现出痰瘀互结、气血不畅、伏邪留恋的证候。

【治疗方法】

痰饮和瘀血的产生均属津液代谢紊乱所致,而究其本质无不与脏腑功能失调密切相关。小儿的体质和成年人有颇多不同,痰瘀的产生和证候更独具特点。张教授认为,小儿的生理特点有"生机蓬勃,发育迅速"的一面,更有"脏腑娇嫩,形气未充"的一面。古代医家将其概括为"三有余,四不足"。小儿心常有余,每遇心火上炎则易炼液成痰而成痰热。小儿肝常有余,每遇外邪侵袭则易动火、动风,煎灼津液,渐成痰核。肝喜条达恶抑郁,若所愿不遂则易致肝气郁结,则肝经所行之处易现郁滞腺样体位于鼻咽部,为足厥阴肝经所过之处,肝气郁滞,则气血津液停聚,表现为腺样体肥大。小儿脾常不足,一旦饮食不节每易聚湿生痰,上渍于肺,从而使肺窍不利。其肺常不足,故易为风寒外邪侵袭。尤其在北方,秋冬季节常有严寒天气,使很多小儿屡受风寒,肺开窍于鼻,外邪侵袭则首犯鼻咽,继犯于肺,一旦未能及时宣散,则往往滞留鼻咽交界处,导致肺失宣肃,痰浊留注,郁结成核,聚于鼻咽,发为腺样体肥大。针对腺样体肥大的病机,张教授以丽泽通气汤化裁治之。处方:生黄芪、党参、葛根、炙麻黄、苍耳子、辛夷、细辛、浙贝母、生牡蛎、玄参、当归、皂角刺、羌活、川芎、红花、炙甘草。方中生黄芪、党参补益肺气;炙麻黄、细辛温肺散寒,宣通利窍;葛根升腾胃阳;羌活散风通络,行气活血;当归、川芎、红花活血化瘀;玄参、浙贝母、生牡蛎3药即"消瘰丸",能软坚散结,消痰化核;辛夷、苍耳子为鼻科专药。诸药合用,共奏温肺益气、化瘀散结、通利鼻窍之功。

【治疗绝技】

现代医学认为,腺样体属于淋巴组织,腺样体肥大大多由鼻咽部的急性或亚急性炎症反复发作,使鼻咽部黏膜和腺样体的淋巴滤泡发生病理性肥大,故本病的发生与炎症直接相关。王拥军等以中医"痰瘀理论"为指导,探讨中医"痰瘀理论"与炎症反应和淋巴增生和功能之间的关系,发现在炎症不同阶段的淋巴系统具有不同的形态和功能改变,提出并初步证实炎性关节炎中炎症损伤程度与淋巴增生和功能改变有一定的相关性,初步证实了痰瘀与淋巴增生及功能改变之间的关系。这些发现有力地证实了运用痰瘀互结理论治疗腺样体肥大淋巴组织增生的科学性。

丽泽通气汤出自李东垣《兰室秘藏》，方药组成为"黄芪四钱，苍术、羌活、独活、防风、升麻、葛根以上各三钱，麻黄、川椒、白芷以上各一钱，上吹咀，每服五钱，生姜三片，枣一枚，葱白三寸，同煎至一盏，去渣，食远，忌一切冷物，及风寒冷处坐卧行立"。原方主治"鼻不闻香臭"，是治疗鼻病的有效方剂，具有益气升阳、疏散风寒之功，张教授将其化裁，使之更加切合腺样体肥大的病机。经过化裁的丽泽通气汤中当归、川芎、红花均为经典的活血化瘀之品；麻黄亦具有活血化瘀之功，《神农本草经》谓其有"破症坚积聚"之功，《本草纲目》言"共可治赤目肿痛，水肿及产后血滞"。现代药理学研究表明，麻黄中所含生物碱可起到抗过敏、抗病毒、抗菌的作用，同时还能起到拮抗炎性介质的作用。细辛具有抗过敏的功效，同时还能有效抑制炎性介质的释放。苍耳子、辛夷为《济生方》之"苍耳子散"之主药，亦是治疗鼻部疾病的专药。玄参、浙贝母、牡蛎3药即传统名方"消瘰丸"，是软坚散结、消痰化核的经典搭配，以上研究表明，玄参、浙贝、牡蛎合用具有良好的软坚散结作用，故将其加入丽泽通气汤可发挥化痰消核之功。综上所述，无论从现代药理研究角度还是传统中医角度，张教授以痰瘀互结理论论治腺样体肥大的经验，都有着坚实的科学依据和广阔的应用前景。

【验案赏析】

患儿，男，5岁，2014年10月17日初诊。患儿于3个月前感冒后出现张口呼吸、睡眠打鼾症状，至今未愈，经耳鼻喉科鼻咽镜检查，提示腺样体增生Ⅲ度。刻诊：患儿张口呼吸、鼻塞、流清涕，家长述睡眠时鼾声明显，无呼吸暂停。偶发咳嗽，咳痰色白，纳可，精神可，二便正常。查体神清，咽不红，扁桃体Ⅱ度肿大。舌淡红、苔薄白。诊断为腺样体肥大Ⅲ度，辨证为外邪侵袭、气血瘀滞、痰凝津停。其治宜宣肺通窍、化痰散结，予丽泽通气汤加减，处方：生黄芪6g，党参6g，葛根6g，炙麻黄6g，苍耳子6g，辛夷6g，细辛6g，浙贝母6g，生牡蛎6g，玄参6g，当归6g，皂角刺6g，川羌活6g，川芎6g，红花6g，炙甘草6g。沸腾后煎煮时间不少于30分钟，每日1剂，分3次服用，饭前温服。

二诊：服上药7剂后，咳嗽、咳痰、流清涕消失，鼻塞及打鼾均有减轻，扁桃体Ⅰ度肿大，舌淡红、苔白。遂予原方去麻黄、葛根、羌活，加赤芍、牛蒡子、当归，续以7剂，煎法及服法同前。

三诊：家长述患儿睡觉时偶发鼻塞，打鼾消失，扁桃体不肿，继以上方7剂善后。后家长反馈，患儿除偶有睡眠时呼吸声较重外，诸症悉平，随访半年未发。

【按语】

该患儿于感冒后出现腺样体肥大，证属外邪犯肺，鼻咽首当其冲。外邪未能及时宣散，津液失于输布，停而为痰，停滞鼻咽，致气血瘀滞，故见腺样体肥大。余邪未尽，肺气不利，故有咳嗽。一诊后咳嗽、咳痰、流清涕等表证得除，故去麻黄、葛根、羌活等辛温发散之品，加赤芍、牛蒡子、当归增强活血化瘀之力，诸药协作，则余邪得散、痰核得化、鼻窍得通，故得以收到良效。需要指出的是，张教授临证不拘于"细辛不过钱"的古训，他指出此句的本意是指在细辛作为单味药研末吞服的情况下不宜超过一钱（3 g）。如唐慎微《证类本草》记载细辛"若单用末，不可过半钱匕"，《本草纲目》载其"若单用末，不可过一钱"，而在久煎的复方汤剂中细辛不仅可以过钱，必要时还可剂量偏大，只要辨证准确，不但安全无害，而且每每出奇制胜。

【参考文献】

[1] 王剑锋，张士卿. 张士卿教授以痰瘀互结理论治疗小儿腺样体肥大经验[J]. 吉林中医药，2020，40（4）：460-462.

汪受传教授运用银翘散合五味消毒饮治疗小儿腺样体肥大经验

【经典名方】

1. 银翘散（出自《温病条辨》）

组成：金银花30 g，连翘30 g，桔梗18 g，薄荷18 g，竹叶12 g，生甘草15 g，荆芥穗12 g，淡豆豉15 g，牛蒡子18 g。

用法：上杵为散。每服18 g，鲜苇根汤煎，香气大出，即取服，勿过煎。肺药取轻清，过煎则味厚入中焦矣。病重者，约二时一服，日三服，夜一服；轻者，三时一服，日二服，夜一服；病不解者，作再服。现代用法：作汤剂，水煎服，用量按原方比例酌定。亦可作丸剂或散剂服用。

原文：温病初起。发热无汗，或有汗不畅，微恶风寒，头痛口渴，咳嗽咽痛，舌尖红，苔薄白或薄黄，脉浮数，银翘散主之。

2.五味消毒饮（出自《医宗金鉴》）

组成：金银花20 g，野菊花、蒲公英、紫花地丁、紫背天葵子各15 g。

用法：水煎，加无灰酒半盅，再滚二三沸时，热服。渣如法再煎服。被盖出汗为度服。

原文：夫疔疮者，乃火证也。……初起俱宜服蟾酥丸汗之；毒势不尽，憎寒壮热仍作者，宜服五味消毒饮汗之。

【诊断思路】

中医学认为，小儿外感邪气，由表及里，从阳化火，郁结肺络，循经上犯者，熏灼咽窍，能够进一步阻碍咽喉气血、津液运行，遂成痰瘀，阻于气道。因此，肺热是产生咽窍有形之邪的重要诱因。正如《仁斋小儿方论·痰实》所言："小儿受病多生于热。热则生痰。"《丹溪心法》提出："痰挟瘀血，遂成窠囊。"热与痰、瘀搏结日久，损耗肺气、肺阴，病机转为正虚邪恋。因痰、瘀交阻，加之正气损耗，卫表不固，此类患儿一遇外邪引触，即可致病情反复，缠绵难愈。

【治疗方法】

根据证候及病机转化特点，本病分为急性发作期和临床缓解期。

1. 急性发作期

汪师认为，儿童腺样体肥大初期热邪尚浅，痰瘀未盛，辨为热结肺咽证，治疗采用轻清之品泄肺经郁热。若病程日久，热邪炽盛，痰瘀交结，阻结咽喉，辨为热毒咽阻证，治以清热解毒，散结消痈。

（1）热结肺咽证：患儿临床表现为夜寐呼吸音重或打鼾，张口呼吸，咽红，舌苔薄白，往往合并有扁桃体肿大、过敏性鼻炎、咽炎等症。此期病情尚浅，汪师治以疏风解表，清热利咽。处方用银翘散加减（金银花、连翘、前胡、桔梗、玄参、胖大海、浙贝母、土牛膝、罗汉果、牛蒡子、芦根）。方

中金银花、连翘、前胡、玄参清热,浙贝母化痰散结,胖大海、土牛膝、罗汉果、牛蒡子、桔梗、芦根利咽。

(2)热毒咽阻证:患儿临床表现为夜寐打鼾,张口呼吸,甚则寐中憋醒,咽红、舌苔薄黄或腻,双侧扁桃体肿大,部分伴有鼻塞、咳嗽等症。此期热毒与痰、瘀交结,有形病理产物阻于气道,进一步影响肺主气功能。汪师治疗重在清热毒、化痰瘀,处方用泻白散、五味消毒饮加减(桑白皮、地骨皮、桔梗、牡丹皮、皂角刺、虎杖、丹参、浙贝母、全瓜蒌、玄参、蒲公英、败酱草、紫花地丁、芦根)。方中桑白皮、地骨皮、虎杖清泄肺热,浙贝母、全瓜蒌、皂角刺、桔梗化痰散结,牡丹皮、丹参、玄参凉血化瘀,蒲公英、败酱草、紫花地丁、芦根清热解毒,养阴生津。咳嗽加桑叶、前胡、百部、枇杷叶宣肺止咳,鼻塞可予白芷、辛夷、苍耳子宣通鼻窍。

2.临床缓解期

儿童腺样体肥大临床缓解期急性症状消退,但外感易致病情反复。汪师认为,临床缓解期邪气退而正气虚,病位责于肺、脾二脏。治疗当以补益肺脾之气为主,兼清余邪。临证分为肺卫不固证、肺脾气虚证和肺阴不足证。

(1)肺卫不固证:肺卫不固证见于反复呼吸道感染合并腺样体肥大患儿。临床表现为打鼾减轻或消退,但病情反复,动则汗出,寐中盗汗,咽红或淡,舌苔薄白。汪师治疗采用补肺固表、清热利咽之法。处方用金屏汤加减(生黄芪、白术、防风、煅龙骨、煅牡蛎、桑白皮、浙贝母、虎杖、败酱草、胖大海、芦根)。方中生黄芪、白术、防风益气固表、消风散邪,黄芪生用益气而不助长余邪,煅龙骨、煅牡蛎性收敛,助黄芪、白术固表之力,牡蛎还具软坚散结功效,桑白皮、虎杖、浙贝母清热化痰,败酱草、胖大海、芦根解毒利咽。全方补中寓消,共奏补肺固表、清热利咽之效。汗多加浮小麦、瘪桃干敛肌止汗。

(2)肺脾气虚证:肺脾气虚证患儿因脾运无权,故易内生痰饮。临床表现为咽部不爽,咳痰时作,纳食欠佳。胃气上逆者伴嗳气、呃逆,大便干或不成形,咽红或淡,舌苔薄白或腻。因脾为气血生化之源,脾土旺则肺金生,卫气得固。汪师认为,恢复患儿脾运一方面需健脾,另一方面又当运脾。方选异功散、枳实导滞丸加减(生黄芪、白术、苍术、陈皮、枳实、槟榔、桑白皮、桔梗、虎杖、蒲公英、罗汉果、芦根)。方中生黄芪、白术、苍术、陈皮补肺健脾、化湿助运,枳实、槟榔导滞,桑白皮、虎杖、蒲公英清热，罗汉果、芦根、桔梗利咽。嗳气、呃逆加旋覆花、紫苏梗、法半夏降逆胃气，便秘加柏子仁、瓜蒌子、火麻仁润肠通便，痰多咳喘加浙贝母、百部、枇杷叶宣肺化痰。

（3）肺阴不足证：肺阴不足证为热伤津液所致。临床表现为干咳，咽干，或鼻腔干燥，时有鼻衄，夜寐欠安，恶热汗出，便干难解，咽红，舌红、舌苔薄白或见地图舌。汪师治疗采用养阴润燥、清热利咽之法。方选沙参麦冬汤加减（北沙参、麦冬、天冬、生地黄、天花粉、枇杷叶、紫菀、款冬花、辛夷、金银花、蒲公英、紫花地丁、芦根）。方中北沙参、麦冬、天冬、生地黄、天花粉养阴生津，枇杷叶、紫菀、款冬花润肺止咳，辛夷消风宣窍，金银花、蒲公英、紫花地丁、芦根解毒利咽。鼻衄加焦栀子、地榆、侧柏叶凉血止血，夜寐欠安加淡竹叶、灯心草、钩藤宁心安神，便秘加桑椹、玄参养阴增液。

【治疗绝技】

针对腺样体肥大伴过敏性疾病者，汪师提出"伏风"理论，认为此类特禀质患儿因体内"伏风"内潜，受外邪引触后易发为"鼻鼽""风咳"等风病，由此引发的过敏性相关炎症反应可能是诱发腺样体肥大的关键因素。故汪师治疗在清热利咽基础上配予蝉蜕、广地龙、胆南星、炒蒺藜、五味子等消风散结之品，该组方能够显著缓解过敏症状，进而降低本病复发率。

【验案赏析】

患儿，男，4岁。2021年1月7日初诊。主诉：夜寐打鼾1年。患儿1年前出现夜寐打鼾，当地医院诊断为"腺样体肥大"。西药治疗后鼾症减轻，但反复发作。遂至我院门诊就诊。刻下：夜寐打鼾，张口呼吸，偶有憋气，鼻塞、鼻痒，纳食一般，夜寐欠安，二便调。平素体质欠佳，易感。查体：咽红，舌苔薄白，双侧扁桃体Ⅱ度肿大。西医诊断：腺样体肥大。中医诊断：鼾症，热毒咽阻证。治法：清热利咽，活血化痰。处方：桑白皮、地骨皮、夏枯草、玄参、皂角刺、金银花各10 g，辛夷（包煎）、浙贝母、制僵蚕各6 g，蒲公英15 g，紫花地丁、土牛膝各12 g，罗汉果8 g。7剂，每日1剂，水煎服。

2021年1月14日二诊：患儿打鼾减轻，鼻塞好转，纳食尚可，夜寐欠安，盗汗，大便干。查体：咽红，舌苔薄白，双侧扁桃体Ⅰ度肿大。治疗予清热利咽之品再进。处方：生黄芪15 g，煅龙骨（先煎）、煅牡蛎（先煎）各20 g，桑白皮、全瓜蒌、金银花、罗汉果、牡丹皮各10 g，辛夷（包煎）、桔梗各6 g，虎杖、蒲公英各12 g。21剂。每日1剂，水煎服。

2021年2月4日三诊：患儿打鼾已止，时有喷嚏。盗汗好转，纳寐可，二便调。查体：咽不红，舌苔薄白，双侧扁桃体Ⅰ度肿大。患儿腺样体肥大急性症状基本消退，以补肺固表法调理、善后。处方：生黄芪、瓜蒌子、蒲公英各15 g，煅龙骨（先煎）、煅牡蛎（先煎）各20 g，辛夷（包煎）6 g，桑白皮、刺蒺藜、金银花、罗汉果各10 g，虎杖12 g。14剂。每日1剂，水煎服。

【按语】

患儿腺样体肥大，具有打鼾、鼻塞的典型临床表现，病程较长。病机为热毒壅盛，兼夹痰瘀，交阻气道。四诊合参，辨为热毒咽阻证，治以清热利咽、化痰逐瘀，处方选泻白散加减。方中桑白皮、地骨皮泄肺热，夏枯草、浙贝母、皂角刺软坚散结，辛夷通窍，土牛膝、蒲公英、金银花、紫花地丁、罗汉果解毒利咽，玄参凉血逐瘀。二诊患儿打鼾、鼻塞缓解，但大便偏干，此期余热未清，应在扶正基础上兼清余邪，治以扶正固表，清热利咽。前方去地骨皮、僵蚕、夏枯草等，加生黄芪、煅龙骨、煅牡蛎补肺固表，桔梗、全瓜蒌、虎杖清热，牡丹皮凉血化瘀。三诊继予金屏汤调理善后，处方去牡丹皮，加刺蒺藜消风散结。

【参考文献】

[1] 安黎,汪受传.汪受传分期论治儿童腺样体肥大经验[J].浙江中医杂志,2022,57（3）：178-179.

第三节 紫癜

汪受传教授运用经方治疗小儿免疫性血小板减少症经验

【诊断思路】

汪师认为，小儿免疫性血小板减少症应首先根据起病、病程、紫癜颜色辨标本虚实，实证以清热凉血解毒为主，虚证以补气摄血、滋阴降火、阴阳平调为主，但本病隶属"血证"，耗血动血，伤及阴精，故临证不论虚实，均应重视养血活血，止血而不留瘀；因此治疗上应以清热凉血法为主，酌加滋阴之品，久病或体虚者重视滋阴益气、平调阴阳，同时养血活血，注意防外感、调节免疫，并加入现代药理学研究中能够提升血小板的中药以增强疗效。

【治疗方法】

汪师治疗免疫性血小板减少症主要分为急性期和慢性期。

急性期免疫性血小板减少症清热解毒、凉血止血：新诊断及持续性免疫性血小板减少症多以实证为主，汪师认为临证一般可分为风热伤络和血热妄行证，张仲景言"肌衄，热淫于内，治以咸寒。方中当增入咸寒之味"，故热邪为病总体治法为清热凉血解毒。风热伤络证以皮肤瘀点为主症，伴有发热、咳嗽、鼻塞、流涕等外感兼症，宜用银翘散加减，常用药有金银花、连翘、薄荷、白芷、桔梗、牛蒡子、赤芍、虎杖、败酱草、生甘草，共奏疏风清热凉血之效。血热妄行证，无外感之象，但一般有外感病史，热象较风热伤络证明显，如舌红、口干、大便干等症，方选犀角地黄汤加减，药物常选水牛角、生地黄、牡丹皮、赤芍、紫草、玄参、虎杖、白芍、蝉蜕、生甘草，达清热凉血化瘀的功效。齿衄、鼻衄者加用茜根、白茅根凉血泻火解毒；尿血加用木通、小蓟凉血止血；大便出血加用地榆炭、槐花、白及收敛止血。

慢性免疫性血小板减少症温补脾肾填精益髓：慢性免疫性血小板减少症多以虚证为主，多由于素体亏虚或病程日久或激素伤阴，汪师认为临证可分气不摄血证、阴虚火旺证、气阴两虚证及阴虚及阳的兼夹证。《温病条辨·治血论》曰："故善治血者，不求有形之血，而求无形之气。"气不摄血证以脾气虚为主，如紫癜色淡、面色萎黄、易出汗、乏力、舌淡脉弱，治以补脾益气摄血，方选归脾汤加减，药物组成有生地黄、全当归、玄参、白芍、鸡血藤、龟板胶（烊化）、紫草、炙黄芪、党参、丹参、生地榆、生茯苓等。阴虚火旺证症见鲜红出血点或无活动性出血、手足心热、口干心烦、舌红少苔、脉细数等阴虚之象，治以滋阴降火凉血，方用知柏地黄丸、二至丸等，常用药有生地黄、熟地黄、枸杞子、菟丝子、牡丹皮、补骨脂、知母、龟板胶、黄柏、阿胶、山茱萸。病程日久，阴虚火旺证合并气虚之候，如多汗、气短等症，宜加入补气之品，如四君子汤、玉屏风散等补气固表。汪师认为，随着激素的停用，阴虚日久伤及阳气，故临证时应仔细鉴别，酌加淫羊藿、鹿角胶、补骨脂等补阳之品，温脾暖肾，生火以滋阴。

【治疗绝技】

汪师认为，养血活血化瘀疗法要贯穿始终，《血证论·吐血》曰："存得一分血，便得保一分命。"免疫性血小板减少症属中医学中的"血证"，本病的急性期主要临床表现为活动性出血点，离经之血即为瘀血；慢性期患儿虽少见出血点，但可因虚致瘀血，出血仍是潜在的危险症状，故疾病过程中应注意活血止血，使出血得止、瘀血得化、止血不留瘀，常用药有川芎、丹参、赤芍、仙鹤草、白及、鸡血藤。中医学中没有"血小板"的概念，血液功能失常应归属于"血虚"范畴，故汪师在治疗免疫性血小板减少症时，常用养血补血之品，如阿胶、鹿角胶、紫河车、龟板胶等血肉有情之品，使血液有生化之源，疾病得愈。

外感是免疫性血小板减少症反复发病的重要诱因，约有20%的免疫性血小板减少症患儿有前期病毒感染史，也可发生于一些疫苗接种（麻腮风疫苗被认为具有引发免疫性血小板减少症的高风险）及细菌感染（如幽门螺杆菌感染），故汪师认为免疫性血小板减少症的治疗过程中要始终注意防外感、调免疫、抗病毒的治疗，故免疫性血小板减少症无论虚证还是实证治疗都要酌加虎杖、甘草、金银花、连翘等疏风清热解毒药及黄芪、白术、防风等益气固表之品。

汪师在治疗中并没有完全摒弃西医激素治疗，善于中西医结合治疗，激素类药物性大热，属纯阳之品，易伤肾精，致肾阴亏损、相火妄动，形成阴虚火旺的证候。针对此证，用滋阴降火之品治疗，酌加补阳之品，取微微生火以滋阴之意，达到阴阳平调的效果。临证患儿在恢复期撤去激素后，常兼有脾阳虚损的证候，故用药时多加入血肉有情之品。汪师还经常使用经现代药理学研究证实的能够提升血小板的中药，如肿节风、羊蹄根、仙鹤草等。此外，所谓药食同源，汪师还注重食疗，嘱患儿平素多进食红枣、花生衣、牛脊髓、猪蹄等，以促进康复。

【验案赏析】

患儿，男，6岁，2019年3月患儿无明显诱因双下肢出现出血点，无皮肤及关节疼痛，查血常规血小板低于正常值，最低为 $1 \times 10^9/L$，经骨髓穿刺，确诊为"免疫性血小板减少症"。曾就诊于当地医院。给予人丙种免疫球蛋白静脉滴注及泼尼松治疗后血小板升至正常而出院，继续服用泼尼松片治疗，15 mg/d，平均每半月减半片，在撤减激素时血小板再次下降，再次予人丙种免疫球蛋白静脉滴注，2日后血小板指数位于 $89 \times 10^9/L$，慕名于我院就诊。

2019年6月18日初诊：现症见小儿感冒不多，出汗正常，口干，无恶心呕吐，无发热咳嗽，大便2日1次，小便黄，舌红苔薄黄，脉细数。查体：全身皮肤黏膜未见活动性出血及瘀斑，心肺听诊音正常，腹部未见明显异常。血小板 $89 \times 10^9/L$。根据患者的症状与体征，四诊合参，西医诊断为原发免疫性血小板减少症，中医诊断为紫癜（阴虚内热型），以滋阴清热凉血为治法，知柏地黄汤合茜根散加减。方药组成：知母10 g，黄柏10 g，山萸肉10 g，生地黄10 g，牡丹皮10 g，水牛角（先煎）25 g，女贞子10 g，墨旱莲15 g，羊蹄根15 g，仙鹤草15 g，茜草15 g，玄参10 g，青黛3 g，鹿角霜10 g，甘草3 g（方解：山萸肉补肝肾之阴，涩精固肾，玄参、生地黄清热凉血，养阴生津共为君药。牡丹皮清泻相火，并制山萸肉之温涩，黄柏、知母助生地黄、玄参清热凉血、养阴生津，均为臣药。茜草清热凉血止血，女贞子、墨旱莲滋补肝肾、凉血止血，仙鹤草收敛止血，水牛角、青黛清热解毒、凉血消斑，羊蹄根清热通便，共为佐药。鹿角霜为温性药，补益肾阳，阴阳互根互用，阴阳并补，甘草调和诸药，共为使药）。30剂，并予院内制剂血可宁颗粒及醋酸泼尼松10 mg配合服用。

2019年7月18日二诊：现症见大便正常，夜寐欠安、多梦，舌红、苔薄白。查体：全身皮肤黏膜未见活动性出血及瘀斑，心肺听诊音正常，

腹部未见明显异常。血小板 $39.4 \times 10^9/L$。方药：原方加酸枣仁 10 g，茯神 10 g，以安神助眠。30 剂。给予醋酸泼尼松 5 mg 配合服用。

2019 年 8 月 16 日三诊：现症见大便日行 2 次，不成形，苔微黄。查体：全身皮肤黏膜未见活动性出血及瘀斑，心肺听诊音正常，腹部未见明显异常。血小板 $92 \times 10^9/L$。方药：原方加淫羊藿 8 g，侧柏叶 10 g，煨葛根 15 g。淫羊藿性温，制约一系列寒凉药伤脾胃；侧柏叶凉血止血，使热从小便而出；煨葛根善升发清阳，鼓舞脾胃阳气上升而止泻。30 剂。给予醋酸泼尼松 2.5 mg 配合服用。

2019 年 9 月 21 日四诊：现症见口干，大便稀，舌红、苔薄黄。血小板 $124 \times 10^9/L$。知母 10 g，黄柏 10 g，山萸肉 10 g，生地黄 10 g，牡丹皮 10 g，女贞子 10 g，墨旱莲 15 g，羊蹄根 15 g，仙鹤草 15 g，茜草 15 g，淫羊藿 8 g，甘草 3 g（方解：山萸肉补肝肾之阴，涩精固肾，生地黄、牡丹皮清热凉血、养阴生津共为君药。黄柏、知母助生地黄、牡丹皮清热凉血、养阴生津，均为臣药。茜草清热凉血止血，女贞子、墨旱莲滋补肝肾、凉血止血，仙鹤草收敛止血，淫羊藿性温补肾壮阳，与山萸肉阴阳并补，并制约一众寒凉药伤脾胃，共为佐药。甘草调和诸药，为使药）。30 剂。给予醋酸泼尼松 1.25 mg 配合服用。

2019 年 10 月 18 日五诊：现症见口干，大便略干，舌红、苔薄黄。血小板 $132 \times 10^9/L$。方药：初诊方去女贞子加石斛 10 g，淫羊藿 10 g，鹿角胶 10 g。石斛善滋胃阴，治阴虚便秘，因激素停用加用淫羊藿、鹿角胶类激素药物以温脾暖肾，生火以滋阴。30 剂。患儿现血小板指数较稳定，给予停用醋酸泼尼松。

2019 年 11 月 13 日六诊：大便可，汗多，苔厚黄。血小板 $75 \times 10^9/L$。方药：前方加黄芪 15 g，水牛角 25 g。黄芪补气固表，水牛角清热凉血。30 剂。

2019 年 12 月 27 日七诊：现症见纳食一般，晨起口臭，盗汗，舌质红、舌苔厚腻。血小板 $50 \times 10^9/L$。方药：五诊方加黄芪 10 g，牡蛎 20 g，龙骨 20 g，槟榔 10 g，焦山楂 10 g，焦神曲 10 g。黄芪益气固表，牡蛎、龙骨固涩止汗，槟榔行气导滞，焦山楂、焦神曲消食化积。30 剂。

2020 年 1 月 17 日八诊：现症见鼻塞，鼻痒，打喷嚏，流清涕，纳食可，舌质淡、苔薄白。血小板计数 $103 \times 10^9/L$。方药：初诊方加荆芥 10 g，防风 10 g，细辛 3 g。荆芥、防风、细辛共奏祛风解表、宣通鼻窍之效。30 剂。

【按语】

患儿家属十分信赖中医药治疗，依从性好，一直定时随诊。患儿方证相应，效不更方，继续予以原方服用至今，期间随症加减。嘱患儿适当参加体育活动，增强体质并注意预防呼吸道感染疾病，否则易于复发或加重病情。此后随访3个月，多次复查血常规，均提示血小板在正常范围之内。

【参考文献】

[1] 张天天，陈秀珍，戴启刚.汪受传治疗小儿免疫性血小板减少症经验[J].中医药临床杂志，2022，34（1）：64-67.

丁樱教授"养血活血"法论治儿童免疫性血小板减少症经验

【学术思想】

丁樱教授将本病划分为邪实和正虚两个阶段，并强调血瘀在本病发病中的重要作用，认为"瘀血不去，新血不生"，活血化瘀应贯穿病程始终，且在本病中大多数患儿具有正虚血瘀的特点，故提出"养血活血"的重要理论。

【诊断思路】

本病的病因可总结为外感、内伤两大方面，如外感邪热，煎熬血液，血液黏稠不畅；内伤致机体亏虚，无力行血，亦致瘀血为患，故血瘀是本病的关键病机。瘀血去则新血生，活血化瘀贯穿病程始终。免疫性血小板减少症属于中医"血证"范畴，临床主要以血小板减少为主要表现，又可归属"血虚"范畴。瘀血为离经之血，是病理产物，致机体血液化生不足，故活血同时需注重养血祛瘀，以求血液再生，运行周身。总体而言，免疫性血小板减少症的病机可概括为虚瘀两大特点，"伏毒"为患，因瘀致虚；虚火灼津，因虚致瘀。

【治疗方法】

丁教授根据本病的发病机制及规律将本病分为邪实和正虚两个阶段进行辨证论治，邪实者宜清热凉血化瘀，正虚者宜益气养阴活血，主要分为以下几个类型进行辨证论治。一是风热伤络证。如皮下点或瘀斑大小不等，分布不均，以四肢易磕碰处多见，或伴鼻衄、齿衄，或发热恶风寒，咽红、舌红、苔薄黄，脉浮数等，治疗以疏风清热、凉血止血为主，以银翘散加减；若鼻衄、齿衄可加白茅根、藕节炭；风热入里、热毒之象重者则加生地黄、玄参、板蓝根、重楼等，清除血分伏毒。二是血热妄行证。皮肤有紫色瘀点或瘀斑，身热咽干，喜冷饮，小便色黄赤，大便干，舌红苔黄，脉弦数，治疗以清热解毒、凉血化瘀为主，以犀角地黄汤加减。三是气不摄血证。瘀斑瘀点反复新出，面色微黄，神倦，食欲缺乏，便溏，舌淡，脉细。方以归脾汤加减以补脾益气，摄血养血；贫血者在此基础上合用四物汤，加用鸡血藤以养血活血。四是阴虚火旺。皮肤出血点缠绵难愈，手足心热或潮热盗汗，舌质红绛，脉细数。治疗以滋阴清火、养血化瘀为主，常用大补阴丸合茜根散加减；盗汗明显者可加用煅龙骨、煅牡蛎、五味子等以收敛止汗；瘀血之象明显者，常佐以桃仁、红花活血祛瘀。整个病程中活血化瘀贯穿始终，并注重养血活血。

【治疗绝技】

瘀血贯穿于免疫性血小板减少症病程的始终，因此本病治疗的关键在于祛除瘀血。患儿禀赋不足或在本病的治疗过程中长期应用激素或免疫抑制剂等纯阳之药，易伤津化燥、损伤阴津血液，从而形成正虚血瘀之虚实夹杂之病证，故在祛除瘀血的同时常强调养血扶正。此外，丁教授治疗本病善于应用藤类药物，注重祛除"伏毒"，并根据本病的特点规律，自拟升板方，以生地黄为君药，玄参、麦冬为臣，佐以鸡血藤、当归、仙鹤草、红花、炒桃仁、板蓝根、重楼、藕节，以甘草为使，全方合理配伍，共奏清热凉血养阴、养血活血化瘀之功。

结合免疫性血小板减少症病机及临床特点，发现以"虚"居多，故治疗以补虚为主，然虚中常兼夹瘀血为患，故活血化瘀是提高本病治疗效果的关键。鸡血藤、当归被历代医家视为补血活血之良品，丁教授治疗免疫性血小板减少症常以两者配伍提高养血活血之效。鸡血藤的有效提取物鸡血藤醇在升高血小板方面有一定的作用。当归不仅具有补血之功，其活血之效可防气血壅滞，且能在一定程度上能够抑制血小板聚集，起到抗血栓的作用，还能抑制血小板释放 5-羟色胺，阻碍血栓素 A2 的生成，从而阻止血小板聚集。临床配伍黄芪、阿胶等可治疗血小板减少、贫血等病症。鸡血藤、当归也可活血，但却以补血之力见长，故又常佐以红花、炒桃仁等增强活血化瘀之力，以求提高治疗效果。

免疫性血小板减少症属于出血性疾病，其病机与脉络损伤密切相关。然脉络细小，非草木金石之品可达，藤类药物不仅可深入脉络直达病所，还可祛除脉络伏邪。鸡血藤具有"流利经脉"之功，对于皮肤瘀斑瘀点等以"络脉"为主的疾病，鸡血藤可起到活血通络化斑之效；对于素体本虚又复感风热者，丁教授又善用忍冬藤等以清热解毒通络。

外感是诱导免疫性血小板减少症病情反复的关键因素，免疫性血小板减少症的患儿素体本虚，单用攻邪损耗机体，轻用攻邪又恐有"伏毒"为患，故在养血扶正的基础上须祛尽"伏毒"，避免"伏毒"留恋机体，损伤脉络。外感较著者，加用金银花、连翘、防风等疏风清热；小儿为纯阳之体，感受外邪极易入里化热，故又以玄参、板蓝根、重楼、鱼腥草等清热解毒，祛除体内"伏毒"，则机体不易受外界刺激而动风、动血，体现了"治未病"的思想。

长久以来，激素及免疫抑制剂一直被认为是治疗免疫性血小板减少症的一线用药。丁教授临证发现，此类药物尤其是对于难治性免疫性血小板减少症来讲，升高血小板作用常反复且具有一定的不良反应，犹如扬汤止沸，甚至使患儿病情长久不愈；且激素乃极纯阳之品，长期服用耗伤阴血津液，可使患儿出现一派阴虚阳亢之象。故在治疗免疫性血小板减少症时丁教授多从养血活血入手，对于伴有阴虚火旺者，又善用生地黄、玄参、麦冬等滋阴清热凉血之品，以滋气血生化。

【验案赏析】

患儿，女，4 岁，2019 年 3 月 12 日初诊。以"反复周身皮肤出血点 2 年多"为代主诉。患儿 2 年余前无明显诱因发现双下肢皮肤大量出血点，按压不褪色，随即至当地县医院查血常规示血小板 9×10^9/L，后至多院住院治疗，多次应用"丙种球蛋白+泼尼松"治疗效果不理想。2019 年 1 月 22 日患儿发热后出现四肢、面部大量出血点，伴鼻腔出血、呕血，至我院查血小

板 $9\times10^9/L$，给予"甲泼尼龙+丙种球蛋白"治疗，住院 8 日，复查血小板 $216\times10^9/L$，院外口服泼尼松片（40 mg，qd，每周减 5 mg），1 个月后复查血小板 $178\times10^9/L$，皮肤出血点反复新出。3 日前患儿外感后皮肤出现中等量针尖大小出血点，复查血小板 $18\times10^9/L$，口服抗感颗粒，感冒基本痊愈，现为求进一步治疗求诊于丁教授。刻下症见皮肤出血点基本消退，颈部少量出血点，无明显鼻出血、牙出血等症状，轻度咳嗽，少痰，盗汗，泼尼松片已减至 10 mg/qd。查体示咽稍充血，舌红少苔，脉细，纳眠尚可，二便基本正常，血常规检查示血小板 $67\times10^9/L$。西医诊断为免疫性血小板减少症，中医诊断为紫癜（阴虚火旺兼血瘀证）。处方用中药升板方组方（颗粒剂）：生地黄、玄参、麦冬、鸡血藤、当归、板蓝根、藕节各 10 g，红花、重楼、桃仁各 6 g，甘草 3 g，7 剂，分 2 次冲服，每日 1 剂。泼尼松片用量调整为 2 片/1 片交替晨起顿服。

2019 年 3 月 29 日二诊：症见颈部少量出血点，躯干少量荨麻疹，瘙痒，轻咳，流少量黄涕，口臭，咽红，舌红苔白，脉细，纳眠尚可，大便 2 日 1 行，小便量少色黄。血小板 $22\times10^9/L$，处方上方加鱼腥草 15 g，浮萍 10 g，全瓜蒌 10 g，前胡 10 g，黄芩 10 g，制半夏 6 g，7 剂，水煎服，每日 2 次。泼尼松原量继服，氯雷他定 5 mg 睡前服。

2019 年 4 月 12 日三诊：周身皮肤无新出瘀斑，咳嗽缓解，晨起口臭，余未诉不适。复查血小板 $140\times10^9/L$。二诊处方去黄芩，加黄连 3 g，14 剂，分 2 次冲服，每日 1 剂。泼尼松片减量 2 片/半片交替晨起顿服。

2019 年 4 月 26 日四诊：皮肤无出血点，口臭缓解，未诉不适，复查血小板 $124\times10^9/L$。三诊处方效不更方，继服。泼尼松片改 2 片，隔天顿服，每周减 1 片。嘱定期门诊复诊，随访半年周身皮肤未见瘀斑及出血点，血小板计数维持在 $140\times10^9/L$ 左右。

【按语】

免疫性血小板减少症又称特发性血小板减少性紫癜，此病的发生大多数学者认为与免疫、血管、脾脏、遗传等多种因素有一定关联，其病因关乎外感内伤，病机则不离热、虚、瘀。由于免疫性血小板减少症是以出血为主要表现的病证，故中医治疗多在审证求因的基础上，从"血"论治。临床必须辨证详明，以求"治病求本"。本例患儿病情初发时曾至外院多次输注免疫球蛋白及激素治疗，但病情反复，伴见呕血、鼻衄等症，难以维持正常的血小板计数，久病耗伤阴血津液之本，加之激素及免疫抑制剂为纯阳之药"壮火食气"，故见一派虚热之象。给予生地黄、玄参、麦冬清热养阴凉血；鸡血藤、当归养血活血；红花、桃仁活血祛瘀；佐以板蓝根、重楼清热解毒利咽；藕节收敛止血；甘草补中益气。诸药共用以求养阴活血化瘀之功。二诊中患儿有外感风热之象，咽红较甚，口臭，故加鱼腥草、黄芩、制半夏以加强清热解毒利咽之效；患儿新出荨麻疹瘙痒明显，加浮萍以祛风止痒；又症见咳嗽、流黄涕，故给予全瓜蒌、前胡以疏风清热，化痰止咳。三诊中患儿咳嗽痊愈，仍有口臭，故易黄芩为黄连，加强清心火之效。全方配伍合理，清热活血的同时，注重养血扶正，切中血瘀血虚之病机，故收良效。

【参考文献】

[1] 李雪军，李阳，丁樱.丁樱"养血活血"法论治儿童免疫性血小板减少症经验[J]. 中国中医基础医学杂志，2021，27（12）：1971-1974.

王烈教授运用经验方治疗白细胞及血小板减少症经验

【学术思想】

王烈教授认为白细胞减少症、血小板减少症轻者，可无明显症状；重者可出现头晕、乏力、面色苍白或萎黄、四肢酸软、纳差、易感冒、失眠等症状。其属于中医学"疳积""虚劳"范畴，多为先天禀赋不足、后天失调或药伤所致。

【诊断思路】

王烈教授临床治疗因药物，如抗生素和解热镇痛药等引起的白细胞及血小板减少症多例，从中医病因来看，治病药物为外来之毒邪，所引起的白细胞及血小板减少症为因毒邪伤正，因毒致气血生化不足，使新血不生而为虚。结合"无毒不起热""肾为先天之本，主骨生髓""脾为后天之本，气血生化之源"的理论，治疗药源性白细胞及血小板减少症在于祛邪解毒、益气

养血，同时强调顾护脾胃的重要性。

【治疗方法】

小儿素体脾胃虚弱，热邪易于侵袭机体而发病，使用药物过多而产生毒邪损伤人体，导致气血亏虚。治疗中除解毒外，还应调节气血。盖气为血之帅，血为气之母，有形之血不能速生，无形之气所当急固，故兼益气养血，佐调脾胃，正所谓"脾胃乃气血生化之源"，脾胃和调方能化生气血，则微观化验方能恢复如常。

【治疗绝技】

王烈教授治疗本病用药主张血虚补之以生、脏不足益之而助的原则，功在气血兼顾，常用当归、党参、黄芪、鸡血藤等养血生血之品，益肾之剂首选熟地黄、何首乌等，同时选用白术、苍术、佛手等药顾护脾胃，临床疗效显著。

【验案赏析】

患儿，男，10岁。2012年7月20日初诊。患儿于15日前因感冒起病，症见发热，体温达41 ℃，遂于当地医院用头孢制剂治疗，历时10余日，热有起伏。期间复查血常规：白细胞计数 $1.7 \times 10^9/L$，血小板计数 $89 \times 10^9/L$，中性粒细胞65.34%，淋巴细胞18.54%，红细胞计数 $4.35 \times 10^9/L$。虽经对症处置，但症情不见好转，遂求诊中医。现无发热，乏力，纳可，寐安，二便正常。查体：形体偏瘦，营养欠佳，神乏，面㿠，口唇干淡，舌苔薄白。咽不红肿，心肺听诊未见异常。腹部柔软，无压痛，肝未触及，脾于肋下约2 cm、质软、无触痛。四肢活动自如，脉象平缓。西医诊断：白细胞及血小板减少症。中医辨证为疳积，毒伤气血。治以解毒、益气、养血，佐调脾胃。处方：当归、党参、黄芪、枸杞子、丹参、山茱萸、何首乌、鸡血藤各12.5 g，甘草2.5 g，大枣10 g。7剂，水煎服，每日1剂，分3次服。合用益气固本胶囊（院内制剂），每次5粒，每日3次。

2012年7月10日二诊：患儿一般状态好，活动有力，但多汗，继服前方加佛手10 g。7剂，煎服法同前。停服益气固本胶囊，改服婴儿壮胶囊（院内制剂），每次 6 粒，每日 3 次。同时外敷五倍子、五味子、黄芪散于脐中，用以治汗。

2012 年 7 月 18 日三诊：患儿病情稳定，汗去，复查血常规白细胞计数 5.96×10^9/L，中性粒细胞 68.94%，淋巴细胞 19.54%，红细胞计数 4.38×10^9/L，血小板计数 142×10^9/L。前方继服 8 日，临床症状及血常规均恢复正常，查体：脾肋下未触及。予以黄芪、白术、当归、熟地黄、何首乌各 12.5 g，甘草 3 g，苍术 5 g，太子参 10 g。巩固治疗 8 日而愈。随访 1 个月，患儿一般状态良好，无临床症状，复查 2 次血常规，白细胞及血小板计数均在正常范围内。

【按语】

王烈教授认为，白细胞及血小板减少症的病因病机在于毒伤气血，生化不足。该患儿起病时以发热为主证，依据"有热就有毒，热因毒而起，无毒不起热"，分析其发热乃因毒而起，治当解毒。患儿首选头孢类药物控制感染，热退，白细胞及血小板计数明显减少，属药伤。所谓药伤，即药者毒也，以毒攻毒方可除疾。如辨证施治得法，则药治病而不伤正。

本案即据血常规检测并结合中医辨证而获效。本例患儿就诊目的明确，试图提高血常规化验中降低的白细胞及血小板计数。王烈教授以微观提供的数据，结合患儿的四诊检查，辨证为毒伤气血而成虚，治疗以益气养血为主，疗效显著。方中当归为君药，味甘、辛，性温，归肝、心、脾经，功善补血养血，为传统的治血要药；党参味甘性平，黄芪味甘，性微温，二者均归脾、肺经，为臣药，善补益脾肺之气，与当归配伍，共奏益气补血之效；枸杞子味甘性平，何首乌味甘、涩，性微温，二者均归肝肾经，为佐药，辅助补血养肝、益精固肾之品；山茱萸味酸，性微温，入肝肾经，佐以补肝肾，又善固肾涩精，堪称补敛并具之佳品；丹参味苦，性微寒，鸡血藤味苦、甘、性温，二者入心、肝经，善补血活血，振奋机体的生血能力；大枣味甘性温，归脾胃经，善补中益气、调补脾胃；甘草味甘性平，归心、肺、脾、胃经，为使药，以益气补中、调和药性。

【参考文献】

[1] 张飞飞，梁志忠，孙丽平，等. 王烈教授治疗白细胞及血小板减少症验案[J]. 中国中西医结合儿科学，2012，4（6）：502-503.

贾六金教授运用六味地黄丸合八珍汤治疗儿童免疫性血小板低下症经验

【经典名方】

六味地黄丸（出自《小儿药证直诀》）

组成：熟地黄24 g，山萸肉12 g，干山药12 g，泽泻9 g，牡丹皮9 g，茯苓（去皮）9 g。

用法：以上六味，粉碎成细粉，过筛，混匀。每100 g粉末加炼蜜35～50 g与适量的水，泛丸，干燥，制成水蜜丸；或加炼蜜80～110 g制成小蜜丸或大蜜丸，即得。

原文：地黄丸，治肾怯失音，囟开不合，神不足，目中白睛多，面㿠白等症。

【诊断思路】

贾老立足脾肾两虚、气血不足，认为邪毒外侵化热、迫血妄行为主要病机，离经之血必留瘀，即"热、虚、瘀"为治疗免疫性血小板减少症着眼点。小儿本有肺、脾、肾不足的生理特点，先天禀赋不足，或病后失调、脏腑损伤，脾虚无以化气血，营卫失其化生之源无力抗邪，或肾虚精气匮乏，精血不足以互为化生，出现阴血不足、正气亏虚、外感诸邪致病。脾虚失其统摄血液之责，肾失封藏，精微外泄，长期慢性出血又可致血亏而精损，出现脾肾两虚。故脾肾两虚，气血不足乃病之本。

小儿脏腑娇嫩，形气未实，极易感邪，且为纯阳之体，平素所患热病最多，外感六淫，内伤饮食，气留不行，血壅不濡，化热妄动，迫血妄行发为紫癜，如《景岳全书》言："动血之初多由火。"诸般热邪皆可伤络导致血溢脉外，正如《黄帝内经》云："不远热则热至，血溢、血泄之病生矣。"

血妄行于脉外成离经之血，未得及时消散为瘀血，如《血证论》言："离经之血虽清血，清血亦是瘀血。"且邪热煎灼津液，热与血结成瘀，或因久病气虚，血运无力而致瘀，或前医不明清解之法，见出血便用收涩敛血药物，也可致血滞不行。久病瘀血凝积不去，阻碍新血生，阴血不得归经，又可致血溢于脉外。是以瘀血既为病理产物，又为致病因素，影响疾病的转归与发展，不可不顾。

贾老认为先天禀赋不足，或邪毒耗伤气血，而余邪不尽者，病情则由实转虚或虚实夹杂，如《医宗金鉴》言："青紫斑点其色反淡，久则令人虚羸。"免疫性血小板减少症病机当以脾肾两虚、气血不足为本，邪气化热、迫血妄行脉外是疾病的主要病因，离经之血是疾病发展过程中的重要一环，以热、虚、瘀为主要病机。

【治疗方法】

贾老治以清散余邪，补血养血，活血止血。方用六味地黄丸合八珍汤加减，常用药物包括熟地黄、山药、山茱萸、太子参、白术、茯苓、当归、川芎、赤芍、牡丹皮、金银花、连翘、大青叶、紫花地丁等。

肾藏先天之精，为生命之源，地黄丸出自《小儿药证直诀》，可治小儿胎禀不足，补真阴，除百病。贾老认为小儿肾脏常虚，肾阴肾阳未充盈、成熟，肾无实证之理，故擅长用地黄丸中"三补"治疗小儿肾虚诸证，本病亦然。其中熟地黄滋阴补肾、填精益髓，山茱萸补益肝肾、涩精秘气，山药补脾肾、补阴固精，肝、脾、肾并补，以补肾治本为主，此为"三补"，熟地黄更可大补精血，精血足则真阳自生，山药、山茱萸又可固气生阳，真阳生火旺脾以生气血，共奏先后天并补之功。

人之所赖以为生者，血与气也，阴血藉于阳气以运行周身。患儿脾肾不足或久病伤及气血，导致气血两虚，当养其气血，固其正气。《黄帝内经》云："血气者，喜温而恶寒，寒则泣不能流，温则消而去之。"此为治血之要旨。八珍汤为气血双补代表方，《医方考》言："血气俱虚者，此方主之。人之身，气血而已。气者百骸之父，血者百骸之母，不可使其失养者也。是方也，人参、白术、茯苓、甘草，甘温之品也，所以补气；当归、川芎、芍药、地黄，质润之品也，所以补血。气旺则百骸资之以生，血旺则百骸资之以养。形体既充，则百邪不入，故人乐有药饵焉。"脾胃为气血生化之源，血难成且易损，故治疗血病当求血药，血药亦有阴阳之属，如当归、川芎补血之阳，白芍、熟地黄益血之阴。复脾胃化生气血之职，当补虚除湿、行滞调气，人参、白术、茯苓补脾，白术燥湿，茯苓渗湿，人参大补元气，阳生阴自长，气壮可摄血。脾生血，统血归经，贾老临床治疗血证不论阴阳，多以固护脾胃为收功良策。

除诸般热邪,究其病因,为邪毒外侵化热迫血妄行所致,余邪不尽,郁而不散。肾气丸为补水之剂,水足可济火,贾老以"三补"滋真水以制贼火,又可防前医使用激素等药物致阴虚内热之象,以壮水制阳。再以金银花、连翘、大青叶、紫花地丁等紧追余邪,金银花与连翘为贾老常用药对,辛凉透邪清热,又芳香避秽解毒,针对温热病、毒热未尽者,常相须为用,金银花素有清热解毒之功,牡丹皮善入血分,清透阴分伏邪,大青叶、紫花地丁清解血分热邪又可凉血消斑。诸般热邪皆除,血无所扰,可循行常道流行于全身。贾老治疗该病补正不忘祛邪,邪气一去,补自可得力。

【治疗绝技】

去离经之血,安其道。旧血不去,新血难生,且旧血妄行已失常道,不祛瘀血,恐血以妄为常。贾老以川芎通行上下、活血祛瘀,当归生新血又活血,牡丹皮、赤芍具活血祛瘀、清热凉血之功,可兼顾血中伏热。依证用仙鹤草、茜草、白茅根等凉血活血止血之品,此为贾老常用药组,广泛用于多种出血症,尤白茅根疗效可靠、安全,味甘甜;仙鹤草可增加血小板数目,促进血液凝固,且有补虚之功,临床各医家使用颇有成效。贾老治疗该病,活血化瘀法贯穿始终,以期复血之常道。

【验案赏析】

患儿,男,5个月,2020年8月17日初诊,主因双下肢皮肤出现出血点近2个月前来就诊。患儿2个月前因感冒后双下肢出现出血点,就诊于某医院,查血常规示血小板计数$2.2 \times 10^{10}/L$,骨髓涂片正常,排除继发性因素及其他导致血小板减少的原因,诊断为免疫性血小板减少症。患儿先后3次住院,以丙种球蛋白、醋酸泼尼松片、小牛脾提取物注射液、酚磺乙胺等治疗,血小板计数在$2.0 \times 10^{10} \sim 9.6 \times 10^{10}/L$,2020年8月17日血小板计数$7.9 \times 10^{10}/L$。自发病以来,患儿纳食尚可,睡眠可,二便调。查体:发育正常,营养中等,面色少华,双下肢皮肤散见淡红色针尖大小出血点。舌淡红、苔薄白,指纹淡紫。诊断:紫癜。病机:气血不足,余邪不尽。方药:熟地黄6g,山药6g,山茱萸6g,当归6g,川芎6g,赤芍6g,党参6g,炒白术6g,茯苓6g,金银花6g,连翘6g,大青叶6g,紫花地丁6g,甘草6g,10剂,水煎服,每日1剂,早晚分服。

2020年8月31日二诊：2020年8月24日患儿复查血常规示血小板计数1.40×10^{11}/L，双下肢出血点变淡，无其他不适，于首诊方加砂仁6g，继服10剂。

2020年9月14日三诊：患儿复查血常规示血小板计数3.92×10^{11}/L，双下肢出血点消退，近几日咳嗽，鼻流清涕，有痰未见咳出，未发烧，便糊状，每日3次，于首诊方加浙贝母6g，紫苏叶6g，辛夷6g，10剂，水煎服，每日1剂，早晚分服。

2020年12月21日患儿因感冒复诊，当日复查血常规示血小板计数4.12×10^{11}/L，已恢复正常。嘱患者家属定期复查血常规，避风寒，不适随诊。

【按语】

患儿明确诊断为免疫性血小板减少症，以西药连续治疗近2个月，病情反复，血小板计数停药复降。贾老认为患儿气血已伤，余邪未尽，当补血活血、凉血止血、清热解毒，病邪未尽，元气虚弱不堪重补，当从容和缓以补之，予以六味地黄丸合八珍汤养血生髓，金银花、连翘、大青叶、紫花地丁清热解毒清余邪，恐药物滋腻脾胃加砂仁佐之。贾老常用阿胶、龟甲、鳖甲之物，阿胶为血肉有情之品，可蕴养一身精血；《本草通玄》中称龟甲能益大肠，使人进食，用龟甲又少滋腻碍胃之弊。以黄精补益脾、肺、肾，非常符合小儿生理特点，其功同人参、黄芪而不燥，效同当归、白芍而不腻，故贾老提出小儿虚证不离黄精。患儿治疗后血小板计数不断升高，维持在3.52×10^{11} ~ 3.92×10^{11}/L，纵使在治疗期间出现感冒症状，血小板计数亦未受病情变化而降低。2个月后患儿再次因感冒就诊，复查血小板计数已恢复正常。

【参考文献】

[1] 刘娜，骆雯雯，张焱，等.贾六金教授治疗儿童免疫性血小板减少症经验撷萃[J].天津中医药大学学报，2021，40（5）：549-552.

张士卿教授从中医病因学敏毒论辨证论治小儿过敏性紫癜经验

【学术思想】

张教授认为敏毒是引起超敏反应性疾病的关键病因,围绕超敏反应性疾病发生、发展及演变,阐述了敏毒的概念及敏毒伤人后随经络流窜,侵袭官窍、五体、脏腑等处,有着"五类症"(肺系症状、脾胃系症状、肾系症状、肢体经络症状、气血津液症状)、"五特性"(暴戾性、广泛性、兼夹性、多变性、顽固性)的临床表现和致病特点等,揭示了敏毒是导致超敏反应性疾病的一类特异性致病因素。张教授长期致力于教学、科研及临床工作,善于将中医学理论与西医学理念相结合,尤其在诊治超敏反应性疾病方面见解独到。

【诊断思路】

超敏反应性疾病的病因病机繁杂,但现代医家普遍认为过敏原是引起该疾病的关键因素。张教授认为,虽然中医古代文献中没有"过敏原"的提法,但是中医药对于"过敏原"的相关认识和记载已有千年历史,如《金匮要略》记载:"食蟹中毒治之方:紫苏煮汁,饮之三升……"《诸病源候论》中记载:"人无问男女大小,有禀不耐漆者,见漆及新漆器,便著漆毒……"上述"蟹毒""漆毒"从今天来看,正是由于螃蟹、生漆作为过敏原而作用于过敏体质引起的超敏反应性疾病。因认识尚未形成共识,还存在不够明确、规范和统一的问题。而临床从超敏反应性疾病的发生、发展及演变过程中不难看出,这类疾病的发生与一种有别于外感六淫及传统毒邪的异样邪气侵袭人体密切相关,我们应当从中西医结合视角,运用天地人一体思维、形象思维、类推思维等方式去研究。

西医学认为超敏反应性疾病是由于过敏原(如花粉、粉尘及细菌、病毒、寄生虫的代谢产物等)作用于过敏体质者后,体内释放组胺等生物活性介质细胞因子或形成的免疫复合物等引起的。张教授则强调,根据上述物质对超敏反应性疾病的致病特点可以得出这些致病物质完全与中医学"毒邪"的致病特点相近,应将其命名为"敏毒"。

中医学认为，经络内连脏腑，外连肌肤，纵横交织，相贯相通，网络全身，上下内外无所不到，又是运行气血津液、传导病邪、影响疾病传变的"病传网"。

张教授在长期诊治超敏反应性疾病的临床实践中总结出，敏毒之邪通过口鼻、皮毛等处侵袭人体，并可随经络流窜，或伤及官窍，或滞留于皮、肌（肉）、脉、筋、骨、关节、经络等处，或盘踞脏腑，且时常依附他邪（如外感六淫之邪、病理性代谢产物等）而兼夹致病，呈现出"敏毒必附他邪，且因他邪而猖獗，他邪亦因敏毒而鸱张"的局面，并随患儿体质（如气虚质、血虚质、阴虚质、阳虚质等）、依附病邪性质等不同，病位涉及单个或多个部位或脏腑，造成脏腑受损，气血津液输布失常，水湿、痰饮、瘀血等积聚体内并被敏毒所依附而毒害脏腑、经络等，耗伤正气，造成机体功能失常乃至衰竭。

【治疗方法】

发作期多见急性起病，各种症状出现先后不一，首发症状以皮肤紫癜为主，少数病例为腹痛、关节痛或肾脏症状。患者起病前1～3周常有上呼吸道感染史，可伴有低热、食欲缺乏、乏力等全身症状。张教授认为，发作期疾病以邪实为主，治疗应以祛邪为基本大法。

1. 热毒发斑证

症见：皮肤青紫或鲜紫色，瘀点瘀斑此起彼伏，身热烦渴，面红目赤，可伴有齿衄、鼻衄，甚或便血、尿血，舌质红绛、苔黄燥，脉数有力。邪热炽盛，充斥内外，导致热毒发斑。热盛伤津则烦渴；热入营血，伤及血络则见皮肤瘀点瘀斑、齿衄、鼻衄，甚或便血、尿血。以清热解毒、凉血止血为治疗大法。方用犀角地黄汤加减，药物组成：水牛角（先煎）30g，生地黄10g，牡丹皮10g，赤芍10g，仙鹤草15g，白茅根15g，茜草10g，紫草10g，小蓟炭10g，侧柏炭10g，甘草片6g。该方以犀角地黄汤为基础方，奏清热解毒、凉血散瘀之效，配伍药对仙鹤草-白茅根、茜草-紫草、小蓟炭-侧柏炭发挥止血之功效，加强了凉血、散瘀之力，甘草片调和诸药。

2. 湿热发斑证

症见：皮肤紫癜色红或暗红，下肢多见，呈对称分布，或有痒感，伴有关节痛、血尿等，舌质红、苔黄腻，脉滑数。湿热蕴盛，灼伤络脉，泛溢肌肤，导致湿热发斑、皮肤紫癜色红或暗红；热迫膀胱，损伤脉络，见血尿；

又湿邪趋下，故下肢多见，呈对称分布；湿热之邪流注关节，脉络瘀阻，故有关节痛，舌质红、苔黄腻，脉滑数为湿热内盛的特征。以清热利湿、舒筋壮骨、凉血止血为治疗大法。方用四妙丸加减，药物组成：苍术6g，黄柏6g，生薏苡仁15g，怀牛膝10g，木瓜10g，防己10g，白茅根15g，仙鹤草15g，紫草10g，茜草10g，小蓟炭15g，侧柏炭15g，生地黄10g，牡丹皮10g，赤芍10g，甘草片6g。该方以四妙丸（苍术、黄柏、生薏苡仁、怀牛膝）为基础方，清热利湿，舒筋壮骨；木瓜、防己祛风湿，活血络，止痹痛，和胃化湿；配伍药对白茅根-仙鹤草、紫草-茜草、小蓟炭-侧柏炭凉血止血；药对生地黄-牡丹皮-赤芍重在清热凉血；甘草片调和诸药。

3. 热盛发斑兼有外感证

症见：皮肤紫斑兼见发热恶寒、咳嗽、鼻塞、咽红，或有扁桃体肿大，脉浮数，舌红苔黄。感受外邪，外邪未罢，入里化热，导致热盛发斑兼有外感证，故内外合邪，外邪袭表，出现发热恶寒、咳嗽、咽红等；外邪侵袭，邪毒积聚喉核，则扁桃体肿大；外邪入里化热、灼伤肌肤，则见皮肤紫斑。以解表、凉血、止血为治疗大法。方用麻黄连翘赤小豆汤加减，药物组成：炙麻黄6g，连翘10g，赤小豆15g，黄芩10g，苦杏仁10g，桑白皮10g，牛蒡子10g，桔梗6g，仙鹤草15g，白茅根15g，紫草10g，茜草10g，小蓟炭10g，侧柏炭10g，甘草片6g。该方以麻黄连翘赤小豆汤（炙麻黄、连翘、赤小豆）为基础方，解表散邪，解热祛湿；配伍黄芩清热解毒、凉血止血；苦杏仁止咳平喘，与炙麻黄一宣一降，以复肺气之宣降，增强宣肺平喘之功效；桑白皮加强清泄肺热而平喘之功效；桔梗宣肺祛痰，与牛蒡子、甘草片相配伍，利咽开音；配伍药对仙鹤草-白茅根、紫草-茜草、小蓟炭-侧柏炭凉血止血；甘草片调和诸药。

经过对发作期的治疗，疾病得到了明显的缓解，患儿多表现为紫斑，未见或偶有散发，症状较为轻浅，或少数患者有轻度血尿、蛋白尿等。张教授认为，该病病性缠绵，周期相对较长，故缓解期患儿具有气血虚损、脏腑功能失调的特点，治疗以扶正祛邪为基本大法。

4. 气阴不足证

症见：患者平素活动甚少，容易疲倦，头晕目眩，手足心热，短气易汗，舌偏红少苔，脉沉细或细数无力。气阴不足证多因疾病反复日久损伤脾肾而致。脾气虚，脾失升清，不能濡养头目，则容易疲倦、头晕目眩、短气易汗、脉沉细或无力；肾阴不足，虚火内生，则手足心热、舌红、脉细数。

以益气养阴、滋肾健脾兼凉血止血为治疗大法。方用参芪地黄汤加减，药物组成：熟地黄10g，生山药10g，山萸肉15g，牡丹皮10g，泽泻6g，茯苓10g，生黄芪15g，仙鹤草15g，白茅根15g，紫草10g，茜草10g，小蓟炭10g，侧柏炭10g，甘草片6g。该方以参芪地黄汤为基础方，其中以六味地黄丸滋补肾阴，加以生黄芪补脾益气，配伍药对仙鹤草-白茅根、紫草-茜草、小蓟炭-侧柏炭凉血止血，甘草片调和诸药。

5. 肺气不足证

症见：紫斑未见或偶有散发，易感冒，自汗多，纳少，肢体倦怠，少气懒言，动则益甚，面色淡白，脉缓弱。肺气不足，不能宣发卫气于肌表，抵御外邪的功能降低，则易感冒；卫表不固，故见自汗；肢体倦怠、少气懒言、动则益甚、面色淡白、脉缓弱是气虚常见特征。以补益肺脾兼凉血止血为治疗大法。方用玉屏风散合过敏煎加减，药物组成：银柴胡10g，乌梅10g，防风6g，五味子10g，生黄芪15g，炒白术10g，仙鹤草15g，白茅根15g，紫草10g，茜草10g，小蓟炭10g，侧柏炭10g，甘草片6g。该方以玉屏风散（生黄芪、防风、炒白术）为基础方益气固表，合以当代大中医家祝谌予先生的过敏煎（银柴胡、乌梅、防风、五味子）祛风清热，凉血止痒，祛邪固本；配伍药对仙鹤草-白茅根、紫草-茜草、小蓟炭-侧柏炭凉血止血；甘草片调和诸药。

6. 脾气不足证

症见：紫斑未见或偶有散发，食少难消，脘腹痞满，或大便溏薄，舌淡苔白，脉缓等。脾气不足，运化失健，胃气亦弱，则食少难消；水谷输布乏力，致水湿内生，脾气反困，见脘腹痞满；水湿不化，流注肠中，见大便溏薄；舌淡苔白、脉缓是脾气不足的常见特征。以健脾消食兼凉血止血为治疗大法。方用保和丸加减，药物组成：茯苓10g，陈皮6g，法半夏9g，连翘10g，党参10g，白术10g，焦三仙各10g，鸡内金10g，仙鹤草15g，白茅根15g，紫草10g，茜草10g，小蓟炭10g，侧柏炭10g，甘草片6g。该方以保和丸为基础方；茯苓渗湿健脾，和中止泻；法半夏、陈皮行气化滞；连翘清热散结；焦三仙、鸡内金消食导滞；党参、白术益气健脾；配伍药对仙鹤草-白茅根、紫草-茜草、小蓟炭-侧柏炭凉血止血；甘草片调和诸药。

7. 虫证发斑证

症见：在病情的缓解期，除紫斑未见或偶有散发外，部分患者兼有虫证的临床表现，如脐周疼痛，时发时止，面色萎黄，或青或白，或生白斑，

巩膜出现白色斑点，下唇或出现颗粒样白点，睡眠不安，寐中磨牙，舌苔薄腻或花剥等。西医学认为，虫体代谢产物是诱发机体过敏出现紫斑的重要因素。虫证发斑证因虫证内扰而致，蛔虫内扰肠道，阻滞气机，不通则痛，故脐周疼痛，虫动则痛，虫静则止；虫体耗伤气血，则面色萎黄；若湿热内蕴，熏蒸于上，则面生白斑，巩膜出现白色斑点，下唇出现白点，磨牙。以杀虫消积兼凉血止血为治疗大法，方用自拟乌梅化虫汤加减，药物组成：乌梅 10g，川花椒 3g，细辛 3g，使君子 10g，槟榔 6g，当归 6g，党参 10g，苦楝皮 10g，仙鹤草 15g，白茅根 15g，紫草 10g，茜草 10g，小蓟炭 10g，侧柏炭 10g，甘草片 6g。方中乌梅酸能制蛔，安蛔止痛；细辛、川花椒辛能驱蛔，辛温散寒；槟榔、苦楝皮驱杀蛔虫，使君子驱虫消疳；当归、党参补养气血，扶助正气；配伍药对仙鹤草-白茅根、紫草-茜草、小蓟炭-侧柏炭凉血止血；甘草片调和诸药。

【治疗绝技】

张教授通过多年的临床实践，总结出一套独特的临证思路，提出了"三因两辨一对症"的基本辨证原则，以及"经方为头，时方为尾"的用药法度。因此，张教授临证用药时，针对主病或主症确立某个经方为基础方，并根据兼病（兼症）、次要症状及药物配伍的需要加以多年临床总结的药对或药组，这成为张教授临床用药的鲜明特色。张教授治疗小儿过敏性紫癜临床常用以下 7 对药对。①仙鹤草-白茅根：白茅根清泄血分之热而不伤于燥，又不黏腻，凉血而不虑其积瘀；仙鹤草因其药性平和，但凡出血，无论寒热虚实，皆可配伍使用。两药相伍，凉血止血并重。②茜草-伍紫草：茜草味苦能泻，性寒能清里热，入肝经血分，凉血止血，且能化瘀；紫草凉血活血。两药相伍，凉血止血与祛瘀之效并举，止血而无留瘀之患，行血化瘀而无妄行之忧，为凉血止血之重要药对。③小蓟炭-侧柏炭：小蓟炭性凉，走血分，清血热，兼能凉血，凉血止血而无留瘀之弊；侧柏炭既能清热凉血以制血动，又能凝络涩血以止外溢之血，使热邪清则血不妄行，络固则血自归经，为凉血、收敛止血之佳品。两药合用，清热凉血，收敛止血，而重在止血。④藕节炭-血余炭：血余炭味涩入血，能收敛止血，兼能化瘀；藕节炭苦泻能散瘀。以炭入药能涩血，有止血而无留瘀之弊，两药合用，收敛止血，兼能化瘀，重在止血。⑤防己-木瓜：防己既有祛风除湿之效，又有止痹痛之效，其性苦寒降泻，入膀胱经，善行水决渎；木瓜舒筋活络，祛湿除痹，又和胃化湿。两药相须为用，祛风湿、活血络、止痹痛、和胃化湿，主要用于湿热流注肌肉关节所致关节疼痛。⑥生地黄-牡丹皮-赤芍：生地黄补血养血，凉血止血；牡丹皮清热凉血，兼通血脉；赤芍入血分，清热凉血之功与牡丹皮相似而力稍逊。三药合用，重在清热凉血。⑦黄柏-苍术：黄柏其性沉降，治疗下焦湿热诸证；苍术苦温燥湿，辛香运脾，气味浓厚，最能燥湿健脾，亦治湿盛之着痹。两药清热燥湿，主治湿热下注。张教授根据临床实际发现，绝大多数患儿都有几分积热，故凉血止血贯穿过敏性紫癜治疗的始终。

敏毒作为超敏反应性疾病的关键致病因素，是发病的重要条件，而过敏性体质者禀赋不耐、正气不足是决定发病的内在根本。张教授根据敏毒或其依附于他邪经口鼻、皮毛等处侵袭人体后所引起超敏反应性疾病的发病特点，将其临床表现概括为"敏毒五类症"。

1. 肺系症状

肺主皮毛，开窍于鼻，且鼻窍、目窍等处借以黏膜暴露于外，而黏膜则属于肺系之卫表范畴，故敏毒侵袭肺系，客于皮表，郁于皮毛腠理之间，可致皮肤瘙痒，风团发无定处，骤起骤退，或有皮肤粟粒样丘疹、丘疱疹等多型皮损，可见皮肤潮红、糜烂、流滋、结痂等；敏毒可上犯于目，留滞目窍，正邪相搏，敏毒不散，遂成其害，可见白睛红赤、瘙痒、流泪、畏光等；敏毒或兼夹风寒等邪伤于鼻窍，则鼻窍不利、津水外溢，可见鼻塞不通、鼻痒、清涕如水、喷嚏频作；若敏毒犯肺，则肺络壅滞，宣肃失常，水液输布失常，痰浊内生，伏于气道即为哮病"宿根"，气道壅塞，肺管挛急，可见咳嗽、咳痰、喉中哮鸣有声、气短、胸膈满闷等。

2. 脾胃系症状

敏毒邪气内犯脾胃，蕴阻中焦，可致升降紊乱、纳运失常、清浊不别，可见恶心、呕吐、腹痛、腹泻等。

3. 肾系症状

敏毒或兼夹他邪流窜肾系，使得肾失封藏，固摄无权，膀胱失约，则夜尿频多，或精微不固而外泄，可见蛋白尿；若日久伤及肾阳，气化无权，水液泛溢肌肤，可见浮肿、尿少；若耗伤肾阴（精），则腰府、耳窍失养，髓海失充，或虚火内生，可见腰膝酸软、眩晕耳鸣、潮热盗汗、五心烦热等。

4. 肢体经络症状

敏毒邪气袭于肌腠，壅于经络，滞留于肢体、肌肉、筋骨、关节，痹阻

经脉。病初可阻滞于肌表与经络之间，气血涩滞，临证以肢体、肌肉疼痛、肿胀或酸楚为主，日久可深入筋骨，可见关节疼痛、麻木、活动障碍等。

5. 气血津液症状

敏毒袭表，留恋肌肤，与气血相搏，脉络受损，血不循经，阳络伤则血外溢，阴络伤则血内溢，血外溢可见鼻衄、齿衄，血内溢可见尿血、便血，若血渗脉外，溢于肌肤，积于皮下，发为紫斑。敏毒伤人，日久可耗气伤阴损阳，造成脏腑虚损，可见气血阴阳亏虚症状，如气虚不摄或阴虚火旺，虚火扰血妄行，可表现出多种出血病证。

张教授强调，敏毒致病随经络流窜，以经络为通道，以气血为载体，遍行周身，或通过官窍而直中脏腑，或通过五体而内传脏腑，或滞留官窍、五体，盘踞脏腑，导致超敏反应性疾病反复发作、病情缠绵。其发病形式可表现为感邪即发或徐缓发病，若敏毒伏藏体内，伺机而动，逾时而发，亦可表现为伏而后发。这些发病形式与西医学Ⅰ～Ⅳ型超敏反应所引起的超敏反应性疾病的发病特点相类似。①暴戾性：其性暴烈，传变迅速，易伤及五体、官窍，攻击脏腑，造成气血阴阳失调、脏腑功能紊乱及形态结构受损。②广泛性：敏毒致病，可外至形体、经络、官窍，内至脏腑，往往涉及多脏腑、多部位发病，导致多种超敏反应性疾病发生。③兼夹性：敏毒伤人，可因时令气候、患儿体质等不同，依附外感六淫和（或）病理产物性邪气而相兼为患，使得病情复杂。④多变性：敏毒致病，或与阳热类邪气相合，或与阴寒类邪气相合，而表现出阳毒类或阴毒类的毒邪致病特性，耗伤人体的气血阴阳，使得正气愈虚、抗邪无力。⑤顽固性：敏毒邪气致病力强，常可依附他邪，遍行周身，或滞留官窍、五体，或盘踞脏腑，潜藏体内，壅阻经络，损脏伤形，耗伤正气，变证层出，临证以表里同病、虚实夹杂及寒热错杂者居多，易反复发作、迁延难愈而成痼疾。

【验案赏析】

患儿，男，13岁，2019年10月15日初诊。主诉：双下肢瘀点、瘀斑1日，偶有咳嗽。现病史：患儿有过敏性紫癜史，于两周前着凉感冒，出现恶寒发热、咳嗽等症状，经西药（具体用药不详）治疗5日后，发现紫癜复发，遂前来就诊。症见：双下肢小腿部位出现大小不等的深红色斑点，呈散在状，压之不褪色，感冒症状基本消失，偶有咳嗽，伴少量黄痰，咽红，咽部时有不适，咽部淋巴滤泡肥大增生，纳可，二便调，舌红、苔白厚，脉滑有力。血常规、尿常规均正常。西医诊断：过敏性紫癜。中医诊断：紫癜，证属湿热发斑。治宜清热利湿，凉血消斑，兼清肺利咽。方用四妙丸加减，处方：苍术6g，黄柏6g，生薏苡仁15g，怀牛膝10g，白茅根15g，仙鹤草15g，紫草10g，茜草10g，小蓟炭15g，侧柏炭15g，生地黄10g，牡丹皮10g，赤芍10g，射干6g，桑白皮10g，板蓝根10g，苦杏仁10g，贯众炭15g，牛蒡子10g，桔梗6g，甘草片6g。14剂，每日1剂，水煎服。

2019年10月29日二诊：服药后，小腿部紫斑已退，未见新发，面色少华，无其他不适，血、尿常规均正常，舌淡红、苔薄白，脉和缓。西医诊断：过敏性紫癜。中医诊断：紫癜（恢复期），辨证属气阴不足。治宜益气养阴，兼凉血止血。方用参芪地黄汤加减，处方：熟地黄10g，生山药10g，山萸肉15g，牡丹皮10g，泽泻6g，茯苓10g，黄芪15g，仙鹤草15g，白茅根15g，紫草10g，茜草10g，小蓟炭10g，侧柏炭10g，银柴胡10g，乌梅10g，防风6g，五味子10g，甘草片6g。14剂，水煎服，前7剂每日1剂，后7剂每2日1剂。

【按语】

《景岳全书·血证论》曰："动者多由于火，火盛则逼血妄行。"患儿有紫癜史，本次发病有明确的外感因素，六淫之邪易从火化，若热毒内扰或湿热素盛，日久化火动血，迫血妄行，灼伤络脉，溢出脉外，外渗肌肤则发为紫癜。患儿腿部斑色深红、舌红、苔白厚，脉滑有力，均提示湿热内蕴、湿热下注、灼伤脉络、溢于肌肤而发斑；湿热壅肺，肺失宣肃，故见咳嗽，伴有黄痰；热邪上攻于咽，见咽红、咽部不适。故张教授以四妙丸加减治疗。四妙丸出自清代医家张秉成的《成方便读》，虽专治湿热下注之痿证，但该病病机与痿证相同，故异病同治。方中四妙丸清热利湿；生地黄、牡丹皮、赤芍取犀角地黄汤之意，合奏凉血散瘀之效；加以张教授常用药对白茅根-仙鹤草、紫草-茜草、小蓟炭-侧柏炭，加强凉血止血、散瘀消痈之功；射干、板蓝根、牛蒡子清热利咽；桔梗与甘草片的搭配，一宣一清，祛痰止咳、利咽止痛；桑白皮、苦杏仁止咳平喘；贯众炭加强清热解毒、凉血止血之效；甘草片调和诸药。二诊病情稳定，处于恢复期，辨证属气阴不足，方选参芪地黄汤加减。参芪地黄汤即六味地黄丸加党参、生黄芪，出自清代医家沈金鳌编撰的《沈氏尊生书》，具有益气养阴之功效。本案张教授用参芪地黄汤益气养阴，减具有益气、生津、养血之功效的党参，防止"气有余，便是火"之

弊，加以张教授常用药对仙鹤草-白茅根、紫草-茜草、小蓟炭-侧柏炭以加强凉血止血之功效。该方又合名老中医祝谌予之验方过敏煎（银柴胡、乌梅、防风、五味子），以增强抗过敏的效果。全方共奏益气养阴、凉血止血兼顾抗过敏之效。

【参考文献】

[1] 张毅，张弢，王正平.张士卿教授辨证治疗小儿过敏性紫癜经验[J].中医研究，2022，35（1）：87-91.

[2] 王正平，乔汇凌，张弢，等.张士卿教授从中医病因学——敏毒论超敏反应性疾病[J].中医儿科杂志，2022，18（3）：5-8.

[3] 王正平，张弢，张毅，等.张士卿基于敏湿热瘀辨治过敏性紫癜经验[J].中国中医药信息杂志，2022，29（3）：137-141.

第四节　小儿皮肤病

汪受传教授从伏风辨治小儿特应性皮炎经验

【诊断思路】

汪师基于临床大量的病例观察和小儿特应性皮炎诊疗进展，认为小儿特应性皮炎病程长期性、反复发作性的临床特点与风邪为患"善行数变、行无定处"的致病特点具有一致性。小儿特应性皮炎病机关键为伏风内潜、湿热内蕴。小儿肺脏娇嫩，形气未充，易于感受外邪，而六淫以风邪为先导，大多肺系疾病包括肺主皮毛的某些皮肤病，如急性荨麻疹，发病均与感受风邪有关，此为外风。但是，对于一些顽固性的湿疹，患儿除全身散在皮损、瘙痒间作之外，常有易于外感伴恶风、鼻眼作痒、咽痒、喷嚏及过敏性鼻炎、哮喘反复发作、慢性荨麻疹等特征，说明风邪留着难去，这又与其自身的伏风体质有关。汪师指出，所谓"伏风"，一是指患儿胎传父母的特异禀赋，伏藏体内，俟时而发之风；二是指六淫之邪，外风难疏，久则潜藏于体内，由外转内，形成伏风。汪师强调，肺主皮毛的皮肤病如小儿特应性皮炎，责之于先天禀赋特异及后天调护失宜。小儿禀赋不耐，肺脾肾常虚，卫阳不足，不能将卫阳外输皮毛，卫外不固，易感外风；脾气亏虚，运化不足，酿湿生热，土不生金，难御风邪，成为本病易发且久作难止的重要因素。

【治疗方法】

汪师强调在辨证论治时，应把患儿的全身状况与局部皮损之色泽、形态、部位等相结合。因小儿特应性皮炎有共同之"风邪为患"表现——皮损部位不固定，但对称分布，瘙痒难忍喜抓搔，故疏风止痒的治疗原则应贯穿始终。但小儿特应性皮炎临床表现又各有特点，或呈现水肿性红斑、糜烂、渗出及结痂，或其交互、组合多发，此时应辨清病因病机的主次，分清风湿热邪的兼夹消长。故临床应审证求因，辨证分型，突出主证，审因论治。汪师根据本病的发病特点，以伏风理论为指导，以消风法为主辨治，提出小儿特应性皮炎从急性期和迁延期两期论治。

急性期病因病机主要是外风侵袭，湿热蕴肤。对于急性期皮损的红斑、丘疹、水疱、渗液等证候特点，方以消风散（《外科正宗》）加减：荆芥6 g，防风6 g，蝉蜕6 g，僵蚕6 g，牛蒡子10 g，苍术10 g，金银花10 g，板蓝根12 g，地肤子10 g，白鲜皮10 g，乌梢蛇10 g，牡丹皮10 g，紫草10 g，马齿苋10 g，甘草3 g。

迁延期病因病机主要是伏风潜藏，血虚风燥。对于迁延期皮损的苔藓样改变，继发抓痕，躯干、四肢结节性痒疹，面色少华，形体消瘦，眠差，便干等证候特点，方以当归饮子（《重订严氏济生方》）或四物消风饮（《医钞类编》）加减：当归12 g，生地黄12 g，赤芍10 g，川芎9 g，荆芥6 g，防风6 g，蝉蜕6 g，白蒺藜10 g，白鲜皮10 g，薄荷3 g，柴胡3 g。风伏血分者，治风先治血，以期血行风自灭。

【治疗绝技】

汪师临床治疗小儿特应性皮炎常用内服药有：桑白皮、蝉蜕、僵蚕、生地黄、地肤子、白蒺藜、乌梢蛇。渗液多、滋水淋漓者，加茵陈、苍术、土茯苓、六一散；色红、脓水流溢者，加黄连、黄芩、金银花、败酱草；皮疹皮肤粗糙、有鳞屑结痂者，加当归、赤芍、天花粉；瘙痒甚者，加地龙、蜈蚣、白鲜皮；上肢皮疹为主者，加桑枝、桔梗；下肢皮疹为主者，加怀

牛膝、木瓜；性情急躁者，加川郁金、香附、焦山栀；口臭者，加广藿香、槟榔、焦山楂；大便秘结者，加枳实、郁李仁、莱菔子。外用洗浴药以金银花、苦参、黄柏、蛇床子、白鲜皮、白芷、马齿苋、益母草、地锦草为主。

【验案赏析】

患儿，男，6个月，2015年5月9日以"全身散在皮疹6个月"初诊。患儿足月顺产，出生后全身多发性皮疹伴灼热、哭闹，至当地某医院诊断为"婴儿脂溢性湿疹"，中西药并用，多地施治，有效但未治愈，遂来汪师门诊求治。刻下症见：患儿双面颊部、枕部、肩部等多处片状红斑及鳞屑，脂溢性结痂，有抓痕，小腿腓侧可见弥漫性大量红斑，暂无破溃渗液；精神、营养可，喜哭闹，时时搔抓患处，纳可，寐欠安，二便尚调，舌润淡红、苔薄腻。家长现用糠酸莫米松乳膏和除湿止痒软膏外搽患处，并口服泼尼松片，2.5 mg，每日1次。西医诊断：特应性皮炎。中医诊断：奶癣，证属伏风内潜、湿热泛肤。治以消风清热化湿。方药组成：苍术10 g，金银花10 g，板蓝根12 g，地肤子10 g，白鲜皮10 g，乌梢蛇10 g，牡丹皮10 g，紫草10 g，马齿苋10 g，甘草3 g。5剂，颗粒剂，每剂分6份，每服1份，每日3次。

2015年5月21日二诊：服上药后头面部肤色由潮红转淡红，鳞屑减轻，结痂减少，患儿搔抓亦减少，精神佳，活泼好动，盗汗，胃纳欠佳，大便稀溏，舌象同前。证属脾气亏虚、伏风内潜，治以健脾益气、消风止汗。方药组成：党参10 g，茯苓10 g，怀山药15 g，芡实15 g，煅龙骨15 g，煅牡蛎15 g，苍术6 g，白术6 g，生地黄10 g，地肤子10 g，白蒺藜10 g，乌梢蛇10 g，蝉蜕6 g，甘草3 g。14剂，颗粒剂，服用方法同前。药后随访，家长诉皮疹已愈。随访至今，未见复发。

【按语】

本案患儿初诊时辨证属湿热型，体内蕴湿为本，久郁化热为标。因其渗液滋水不显、皮红不著，湿热相当，用药不可大苦大寒，以祛邪为主，故选苦温甘凉、燥湿健脾之苍术为君药，清热宣透、凉血通窍之金银花、板蓝根、牡丹皮和紫草为臣药，佐以地肤子、白鲜皮、乌梢蛇祛风止痒，盖风药宣发可透郁热，风药宣散可祛水湿。因风之升散可除地之湿泞，即"地上淖泽，风之即干"（李中梓），故汪师每治湿热证疾病，必加三五味风药。二诊时，湿邪已去大半，考虑患儿素体脾胃虚弱，运化失健，不耐渗利，故拟健脾益气扶正为主，选祛风散湿诸风药为助，得以收功。

【参考文献】

[1] 任靖，陆远，刘殿玉，等.汪受传教授从伏风辨治小儿特应性皮炎经验［J］.中医儿科杂志，2020，16（6）：1-3.

张涤教授运用自拟方治疗小儿湿疹经验

【学术思想】

张涤教授在临床上重视过敏体质的辨识，由于目前环境的污染及患儿先天禀赋的因素，临床上过敏体质的患儿越来越多，婴儿湿疹、过敏性鼻炎、过敏性咳嗽、过敏性结膜炎、过敏性荨麻疹、儿童哮喘、过敏性紫癜等小儿过敏性疾病均是过敏体质的表现。其中婴儿湿疹往往是过敏体质的首发表现。这些过敏性疾病并非彼此独立，而是互相关联、逐渐进展，婴儿湿疹反复不愈者，甚至可发展为哮喘。因此早期识别过敏体质，运用纯中药辨证论治，不仅能在治疗婴儿湿疹的同时改善患儿过敏体质，也有利于远期预后。

【诊断思路】

张涤教授认为过敏体质主要责之肺脾两脏不足，健脾益肺法是治疗过敏性疾病的治本大法。而婴儿湿疹外因为湿、热、风三邪为患，其中以湿邪为主要致病因素，内因为脾虚，故本病以健脾除湿止痒为主要治法，热重者需清热解毒，疾病反复发作、迁延不愈者需滋阴养血。

【治疗方法】

幼儿湿疹发病的病因为小儿素体脾胃不足，脾虚湿蕴，或因母体胎火湿热传于小儿，后复感风热之邪，风、湿、热邪蕴蒸，外发于肌肤而致，乃奶癣。《外科正宗·奶癣》云："奶癣，儿在胎中，母食五辛，父餐炙爆，遗热与儿，生后头面遍身发为奶癣，流脂成片，睡卧不安，搔痒不绝。"《诸病源

候论·小儿杂病诸候·癣候》中云："癣病，由风邪与血气相搏于皮肤之间不散，变生隐轸。轸上如粟粒大，作匡郭，或邪或圆，浸淫长大，痒痛，搔之有汁，名之为癣。小儿面上癣，皮如甲错起，干燥，谓之乳癣。言儿饮乳，乳汁渍污儿面，变生此。仍以乳汁洗之便瘥。"

脾为太阴湿土，主运化水液，如小儿先天脾胃不足，或后天饮食调护不当而致脾虚不运，水液停滞中焦而生内湿，后感风热之邪，风、湿、热邪相合，外发肌肤，而致奶癣。如母亲孕期喜食辛辣刺激之物，母体湿热之邪遗于小儿，小儿素禀胎火湿热后又复感风邪，亦可发为奶癣。湿性黏滞，可见皮疹浸润流滋明显，湿邪胶着难解，该病病程缠绵难愈，反复发作。《疡科心得集·辨诸疡总论》故云："湿热相合，浸淫不休，溃败肌肤，而诸疮生矣。"

【治疗绝技】

婴儿湿疹常见两种证型，其一是脾虚湿蕴证，皮疹颜色为暗红，初起见成片水疱，患儿因瘙痒抓挠疱皮后可有薄痂，此外可见食纳欠佳、大便溏稀等症，舌质淡、苔白或白腻。根据婴儿湿疹的病机，给予自拟湿疹方以健脾利湿止痒，该方由茵陈、茯苓、薏苡仁、苦参、白鲜皮、地肤子、五谷虫、甘草等组成。方中茵陈清热利湿，茯苓、薏苡仁健脾渗湿，地肤子、白鲜皮祛风止痒，苦参祛湿，五谷虫清热消滞，甘草解毒和中。诸药合用，共奏健脾利湿、止痒之效。痒甚加刺蒺藜祛风止痒，纳差加焦山楂健脾利湿。其二为胎火湿热证，皮肤潮红，红疹、水疱渗出明显，甚至糜烂、黄水淋漓，大便干，小便黄，舌质红、苔黄腻等。给予湿疹方合清热利湿之六一散。六一散中滑石清热收湿敛疮，甘草亦有清热解毒之功，配合自拟方，共奏清热利湿、祛风止痒之效。湿盛加苍术，热重加牡丹皮、黄柏，便溏加大腹皮、石榴皮、车前子，反复发作、皮疹干燥加生地黄、麦冬。

【验案赏析】

1. 脾虚湿蕴医案

患儿，男，9个月，2018年10月11日初诊。全身皮疹5个多月。自4月龄时全身出现红色皮疹，继而出现水疱，以面部、颈部、腋下为主，给予中药口服及药膏外搽（具体不详），全身皮疹反复。现全身散在皮疹，以头面部为主，皮疹颜色暗红，伴疱疹，瘙痒不适，时有抓挠，可见渗出，部分已结薄痂，纳寐欠佳，大便稀溏、日行4~5次，小便正常，舌质淡、苔白腻，指纹淡。神清，形体偏瘦，头面、颈部、腋下可见皮疹，色暗红，部分疱疹伴渗出，部分结痂，心肺听诊无异常。诊断为婴儿湿疹。辨证为脾虚湿蕴证。治以健脾利湿止痒。药用茵陈3g，茯苓5g，苦参3g，桑白皮3g，地骨皮3g，薏苡仁10g，五谷虫2g，地肤子3g，白鲜皮3g，牡丹皮3g，甘草1g。7剂，水煎，每日1剂，早晚温服。半个月后电话回访，服7剂后皮疹明显减少，加服3剂后皮疹消退，无复发。

2.胎火湿热医案

患儿，男，7个月。2018年5月22日初诊。颜面及颈部反复出现皮疹渗液5个月。2月龄时反复颜面部及颈部皮疹，伴渗出结痂，给予地奈德乳膏外用后稍好转，后仍反复。现颜面皮肤潮红，密布红斑及水疱，渗出明显，有部分结黄色痂皮，夜间瘙痒、哭闹明显，食欲缺乏，大便稀溏、日行5~6次，小便黄。形体肥胖，颜面及颈部皮肤潮红，可见红疹及疱疹，渗出明显，心肺听诊无异常，舌质红、舌苔黄腻，指纹淡紫。诊断为婴儿湿疹。辨证为胎火湿疹证。治以健脾利湿，祛风清热。药用茵陈3g，滑石10g，五谷虫1g，苦参3g，苍术2g，黄柏2g，大腹皮5g，车前子3g，石榴皮3g，山药10g，葛根5g，甘草1g。7剂，水煎，每日1剂，早晚温服。

2018年6月1日二诊：皮肤潮红明显减轻，皮疹及渗出减少，部分结痂，夜寐不安，食欲欠佳，大便稀、日行6~7次，小便黄。颜面皮肤红，红疹及疱疹伴渗出，可见黄色痂皮，心肺听诊无异常，舌质红、苔腻，指纹淡紫隐隐。药用茵陈3g，茯苓10g，薏苡仁10g，地骨皮3g，桑白皮3g，白鲜皮3g，地肤子3g，刺蒺藜3g，五谷虫2g，苦参3g，甘草1g，石榴皮5g，大腹皮5g。7剂，每日1剂，水煎，分2次温服。

2018年6月11日三诊：皮肤无潮红、无渗出，皮疹消退，见较多痂皮，纳可，夜寐安，二便调，舌淡红、苔薄，指纹淡紫。药用滑石10g，薏苡仁10g，茯苓10g，苍术2g，五谷虫2g，黄柏2g，白鲜皮3g，苦参3g，刺蒺藜2g，地肤子3g，甘草1g。1周后电话回访，皮疹消退，无渗出，痂皮已掉，纳寐可，二便调。

【按语】

验案1中的患儿体形偏瘦，纳欠佳，大便稀溏，舌淡、苔白腻均为脾虚湿蕴之征象，内湿与风邪相合，外泛肌肤，发为奶癣，故见红疹色暗红、水疱渗液。脾主运化，乃后天之本，小儿脾常不足，脾弱者易为湿伤，脾胃健

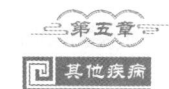

则湿自去，疾病易于康复，湿邪郁久化热，故加牡丹皮清热凉血；肺在体合皮毛，故加用清肺热之桑白皮、地骨皮。肺为水之上源，通调水道，二者合用泻降肺气而利水化湿，故用健脾利湿祛风之自拟湿疹方。结合过敏性体质特点，方中祛邪与扶正并举，故服10剂后皮疹消而无反复。

验案2中的患儿以红斑、水疱、瘙痒、渗液为特点，风甚则瘙痒，湿甚则渗液，热甚则见皮肤潮红，舌红苔、黄腻，指纹淡紫均为湿热之症，故给予自拟湿疹方合六一散以健脾利湿、祛风清热。六一散虽药仅两味，但配伍巧妙，清热利湿不伤正，配合自拟湿疹方，共奏清热利湿、祛风止痒之功。初诊时患儿有腹泻，故以大腹皮、石榴皮、车前子、葛根、山药止泻，苍术健脾渗湿，六一散清热利湿。二诊时热象减少但仍有腹泻，故去滑石，加用石榴皮、大腹皮止泻，桑白皮、地骨皮泻肺利水化湿。三诊时皮疹、瘙痒、渗液均明显好转，已无腹泻，继用六一散以清湿热之余邪。湿邪致病难以速愈，湿、热二邪胶着更是难除，然而张涤教授并非一味苦寒清泻，正如叶天士《温热论·论湿》云："须要顾其阳气，湿盛则阳微也，法应清凉，然到十分之六七，既不可过于寒凉……湿热一去，阳亦衰微也。"苦寒清泻药物易伤脾胃，且患儿为过敏体质，脾脏不足，不耐攻伐，故用茯苓、薏苡仁等健脾利湿之品。苍术性辛香苦温，苦温可燥湿健脾，辛香能醒脾和胃。湿去热孤，稍予黄柏、茵陈等清热之药，祛邪而不伤正，可谓用药精妙，中病即止。

【参考文献】

[1] 曾青松，朱沁泉，张涤.张涤治疗婴儿湿疹经验[J].实用中医药杂志，2019，35（7）：890-892.

李家凤教授运用荆防扫毒剂合外洗方治疗小儿湿疹经验

【经典名方】

荆防扫毒剂（李家凤教授经验方）

组成：荆芥穗、防风各6g，地肤子、刺蒺藜各10g，白鲜皮6g，丝瓜络、板蓝根各10g，金银花6g，茜草、九里光各10g，蝉蜕6g，土茯苓、川芎各10g，苦参6g，甘草3g。

用法：常法煎服，每2日1剂，分6~8次服完。

【学术思想】

婴幼儿湿疹是一种常见的小儿皮肤病。李老认为婴幼儿湿疹的病因是湿邪为害，禀受胎温热毒，生后复感风邪，风湿热淫外发肌肤所致。最常见的证型是风湿热淫证。治疗应当从风、热、湿论治，给予清热利湿、祛风止痒之法。创荆防扫毒剂和外洗方治疗小儿湿疹，疗效显著。

【诊断思路】

小儿湿疹是儿科常见的皮肤病，现代医学认为其是过敏性皮肤病，与变态反应密切相关，也与人体质有关。西医采用抗组胺药物和皮质激素外用，常难以控制病情。湿疹中医称"奶癣"，《诸病源候论》言："肺主气，候于皮毛，脾主肌肉，气虚则肤腠开，为风湿所乘，内热则脾气温，脾气温则肌肉生热也，湿热相搏，故头面身体皆生疮。"李老认为肺主气合皮毛，脾主肌肉，体内湿热素盛，又外感风邪，湿热与风邪蕴伏肌肤，或饮食不节，过食肥甘厚味，易生湿热，或脾胃虚弱，血虚生风，以致皮肤发生红斑、丘疹、糜烂、渗液、结痂，湿邪黏滞，缠绵不断，反复发作。临床以湿热素盛、外感风邪多见。

【治疗方法】

风湿热淫型证候表现：皮疹见红斑、水疱甚至糜烂，滋水淋漓，或有结痂，瘙痒剧，主要见于头面部，甚者可延及胸背及上臂，伴小便短赤，大便干结，烦哭不宁，舌红、苔腻或黄腻，指纹紫或青紫，脉滑。治疗方法：清热利湿，祛风止痒。方药组成：李老自拟荆防扫毒剂，方药：荆芥穗、防风各6g，地肤子、刺蒺藜各10g，白鲜皮6g，丝瓜络、板蓝根各10g，金银花6g，茜草、九里光各10g，蝉蜕6g，土茯苓、川芎各10g，苦参6g，甘草3g。每2日1剂，水煎服，分6~8次服完。

临床随证加减：疹子颜色赤紫或深绛，舌质红赤而干，心烦少寐，身热不退者，为火毒炽盛，干及血分，则加黄连6g，栀子6g；天花粉6g，以甘寒泻火，清热解毒；若疹子发于同侧，聚集如索带状，疼痛交作，或先丘疹

后疱疹,则加入龙胆草6g,丹参6g,连翘6g,增加清利肝胆湿热之力。

【治疗绝技】

李老善用外洗治疗湿疹,外洗方方药:蛇床子、明矾、苦参、茵陈、地肤子、金银花、薄荷、黄芩、臭椿、九里光、野菊花各10g,花椒6g,冰片3g。每2日1剂,水煎2次,每次煎汁150mL左右,分2次,外洗或涂搽患处,每日早晚各1次。

【验案赏析】

患儿,男,1岁。患儿出生后3个月起,头面部即出现红斑、水疱甚至糜烂,滋水淋漓,有结痂。院外治疗无好转,于2008年7月来本院诊治。皮疹遍布躯干,烦哭不宁,小便短赤,大便干结。舌质红、苔黄腻、指纹紫,脉滑数。诊为湿疹,证属风湿热淫型,拟清热利湿、祛风止痒。给予荆防扫毒剂,加薏苡仁10g,牡丹皮、赤芍各6g,3剂,每2日1剂,水煎服2次,并用外洗方3剂洗患处。6日后湿疹明显好转,舌质红、苔黄腻减轻,继续以上治疗15日后痊愈。之后再给予健脾剂10日健脾开胃,食欲、精神及面色好转,随访1个月无复发。

【按语】

李老采用自拟内服的荆防扫毒剂和外用外洗方配合治疗疗效显著。荆防扫毒剂中荆芥穗、防风、蝉蜕、板蓝根、金银花、苦参具有疏风清热解毒之功,丝瓜络、地肤子、刺蒺藜、白鲜皮、茜草、九里光、土茯苓燥湿止痒,且现代医学研究这些药还具有抗过敏的作用。外洗方中蛇床子、明矾、苦参、茵陈、地肤子、金银花、薄荷、黄芩、臭椿、九里光、野菊花、花椒、冰片也具有清热解毒、燥湿止痒的作用。内服荆防扫毒剂和外用外洗方配合治疗湿疹疗效显著,可在临床中应用。

【参考文献】

[1] 何雯,李檬,邰先桃.李家风主任治疗婴幼儿湿疹经验[J].中国中西医结合儿科学,2010,2(2):151-152.

第五节 小儿发热

薛伯寿教授运用经方治疗小儿热证经验

【学术思想】

蒲辅周老中医曾云:"六经、三焦、卫气营血等辨证皆说明生理之体用,病理之变化,辨证之规律,治疗之法则,当相互为用,融会贯通。"薛师所倡导和解与分消兼融辨治则是传承蒲氏学术思想的具体体现和应用。薛师指出,外感发热是儿童最常见的多发病,一年四季均可发生。小儿脏腑娇嫩,形气未充,腠理疏薄,表卫未固,冷暖不能自调。不少小儿娇而任性、饮食不节,肝强而脾弱者甚多。

【诊断思路】

小儿外感热病是儿科临床常见病,中医药治疗具有独特的优势。薛师从杰出中医学家蒲辅周先生,继承创新其辨治小儿外感热病的原则,临证60载,拓宽思路,启迪临床,根据小儿脏腑特点、病因病机及临床表现,运用解表透邪、辛透和解、因势利导、引邪外出等方法,灵活辨证,加减用药,临床效果卓著,屡收一剂热退、三剂病已之功。

【治疗方法】

1. 解表透邪解热

外感热病,是指由外邪侵袭肌表,由皮毛或从口鼻而入,以发热为主症状的一类疾病。薛师指出,外感发热是儿童最常见的多发病,一年四季均可发生。由于感邪性质不同,治法各异,总以引邪外出为要,解表透邪解热是其大法。

2. 和解少阳退热

少阳枢机,为邪之入里必经门户,正邪相争,枢机不利,则发热恶寒。明代万全《育婴家秘·五脏证治总论》云:"春乃少阳之气,万物之所以发生者也。小儿初生曰芽儿者谓如草木之芽，受气初生，其气方盛，亦少阳之气方长未已。"首先提出"小儿体禀少阳"的观点。小儿为稚阴稚阳之体，禀春升之气，生机蓬勃，发育迅速，但胆气怯弱，脾胃虚弱，邪气侵犯，升发之气易被遏，易入少阳，阻遏少阳轻清冲和升发之气，枢机不利而发寒热。小儿发热之病，薛师倡导谨守枢机，和解少阳，通调三焦，发散表邪，常从少阳胆论治，方选大、小柴胡汤为主，斡旋表里气机，使邪从少阳外达。

3. 消食导滞退热

此为运用具有消食导滞、理肠化浊作用的药物，以导滞清热的一种方法。薛师认为，小儿"脾常不足"，加之饮食不知自节，易伤于饮食，肠胃失运，升降失调而成积滞，积滞内阻，郁阻气机，郁久化热，湿热不得外达，若受外邪引动，则发"积食热"。临床常见患儿午后及夜间热甚，伴纳呆腹胀、口臭、嗳腐吞酸、恶心呕吐、大便秘结、脐周腹壁灼热、手心发热、夜卧不安、苔白厚腻等症。

4. 调畅气机退热

薛师强调小儿具有"阳常有余""肝常有余""气常有余"等生理特点，急躁易怒，哭笑无常，又因其"脏腑薄，藩篱疏"，卫外力弱，易罹外邪，易郁遏卫气，阳不得伸，郁于里则发热，阳气不得外达，则四肢发凉，治宜调畅气机、疏肝理脾、透邪外达，方选四逆散加减。《伤寒论》："少阴病，四逆，其人或咳，或悸，或小便不利，或腹中痛，或泄利下重者四逆散主之。"本方原用治少阴阳郁证，由于气机不畅、阳气内郁、不能外达四肢而致高热、四逆，具有疏肝解郁、调达气机、开胃行滞之功。薛师师古而不泥古，正如柯琴说四逆散"此仿大柴胡之下法也"，认为四逆散能调畅气机，宣通郁闭。柴胡疏散升气，枳实破滞降气，芍药养营和血，甘草缓中补脾。柴胡、甘草行阳，枳实、芍药走阴。四药相配，可和解枢机，发散阳气，调畅气血，达邪外出。借其调畅气机之功，助肺卫宣发肃降，疏肝解郁，理脾泄浊，使肝气条畅，脾气得运，透邪外达，使邪热外泄而解，则高热、厥逆自除。

5. 化湿理气退热

薛师遵经循典，倡导"必先岁气，毋伐天和"，认为不同季节、不同气候的外感热病有不同的特点，而湿气为病多发于暑天，加之小儿"脾常不足"的生理特点，易致湿邪内困脾胃，内外合邪，形成内湿停聚，阻碍气机，外界之邪乘虚而入，与内湿相合而酿成湿温、湿热之邪为病，导致气机不利，三焦失畅，湿郁则热生，热蒸则湿动，故湿不去则热难清，加之现代社会空调的广泛使用，患儿易感非时之寒，喜贪凉饮冷，临床病情常缠绵难解。临床常见午后热势渐增，身有汗而热不解，既有胸闷、泛恶、纳呆、苔腻等湿阻之象，又有头晕、心烦、口渴等热蕴之象。

6. 清气泄热退热

薛师对于温病初起，邪热初入气分，病位在肺胃阶段，发热恶寒无汗，咽痛，舌红舌面有红点、苔黄，脉浮数者，以银翘散解热散结、轻解透表、除风利咽，加玄参、全蝎、栀子利咽散结通络止痛，多合用升降散升清降浊、散风清热，组方轻以去实，常获速效，且热退后不易反复。

7. 透营转气退热

因小儿阳常有余，发病容易，且传变迅速，感受外邪易入里化热、内伤营血、迫血妄行，出现高热、口渴、舌边尖红绛、皮肤斑疹或吐衄、腹痛、尿血诸症，宗自叶天士《温热论》"卫之后方言气，营之后方言血，在卫汗之可也，到气才可清气，入营犹可透热转气"，常用清营汤加减，透营转气，使邪有出路。对于高热烦躁、舌绛红者，配伍羚羊角粉冲服，以凉营透热，或加用紫雪丹。

8. 补虚扶正退热

薛师认为，因小儿形气未充，正气易虚，阴阳失衡，则会出现内伤虚证发热。气虚发热多由于素体禀赋不足，或大病久病之后元气亏虚、卫阳不固、营卫失调、虚阳外浮而发热，临床见低热，多汗少气，疲乏懒言，舌淡胖、苔白，脉细数无力。"劳则温之""损者益之"，方选补中益气汤合桂枝汤加减以固气扶正，调和营卫以退热。阴虚发热多于温热病后，津液耗伤，阴不敛阳，虚阳外越则发热，临床见午后及夜间低热，形体消瘦，五心烦热，夜间盗汗，大便干结，小便黄，胃纳不佳。舌质红，少苔，脉细数。叶天士曰："留得一分津液，便有一分生机。"薛师临证重视顾护津液，方选青蒿鳖甲汤加减，多配伍蒲老所创三鲜饮（生地黄、鲜竹叶、鲜白茅根）生津养阴。

【治疗绝技】

1. 外感发热临床方药加减

外感风寒，见发热、畏寒、鼻流清涕、四肢酸楚，则用辛温解表法，方如香苏饮、十神汤升阳解肌，宣肺散寒，宣透解肌，行气调血；症状重者可选用麻黄汤，然应中病即止，小剂少味投以1~2剂，汗出热解即停，不宜再汗以防伤阴；外感风热，见发热、微汗、咽痛、鼻流浊涕，则用辛凉解表法，方如银翘散加减；若咳嗽为主，兼有微热，方如桑菊饮加味；暑邪外感则用清暑解表法，选用新加香薷饮。患儿恶寒重，发热轻，热在内而寒在外，常用《伤寒瘟疫条辨》之增损双解散解外清里；大便不干，则弃泻下通腑之大黄、芒硝，酌加麻黄辛温发散风寒，宣肺止咳平喘，共奏辛凉宣透之功。小儿外感表证，多兼见咳嗽、痰多等肺系症状，以咳嗽、喘咳为主的风寒证，取三拗汤化裁，据其外寒肺热，可用麻杏石甘汤；喘咳带哮者，则射干麻黄汤变通；若以咳嗽、咽痛为主，寒热不明显者，则以桑杏石甘汤或桑杏汤加减。小儿脏腑娇嫩，形气未充，脾常不足，发热常伴见纳呆腹胀、泛恶呕吐等症状，解表透邪剂中常配神曲、党参、大枣等健脾和胃、行气助运之品。另常嘱家长，若患儿便秘，则可加蜂蜜，补中润肠；若腹泻，则加冰糖，缓中止泻，以求治病不损正，祛邪勿伤本。

2.少阳枢机不利发热，临证变通合用经方或时方

如暑邪困表，加用新加香薷饮祛暑解表，清热化湿，和解少阳。外邪袭肺，发热咳嗽为主，配合银翘散或桑菊饮疏风清肺，和解枢机。兼食积便秘，则用大柴胡汤和解表里。邪气入里，薛师擅用小柴胡汤合升降散，调畅气机，升清降浊，通利三焦，分消邪热。患儿若是脾胃素虚，中气不和，可用小柴胡汤合越鞠保和丸健脾和胃，调畅中气。

3.食积发热临床加减

保和丸是治疗食积的消导平剂，方中茯苓、半夏、陈皮、焦三仙消食化滞，重在调补脾胃，配伍连翘透邪解热，升清降浊，畅达气机，使脾胃健。便秘配伍升降散以清热通腑，升清降浊，畅达中焦，气机得以运转，湿邪去、身热退而脾胃健、营卫调。食积兼有外感者，则据感邪性质不同配以相应的解表之品，外感风寒，则配伍辛温解表剂，方如葱豉汤、香苏饮之属；外感风热，则配伍用辛凉解表法，方如桑菊饮、银翘散之类；暑邪外感则用清暑解表法，方用新加香薷饮；燥气外感则用清燥解表法，方如桑杏汤加减。

4.气机不畅导致小儿发热，薛师临证辨机

患儿发热伴见肢厥腹痛、咳嗽等症，多合止嗽散化裁治疗、若咽痒干咳少痰，合用桑杏汤疏风清热，宣肺止咳、大便不畅者合用升降散升清降浊、湿邪郁表多合用香苏散化湿解表、乳食积滞合用保和丸和胃导滞，理气止痛，疗效颇佳。

5. 湿邪困脾，热聚成痰发热临床用药

薛师对新感于寒又有暑热内蕴者，则用新加香薷饮化裁。对于寒湿内蕴，见发热，初起有汗热不解，兼有腹痛、呕恶、腹胀、苔白腻等症者，常用藿香正气散加减。对于发热重的患儿，选用解表宣透，多推崇辛凉之银翘散为主，并力主辛凉解表药，佐以辛温之品如防风、藿香等，以畅达玄府、因势利导，使三焦气机畅通，蕴积湿邪自化，每能收到事半功倍之效。对于湿热相合、胶结难解、日久不愈者，薛师选用越鞠丸以开郁理气化湿，往往奏效。患儿兼挟食积不化者，可配伍焦三仙或保和丸。薛师强调气化则湿化，湿化则热退，祛湿之法必先调畅气机，临床多选用紫苏叶、藿香等辛淡透达之品，给湿邪以出路，使气通湿去，热必孤矣。湿热蕴结并重，三焦气机升降失常，薛师则用甘露消毒丹清热利湿，宣畅三焦。高热者，常合栀子豉汤、黄连、胆南星等清热解毒化浊、宁心安神；升降散调畅气机，透达秽湿，使湿去热化，效果颇佳。湿热日久缠绵，必伤阴分，后期湿热病现阴气不足之证，多以养阴生津法善后。

6. 温病初起，邪在气分临证加减

小儿阳气旺盛，邪热易入阳明，胃肠气分热甚，治疗以白虎汤清气泄热。若高热腹胀、大便秘结、口渴，并见咽喉肿痛、咳嗽，乃热邪弥漫心膈，薛师善用清心凉膈散加减治疗，以清热解毒、通腑泄热，但应注意切勿过用苦寒，以免伤及正气。

【验案赏析】

患儿，女，4岁，2008年10月14日初诊。主诉：发热3天。患儿平素喜肉食，生日纳食膏粱厚味之后，脘腹胀痛，恶心而吐，口苦纳呆，大便3日未行，发热，体温最高达39.5 ℃。服用抗生素、解热西药和小儿感冒冲剂未见效果，咽充血，有轻咳。舌质红、舌苔黄腻，脉滑数。血常规：白细胞3.4×10^9/L，中性粒细胞比例77%。辨证属少阳腑实、积滞闭阻，治以消积导滞、升清降浊。药用：柴胡12 g，黄芩6 g，法半夏6 g，白芍10 g，枳实6 g，酒大黄5 g，生姜2片，大枣15 g，僵蚕5 g，蝉蜕3 g，木香5 g，槟榔6 g，连翘8 g，焦三仙各10 g。3剂，每日1剂，水煎2次，共取200 mL，分4次温服。

2008年10月18日二诊：服药1剂，泻下秽浊奇臭大便，发热明显下降，2剂后体温基本正常，脘腹胀痛消失，能吃稀粥，尚有咳嗽，鼻流黄涕，唇红，手心热。舌略红、黄腻苔转薄，脉寸滑。药用：桑叶6g，苦杏仁8g，桔梗6g，前胡6g，浙贝母6g，冬瓜仁8g，芦根15g，陈皮6g，荆芥穗5g，枇杷叶6g，黄芩8g。5剂，每日1剂，水煎2次，共取150 mL，分3次温服。嘱注意合理饮食，明白要得小儿安，常带三分饥与寒。药后随访咳止病愈。

【按语】

本案为中医积滞发热，用抗生素及解热西药无济于事，消积导滞，升清降浊，方用大柴胡汤合升降散加减，取效甚速。

【参考文献】

[1] 杨光，薛燕星.国医大师薛伯寿教授治疗小儿发热法浅析[J].光明中医，2017，32（13）：1865－1867.
[2] 薛燕星.和解分消兼融　辨治小儿热病[J].辽宁中医杂志，2015，42（4）：865－866.

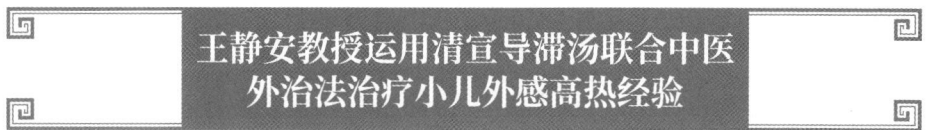

王静安教授运用清宣导滞汤联合中医外治法治疗小儿外感高热经验

【经典名方】

清宣导滞汤（王静安自拟经验方）

组成：青蒿15~30g，柴胡6~9g，荆芥9g，白薇30g，黄连3~6g，大青叶15~30g，桑叶10g，天花粉9~15g，赤芍6~9g，槟榔6~9g，石膏15~60g，山楂9~15g，神曲9~15g。

用法：常法煎服。

【诊断思路】

王老人称"小儿王"，对治疗小儿外感高热尤有心得。王老认为，小儿为稚阴之体，阴常不足，阳常有余，感受邪气，化热最速，留恋于卫分时间最短，化热入里，出现气分高热证候最为多见，且停留时间较长，故气分阶段治疗最为关键。

【治疗方法】

王老还认为小儿发热传变最速，往往卫气营血各阶段相互穿插，故临证既要牢记宣散外邪，透邪出表，避免闭门留寇，又要谨遵"先安未受邪之地"的明训，截断病邪的传变途径。同时，王老告诫应牢记"留得一分津液，便有一分生机"的教诲，治疗小儿高热自始至终生津之品不可忘，切勿妄用苦寒泻下之品。故此王老根据《伤寒论》白虎汤和《温病条辨》青蒿鳖甲汤，化裁成清宣导滞汤作为治疗小儿外感高热的基础方。方中重用生石膏为君药，其气味甘辛，大寒无毒，有透表解肌之力，为清阳明实热之圣药，故有"温病之实热，非石膏莫解"之说，石膏得青蒿、白薇、桑叶之助，对高热迫血妄行者用之甚佳；大青叶具有清热解毒、凉血泄热之功；柴胡、荆芥发散郁热，透营转气，引邪外出，给邪以出路，堪称"王道用药"；天花粉养阴清热，顾其津液耗损；配伍山楂、神曲、槟榔消食导滞，保中土，且制约他药伐正之弊，使邪去正安。诸药合用，共奏清热解毒、透邪导滞之功，使体微汗出、大便通，嚣张之热毒去矣。

临床观察，王老认为治疗小儿高热，既要防邪内陷，又要透邪外出。防内陷者，以恐陷于营、血；透邪者，以引邪由气达卫，予邪以出路。但俱以气分为治疗小儿高热之中心点。如其言："气分高热阶段，邪热炽盛，最易伤阴，内传营血，故应抓紧治疗时机。此时正气未衰，若能迅速驱邪退热，则阴液得存，邪从气解，不传于内，机体可望迅速恢复正常，所以气分阶段的治疗最为关键。"

小儿发热，多因食伤于先，后因外邪引动而发。盖小儿性情乖巧，父母家人无不疼爱，谷肉瓜果皆任其食，却不加节制，致积食于内，脾胃损伤，复又感风热外袭，两者夹杂，如"内已久聚沼气，外因明火引动，无不愤然火起"。如此，王老于方中用槟榔、山楂、神曲类，即是因小儿高热有如此特点矣。临床观察，小儿高热往往不因全身汗出透邪而退，则必解臭秽烂稠之便，方能热退人安。王老组方之巧思立足于临床，即在于此。

【治疗绝技】

王老治疗小儿高热善用外治法。首以点穴推拿泻火退热。一拇指点推

劳宫配涌泉点压,各3~5分钟,并点压推揉足三里、中脘、大椎、脾俞、胃俞、肝俞、胆俞。再与内服药之一协同退热。特别适合有高热惊风趋势或曾有高热惊厥史的小儿。配合汤药洗浴退热。其次自拟辛温发散、发汗解表方,用紫苏30 g,荆芥30 g,麻黄30 g,川芎15 g,羌活15 g,艾叶30 g,石菖蒲30 g,微火水煎半小时,去渣药汤洗浴,每日3~4次,洗后注意避风保暖。适宜病程3天内,腋温39 ℃以上,尤病毒所致。

【验案赏析】

患儿,男,1岁,1988年10月就诊。发热4天,经用西药治疗仍有反复,发热达38 ℃,面赤,四肢冷,纳差,小便黄,未解大便,舌红少苔,指纹色紫达气关。诊断:发热(气分热盛)。治则:清解气分。处方:清宣导滞汤。荆芥9 g,柴胡9 g,黄连10 g,栀子9 g,石膏30 g,黄芩10 g,槟榔9 g,连翘10 g,赤芍9 g,青蒿30 g,板蓝根30 g,苇根30 g,桑叶9 g,天花粉15 g,山楂15 g,神曲15 g。1剂。另加紫雪丹1支,晚上20时、21时、22时分3次服,中药煎剂日服5~6次。1剂退热,不再反复而痊愈。

【按语】

小儿体禀纯阳,受外邪后迅速热化,易出现高热、惊厥等症,故治疗不可不急。此患儿因卫受温热,现高热、面赤、舌红,但无谵语、昏狂诸证,则明邪已直传气分,致使气分热盛。观王老此方,为其经验效方——清宣导滞汤也。此方重在以清为主,辅以宣、导,清以石膏泄气分炽热,宣以桑叶、荆芥、柴胡、青蒿透邪外出,导以槟榔、山楂、神曲消滞化积;再配栀子、连翘、黄芩、黄连清热泻火,助石膏以清热;天花粉、苇根养阴清热,顾扶热伤之津液;板蓝根、赤芍凉血清热,以防邪内传营血;全方配伍得当,故用之于此患儿,一剂而热退。

【参考文献】

[1] 谢利,刁本恕.清宣导滞汤合紫雪治疗小儿外感高热32例疗效观察[J].中医儿科杂志,2007(3):37-39.

第六节　儿童内科杂病

贾六金教授运用经验方治疗小儿五迟五软经验

【诊断思路】

结合临床实践，贾老认为胎元失养是发病之主因，责之于先天因素。《灵枢·决气》曰："两神相搏，合而成形，常先身生，是谓精。"先天之精禀受于父母，是构成人体的原始物质。先天之精不充，胎禀不良，会对胎儿产生不利影响，导致发育迟缓而表现为五迟五软。孕母体弱，血海久冷；年迈而后孕育，用药强补有孕，服堕胎之剂不去而成孕；孕中受惊、情志不畅或妊娠期纵欲、外感邪气；或早产、难产、多产，胎儿受损，均可导致胎儿禀赋不足。先天精髓不充，气血不荣，筋骨痿弱，肌肉虚瘦，生长发育迟缓；或小儿出生后，过于娇惯；或调护喂养不当，锻炼不足，也可致气血运化失常，机体失于濡养，出现五迟五软之征，以语言、运动等发育落后为特征。

【治疗方法】

贾老指出，除先天不足外，后天失养、五脏虚损均可导致该病发生，临床以脏腑辨证为主，病本在肾，与脾、肝、心关系密切。肾主骨生髓，为先天之本、生长发育之源。脾主肌肉四肢，为后天之本。肝主筋，筋束骨而运动枢利。筋骨肌肉强健，才能站立行走。肝肾受损，精髓不足，筋失所养，则立迟、行迟或步态不稳。脾虚不运，气血精微无以充养四肢肌肉，故头项软，抬举无力；手软无力，握拳、抬举受限；足软无力，难于行走。肌肉痿弱，松弛无力，实为诸脏皆有不足。脾开窍于口，主肌肉，脾虚则口软，咀嚼无力，时流清涎。齿为骨之余，肾精不足，髓失所养，则牙齿迟出，囟门宽大、难以按时闭合。发为血之余，肾气不充，血虚失养，可见发迟或发稀而枯。心为君主之官，神明出焉，心气虚，髓海不充，则智力不聪，神情呆钝；言为心声，心气不足，神窍不利，心血亏虚，血不养心则言语迟缓，甚至失语。除典型运动、语言发育迟缓外，还常见肢体运动不对称、不协调，

患儿哭闹异常、易激惹等。从小儿生理病理特点出发，结合病因病机，从脏腑辨证入手，贾老创立补肾填精、健脾养心之治则治疗该病，以补肾地黄丸合归脾汤、养心汤加减。药物组成：熟地黄、山药、山萸肉、太子参、麸炒白术、酒黄精、远志、石菖蒲、益智仁、龟甲、鳖甲、甘草等。贾老擅用三补而少用三泻，故本方以熟地黄、山药、山萸肉"三补"为君药，补肝、脾、肾三阴，且以填补肾精为主。小儿肾常虚，无实证，五迟五软更责之于肾气、肾精不足，又因肝肾同源，肾精充盈可达补肝强筋之功。正如《医宗必读》言："补肾即所以补肝。"太子参、麸炒白术健脾补虚，滋养脾胃，体现了"治痿独取阳明"的思想。五迟五软以虚证多见，脾胃为气血津液化生之源，脾胃旺盛，则脏气有所禀，诸软之证自可得复。黄精始载于陶弘景的《名医别录》，有"久服轻身延年不饥"的记载，是传统药食两用的补益之品。《中国药典》记载黄精："甘、平，归脾、肺、肾经，有补气养阴、健脾、润肺、益肾之功。"《本经逢原》曰："黄精，补中宫之胜品，宽中益气，使五脏调和，肌肉充盛，骨髓坚强。"药理学研究表明，黄精多糖可在成骨分化过程中促进骨髓间充质干细胞的增殖，并增强其活力。贾老临证善用黄精治疗小儿诸般虚证，无论五迟五软，黄精必用。

远志、石菖蒲具有化痰开窍、健脑益智之功，是贾老治疗五迟五软的经验药对。石菖蒲辛温，具有通阳开闭、通心气、利九窍的功效。《神农本草经》记载远志可"益智慧，耳目聪明，不忘，强志倍力"。言为心声，二者皆能通心气，故可治语言迟缓。《医宗金鉴·幼科心法要诀》记载："又有惊邪乘入心气至四五岁尚不能言者，菖蒲丸主之。"

龟甲、鳖甲常相须为用，龟甲具有滋阴潜阳、益肾健骨、养血补心之功，《本草通玄》曰："大凡滋阴降火之药，多是寒凉损胃，唯龟甲益大肠，止泄泻，使人进食。"鳖甲主入肝、肾经，具有滋阴潜阳的功效。现代药理学研究表明，鳖甲含有20多种游离氨基酸及钙、磷、镁等多种常量、微量元素，具有免疫调节、抗疲劳等作用。二者常相须使用，用于肝肾精血亏虚之证。上述诸药合用，共奏固本培元、补虚增智之功，临床常获良效。

【治疗绝技】

临证加减：运动发育迟缓，立迟、行迟者，加牛膝、杜仲、续断补肾强筋，以行迟为主者可配伍香加皮补肝肾、强筋骨；语言迟缓者加酸枣仁、柏子仁补肾宁心；齿迟者加骨碎补、补骨脂补肾温阳，促进牙齿萌出；发迟者酌加鹿茸、制何首乌补肾益精血。在临床实践中，除补虚固本为主外，贾老常辅以益气活血化瘀、化痰开窍通络等治法，达到标本同调之功，既能补气升阳，又能交通上下，宣通辟邪，开窍化痰；甚或由于气血运行失常，久而血瘀痰阻，脉络失于宣通者，可先治标，以活血化瘀、豁痰通络为主，予桃红四物汤养血活血化瘀，加桂枝温阳通络，加僵蚕息风止痉、化痰散结。

【验案赏析】

患儿，女，15个月，2019年12月14日初诊。患儿自幼发育迟缓，5个月始能翻身，9个多月才能独坐，1岁至今仅能扶站，肌肉筋骨无力，站立不稳且时间短暂，语言发育迟缓，仅能"咿呀"发音，口角流涎较多，纳食欠佳，大便尚调。个人史：孕足月，自然分娩，出生时一般情况尚可，体重2.8 kg，身高48 cm。患儿父母体健，无近亲婚配史、遗传病病史或家族精神病病史。查体：生长发育迟缓，营养较差，形瘦面黄，体格瘦小，毛发稀疏枯黄，能独坐，扶站不稳，不能行走，语迟，目前仅能发音，出牙6颗，前囟未闭，大小为10 cm×1.0 cm，平软，头围44 cm。舌淡红苔白，指纹淡，风关不显。目前体重8.5 kg。颅脑MRI平扫（2019年8月20日，外院）：双侧脑室体后部异常信号–终末带；局部脑外间隙，脑池增宽，脑室扩大。西医诊断：脑发育迟缓。中医诊断：五迟、五软，辨证为心、脾、肾亏虚。治以补肾健脾养心，填精益智。处方：熟地黄6 g，山药6 g，山茱肉6 g，黄精6 g，太子参6 g，杜仲6 g，续断片6 g，菟丝子6 g，龟甲（先煎）6 g，鳖甲（先煎）6 g，桑寄生6 g，炒三仙各6 g，莱菔子6 g，鸡内金6 g，甘草片6 g。10剂，每日1剂，水煎，分早晚服用。

2019年12月24日二诊：患儿肢体动作及语言均较前进步，能扶站，时间较前延长，能叫"妈妈"，双手抓物有力，流涎减少，纳增，续服前方10剂，煎服法同前。

2020年1月5日三诊：患儿能扶站，进步明显，家长搀扶可迈步，语言发声较前增加，面色少华，舌淡苔白，脉细。上方减桑寄生、菟丝子，加远志6 g，石菖蒲6 g，益智仁6 g。10剂，煎服法同前。

2020年1月20日四诊：患儿语言、动作均有进步，纳佳，增重约0.5 kg，二便调。之后1个月守方间断继服上方20剂，并配合推拿捏脊治疗，生长发育接近正常儿童，复查颅脑MRI平扫基本正常。

【按语】

结合该患儿症状、体征及辅助检查,西医诊断为脑发育迟缓,属于中医"五迟""五软"等范畴。五迟、五软属于发育障碍疾病,两者证候常相兼互见。本案患儿先天胎元不足,心、肝、脾、肾虚弱,治疗以补益心、脾、肾为主,首方选补肾地黄丸、归脾汤、养心汤加减。患儿服药10余剂后,动作、语言进步明显,二诊守方继服,三诊加远志、石菖蒲、益智仁增强健脑益智、豁痰通窍之功。另外,配合推拿捏脊协同治疗,增加疗效。在临床辨证准确的基础上,贾老多守法缓图,使患儿逐渐恢复,达到治愈的目的。该病从预后来看,一定要早诊断、早治疗,干预越早则预后效果越佳。

【参考文献】

[1] 曹霞,张焱,贾六金.贾六金辨治五迟五软经验总结[J].中国民间疗法,2021,29(10):29-31.

汪受传教授运用经方治疗儿童孤独症经验

【诊断思路】

汪师认为儿童孤独症病位主要在脑,与心、脾、肾、肝关系密切。主要病机为脑失所养、神机失用,气血不足、心窍失养者,治宜补益心脾;脾虚湿盛、痰蒙清窍者,治宜健脾助运、豁痰开窍;肾精亏虚、脑髓失充者,治宜补肾充髓、健脑益智;肝郁气滞、肝阳亢逆者,治宜疏肝解郁、平抑肝阳。儿童孤独症病程较长,故临床用药宜选平和之剂,以防戕伐正气。

【治疗方法】

汪师治疗孤独症分为四种证型。

1.心气不足、心窍失养

汪师认为儿童孤独症的病机为脑失所养、神机失用,而气血亏虚为其本,故临床治疗当以补益气血为主,常予归脾汤合养心汤加减。方中炙黄芪、生晒参、炒白术、茯苓健脾益气，全当归补血活血，麦冬滋阴养心，炒酸枣仁、柏子仁养血宁心。具体药物加减仍需根据病情而有所区别。

2. 脾虚湿盛、痰蒙清窍

汪师认为心为君主之官，脾为后天之本，且儿童孤独症的病机以虚为主，故予归脾汤合养心汤为基本方以补益心脾，但临床用药则应根据证候表现而有所侧重，心脾不足较为明显者，则当加大生晒参、炒白术、茯苓等的用量，以健脾益气，重用炒酸枣仁、柏子仁等加强养血宁心之效。汪师强调，生晒参虽为补心益智之佳品，但久用则有性早熟之虞，因此应与党参交替使用。

3. 肾精亏虚、脑髓失充

中医学认为脾为生痰之源，脾虚则易蕴湿生痰。汪师认为孤独症患儿证候复杂，病情易反复，多与痰邪胶着难化有关，故治疗当以豁痰开窍为要务。但痰有寒痰、热痰之分，故治疗又有温化与清化之别。温化寒痰，汪师常用法半夏、茯苓、橘红、远志、石菖蒲等，其中远志、石菖蒲合用，除化痰外尚有益肾健脑、开窍宁神之效。清化热痰则常用郁金、瓜蒌皮、浙贝母、胆南星等，诸药合用，既可苦寒降热，又能化痰开窍。此外，石菖蒲、郁金合用，方取菖蒲郁金汤之意。菖蒲郁金汤出自《温病全书·风温》，原方以石菖蒲、郁金为君，主治湿热痰浊、蒙蔽心包、身热不甚、神昏谵语等症。

肾主精生髓，而脑为髓海，故儿童孤独症以肾精亏虚、脑髓失充为主证者，治宜补肾充髓、健脑益智，汪师常用黄精、山药、鹿角霜、益智仁等药。黄精、山药均味甘、性平，功善滋肾填精，符合儿童稚阴稚阳的生理特点。《本草纲目·草部》言黄精可"补诸虚……填精髓"。鹿角霜实乃补肾第一要药，《本草纲目·兽部》言其"生精补髓，养血益阳，强筋健骨"。益智仁为补肾良药，汪师认为前人既名其为"益智"，实具提高智力之功，现代药理学研究亦表明益智仁可以保护神经，提高记忆能力。

4. 肝郁气滞、肝阳亢逆

汪师认为孤独症患儿病程日久易致性情乖张孤僻，此多因肝郁气滞、肝阳亢逆导致，故当疏肝解郁、平抑肝阳。其中轻者可予钩藤、决明子、菊花等甘凉或微寒之品，清热而不伤阳；重者则予夏枯草、牡丹皮、栀子等寒凉之品，而牡丹皮与栀子合用，清肝泻火之力更著；肝郁化火者则予石决明等镇肝降逆，《医学衷中参西录·药物·石决明解》曰："石决明味微咸，性微凉，为凉肝镇肝之要药。"此外，生地黄甘寒质润，归肝经，既善清热，又养

阴生津，尤其符合儿童"阳常有余，阴常不足"的生理特点。

【治疗绝技】

此外，汪师认为儿童孤独症实为情志异常性疾病，多有心神失守的病机特点，故治当重镇安神，常用磁石、龙骨、生龙齿、珍珠母等矿石类药加强养血宁心之效，但不宜久服，以防戕伐正气。

【验案赏析】

患儿，男，3岁，2013年10月21日初诊。主诉：语迟、胆怯、与人交流能力差2年余。现病史：患儿4个月时家长发现其哭声怯弱、胆小，14个月时始会说话、行走，平常与家人交流较少。2013年9月上幼儿园，同学与之交流无反应，语言表达能力差，喜欢重复一句话，说话时不与人对视，不合群、单独玩耍，不听老师讲话，上课时注意力不集中；纳差，口臭，性情急躁，昏睡露睛；小便调，大便干，2～3日1行；舌淡红、苔薄白，指纹淡红。曾查头颅MRI正常，动态脑电图正常，儿童感觉统合评定表显示儿童本体感觉和身体协调功能中度失调，儿童感觉统合功能中度失调。中医诊断：语迟，证属心脾不足、智识未开。治以补益心脾、益智开窍，予归脾汤合养心汤加减。药物组成：生晒参6 g，茯苓10 g，炒白术10 g，益智仁10 g，石菖蒲10 g，陈皮3 g，柏子仁10 g，炒酸枣仁10 g，法半夏6 g，鹿角霜10 g，山药10 g，全当归10 g，炙甘草3 g。15剂，熬制糖浆450 mL（由医院药剂科熬制），每次5 mL，水冲服，每日3次。此后1～2个月复诊1次，均以一诊方为主方，根据病情变化灵活加减，或予郁金、牡丹皮、焦栀子清肝泄热，或加远志、浙贝母、胆南星化痰开窍，或以龙骨、生龙齿、磁石重镇安神，或以玄参、麦冬滋阴清热，前后共治疗3年余。

2017年3月电话随访，家长告知患儿语言、活动较前显著增多，平时与同龄人交流尚可，临床治愈。

【按语】

本例患儿自幼即神志胆怯、交流能力差，属先天禀赋不足，心气亏虚，髓海失养；而纳差、口臭、昏睡露睛及大便干等则为脾虚之象，故汪师辨证为心脾不足、智识未开，治以补益心脾、益智开窍，予归脾汤合养心汤加减。方中生晒参大补元气，与炒白术合用以健脾益气；柏子仁、炒酸枣仁养血宁心；石菖蒲豁痰开窍、安神定志；茯苓、陈皮、法半夏理气健脾、燥湿化痰；益智仁、鹿角霜、山药补脾肾、益精血；全当归补血活血；炙甘草补脾益气、调和诸药。后期复诊则根据病情变化随证加减，前后治疗3年余，心神得养，智识得开，痰浊得化，患儿痊愈。

【参考文献】

[1] 孟欣，张晓敏，韩雪，等.汪受传教授治疗儿童孤独症临证经验[J].中医儿科杂志，2021，17（5）：10-13.

文仲渝教授运用自拟早熟方治疗儿童性早熟经验

【诊断思路】

文教授认为肾藏精，主生长发育与生殖，小儿的生长发育靠其推动，当肾脏处于阴平阳秘之时，儿童青春期发育呈正常进程，小儿生理特点之一：肾常虚。一旦因某些因素，如长期食用肥甘厚味速成食物、辛辣及滋补食品，导致脏腑郁热，化热灼津，伤及肾阴，肾阳偏旺，则阴阳失衡，当肾阴不足之时，相火亢盛，任脉、太冲脉盛，使其破坏了机体内的阴阳平衡，则导致天癸早至，此其一。

肝主疏泄及藏血，小儿平素体质常肝有余，如若因疾病或者小儿情志不遂，导致小儿气机疏泄不畅，肝失疏泄，或肝郁气结而化火，其循经胸胁乳房之处气机不畅则胀满疼痛，出现乳房肿块。另肾阴不足之时，水不涵木，木失水之滋养，则肝阳上亢，也可致天癸及冲任失调，导致天癸早至，此其二。

小儿脾常不足，小儿如有嗜好肥甘厚味、辛辣之品，脾运失司，其内湿久聚体内化热而成痰，在肝失疏泄、气机不畅情况下，可致痰热互结、凝聚成核，则乳核发育、胀痛不适，此其三。

心主火，肾主水，心肾乃水火互济也，小儿心有余，心火亢盛，下灼肾阴，破坏其肾之阴阳平衡，肾阴不足，天癸早至，则致早熟。反之，肾阴不

足,水不能上济于心,则心火亢盛,出现心神不宁、性情急躁不安,此其四。

由此可见,小儿性早熟与肾、肝、脾、心的关系密切,并不是单一的某一脏腑失调而致,心肝脾肾可相互影响。病位主要在于肾,属本虚标实,虚乃肾阴不足,实则肝阳上亢、心火偏亢、脾运失司所致的痰热互结。其基本病机为肝肾不足、相火内扰、痰热郁结。

【治疗方法】

《素问病机气宜保命集·妇人胎产论第二十九》谓:"妇人幼童,天癸未行之间,皆属少阴天癸既行,皆从厥阴论之天癸已厥,乃属太阴也。"又《冯氏锦囊秘录·女科辑要·月经门》指出:"凡女子天癸未至之前为病,多从心脾天癸既至之后,多从肝肾。"对于早熟之小儿,天癸即将启动之前或已然早启,则主要当从肝肾而治。文教授对于小儿性早熟的治疗,研习古籍、谨守病机、循因而治,治则以滋阴潜阳、清泻相火、疏肝散结为主,自拟早熟方加减治疗性早熟,疗效颇佳。

早熟方药用生地黄、熟地黄、山药、黄柏、知母、甘草、泽泻、山茱萸、茯苓、炒柴胡、香附、牡丹皮、丹参、枳壳、川楝子、荔枝核、橘核、丝瓜络、黄连、玄参、皂角刺、郁金、赤芍、白芍、甲珠,功效为滋阴潜阳泻火、疏肝逐痰散结,主治性早熟。

【治疗绝技】

文教授认为肾主生殖及生长发育,乃生命之源,小儿有肾常虚之生理特点,肾阴不足乃本病病因之本,因此主方以知柏地黄丸加减。其中生地黄、熟地黄并用以补肾、滋养肾阴并防过度滋腻,用以"壮水之主,以制阳光"。六味地黄丸"三补三泻",但治疗小儿之早熟需侧重滋阴,则用知母、黄柏强化滋阴降火之效。早熟之小儿乳房多有胀痛与乳房硬结,需疏肝止痛,予以柴胡疏肝散加减。用柴胡、香附、枳壳、郁金、甘草、赤芍、白芍疏肝行气、活血止痛。同时加荔枝核、橘核、丝瓜络、皂角刺、甲珠以加强活血通络散结之效。脾失运化则水浊内生,用山药、茯苓运脾健脾,泽泻利湿祛浊。黄连清心火。潮热盗汗甚加地骨皮、五味子,情志郁结、嗳气叹息加山栀,形体偏胖加陈皮、半夏,白带增多加苍术、薏苡仁、芡实。全方滋肾阴治本,疏肝散结、清热泻火、行气止痛治标。

【验案赏析】

患儿，女，7岁8个月，2018年4月3日初诊。半年前发现双侧乳房胀痛不适并伴有硬结，左侧更甚，在当地医院就诊，诊断为"乳房早发育"，治疗经过及具体药物不详，但乳房胀痛及硬结缓解不明显，近日双侧乳房胀痛明显，左侧尤甚，剧烈活动后更加明显。平素脾气急躁，食欲欠佳，眠欠安，二便调，入睡时汗出明显。平素喜食快餐食品及有蜂蜜食用史，否认药物及食物过敏史。体格检查示神清，体形比同龄儿偏胖，双侧乳房已发育，可触及0.8 cm×1.0 cm乳核，左侧更加明显，有轻微压痛，乳晕无着色，Tanner分期为B2P1，会阴无红肿，未见阴毛发育，舌红苔少，脉细数。辅助检查示骨龄与社会年龄符合，相当于正常女孩7岁左右水平。各项性激素结果属于青春期前期水平。西医诊断为单纯乳房早发育。中医诊断为性早熟，辨证为阴虚火旺。治以滋阴潜阳泻火，疏肝逐痰散结。方用早熟方加减。药用炒柴胡10 g，香附8 g，牡丹皮8 g，丹参12 g，茯苓12 g，枳壳8 g，川楝子6 g，生地黄12 g，熟地黄12 g，山药12 g，赤芍8 g，白芍8 g，甘草5 g，泽泻8 g，山茱萸10 g，茯苓12 g，荔枝核12 g，橘核12 g，丝瓜络12 g，黄连5 g，玄参12 g，皂角刺12 g，郁金8 g，黄柏8 g，知母8 g，龙胆草5 g，甲珠6 g。免煎颗粒剂型，15剂，每日1剂，每剂予以80 mL沸水冲化饭后0.5 h温服，1日3次。用院内制剂肿意膏敷于乳房肿胀处，隔日1次，如遇皮肤过敏则停用。嘱平素饮食中应避免辛辣刺激、过度油腻及快餐食品、蜂蜜等，多运动控制体重。半个月后复诊，乳房肿胀明显改善，硬结逐渐缩小，故效不更方，继续治疗及随访，服药后肿胀感及包块逐步消失。

【按语】

早熟之小儿乳房多有胀痛与乳房硬结，需疏肝止痛，予以柴胡疏肝散加减。用柴胡、香附、枳壳、郁金、甘草、赤芍、白芍疏肝行气、活血止痛。同时加荔枝核、橘核、丝瓜络加强活血通络散结之效。

【参考文献】

[1] 余瑜，熊霖，郑珊，等. 文仲渝早熟方治疗儿童性早熟经验[J]. 实用中医药杂志，2019，35（8）：1028.

张士卿教授运用消蛾化坚汤治疗小儿慢乳蛾经验

【经典名方】

消蛾化坚汤（张士卿经验方）

组成：半夏、陈皮、茯苓、当归、赤芍、玄参、浙贝母、生牡蛎、山慈菇、僵蚕、蝉蜕、桔梗、甘草。

用法：常法煎服。

【学术思想】

小儿慢乳蛾是中医儿科门诊常见疾病，该病往往反复发作，迁延难愈，特别是并发症较多，可对儿童的身体健康造成严重影响。张教授认为，小儿慢乳蛾虽然病因繁变，病机交错，但是痰瘀互结、留滞喉核是导致其发病和迁延不愈的核心病机。临证时要切中病机，采取化痰消瘀、软坚散结的治疗大法。

【诊断思路】

慢乳蛾是临证时依据其喉核肿大，状如"蚕蛾"而得名，据其临床特征，西医学的慢性扁桃体炎与本病类似，应归属于本病范畴。历代医家根据本病病因及症状特征又有"乳蛾核""死乳蛾核""阴蛾"等病名。明清以前，本病在虚火喉痹中有所论述；明代赵献可《医贯》才正式提出了乳蛾病名，至清代《喉科紫珍集》《焦氏喉科枕秘》就有记载慢乳蛾症状为"喉中紧靠蒂丁，不甚痛，饮食有碍……日久不治，长塞喉中"，"饮食不下，呼吸不利"对于该病预后方面记载有"日久月深成嫩骨"；对于该病并发症，《咽喉脉证通论》载："有一种名根脚喉风……发时在左，则左足酸软阴痛，有似筈触，牵人喉间，在右亦如之。"说明清代医家已经认识到本病可并发痹证，而此类记载与西医学认为慢性扁桃体炎的炎症迁延反复不愈，可发生局部软骨化及并发风湿性关节炎等理论相吻合。

张教授认为，从生理方面而言，肺、脾（胃）、肝、肾与咽喉关系甚为密切，其中肺气通行于咽喉，肺气宣降，喉门通畅；咽主地气，与脾胃相通；

咽为肝之使，咽嗌的通畅受肝气疏泄的支配；肾之精气上输濡养咽喉，则呼吸均匀不易为邪毒所犯。从病理方面而言，小儿急乳蛾调护失宜或治不彻底，更易为外邪所感或饮食、情志等所伤，导致肺、脾（胃）、肝、肾功能失调，水液代谢失常，聚水成痰，留滞咽嗌，日久不去则气血凝结不散、痰瘀互结、壅滞咽嗌、喉核肿大难消而发病，如同《丹溪心法》载："自郁成积，自积成痰，痰挟瘀血，遂成窠囊。"

1. 肺为娇脏，外合皮毛，小儿"肺常不足"，藩篱不固，适应气候环境变化的能力较差，寒温不知自调，如若家长照顾不周，在外易感六淫之邪，邪气犯肺，肺失宣降，通调失职，水津不能输布，停聚为痰，阻碍咽嗌，日久血行不畅，痰瘀搏结，留滞喉核。

2. 脾主运化，胃主受纳，小儿"脾胃脆薄"，脾胃之体成而未全，脾胃之气全而未壮，饮食不知自节，如若家长喂养不当，每遇饮食过量、冷热失宜，均可伤及脾胃，导致脾胃纳化失常，健运失职，聚湿成饮，饮凝成痰，痰随气升，循经上结于咽嗌，有碍血行。

3. 肝主疏泄，调畅气机，小儿五志已全，七情皆有，且"肝常有余"，每因家长教育不得法，学习负担过重或所欲不遂等，易致小儿肝气郁结，横逆犯胃乘脾，纳化失常，痰湿内生，且肝郁日久化热化火，火性炎上，灼伤咽嗌津血，成痰成瘀，痰瘀胶结，聚于喉核。

4. 小儿先天禀赋不足或后天失养，或病后体弱，如反复感冒、急乳蛾等，易致肺气亏虚，气不行津，痰饮内生或病久及肾，阴虚火旺，热蒸液聚成痰，或肾阳不足，水液不得蒸化，停而化生痰饮，妨碍血行。

【治疗方法】

小儿慢乳蛾病因从经络循行而言，咽喉乃经脉之要冲，为经络交会之处，肺、脾（胃）、肝、肾之经脉均循行至咽嗌，如《灵枢·经别》曰："手太阴之正……上出缺盆，循喉咙，复合阳明"，《灵枢·经脉》曰："脾足太阴之脉……上膈，挟咽""胃足阳明之脉……循喉咙，入缺盆""肝足厥阴之脉……循喉咙之后，上入颃颡""肾足少阴之脉……入肺中，循喉咙，夹舌本"。

张教授强调，经络是运行气血、联络脏腑官窍、沟通内外上下之通道，咽嗌地处狭窄，是经络交会之所，肺、脾（胃）、肝、肾之经脉气血畅达与

否，关乎咽嗌之通利；《赤水玄珠·中风》曰："痰乃津液之变"，小儿急乳蛾迁延反复不愈，未清之余邪留滞咽嗌，加之复感外邪、饮食情志等所伤，使得肺、脾（胃）、肝、肾脏腑功能失调，津液停积而为痰饮，其所属经脉循经咽嗌之处时，因痰饮停聚，经脉不畅，气血涩滞，使得痰瘀互结，留滞喉核，则喉核肿胀，甚则坚硬如石，咽嗌不利。

张教授在诊疗小儿慢乳蛾时，注意到病者喉核表面形似巢穴，恰如喻嘉言在论及窠囊时曰："如蜂子之穴于房中，如莲实之嵌于蓬内，生长则易，剥落则难"，且朱丹溪认为窠囊是"痰挟瘀血"而成。他在认真学习前人经验的同时，结合自己多年的临床实践及探究体会到，凡是体内出现固定不移、经久不散如同窠囊的结块，往往是有形之痰或瘀血结聚而成，痰瘀既成，互为因果，如环无端，相互胶结，阻滞经脉，形成盘根交错如同巢穴般的有形肿块，造成临床诊治困难，恰同朱良春教授所言"顽疾必兼痰和瘀"。临证时要深刻认识到本病"痰瘀互结"的病机关键，治疗时应痰瘀同治，如罗赤诚主张："痰与血相聚，名曰瘀血挟痰，治宜导痰破血"，又因痰瘀留滞喉核，导致喉核肿胀，甚则坚硬如石，须配合软坚散结及虫类通络之品通透窠囊，促其变软回缩。

张教授纵观本病迁延反复难愈的病因病机及临床特征后，结合近年来痰瘀互结理论在临床各学科疑难杂症中的广泛应用和临床疗效优势，认为该病治疗时应以"化痰消瘀，软坚散结"为其治疗大法，同时选用自拟新方"消蛾化坚汤"作为治疗本病的基础方。此方由半夏、陈皮、茯苓、当归、赤芍、玄参、浙贝母、生牡蛎、山慈菇、僵蚕、蝉蜕、桔梗、甘草组成，具有化痰消瘀、软坚散结及运脾和中的标本同治之功。

张教授仔细研究该病后，将清代《医宗金鉴》及《医学心悟》中所载之化痰散结名方化坚二陈汤及消瘰丸进行化裁，自拟新方：消蛾化坚汤。该方中半夏、当归为君，半夏燥湿化痰、散结消痞功效卓著，正如《本草新编》论及半夏时曰："统治痰涎甚验。无论火痰、寒痰、湿痰、老痰、痰饮、痰核、痰涎、痰结、痰迷，俱可用。"当归活血消肿，祛瘀生新，如《神农本草经百种录》记载："当归辛香而润，香则走脾，润则补血……为血家必用之药……质润滑利又能养血、活血。"陈皮、赤芍、玄参、浙贝母、牡蛎、山慈菇、僵蚕、蝉蜕为臣，其中，陈皮理气化痰，使得气顺痰消，理气之功可助当归、赤芍活血消瘀，且赤芍、当归相配消瘀力增，消瘀以助化痰，正如国医大师洪广祥所言："治痰治瘀以治气为先"；玄参、浙贝母、牡蛎3味药即化痰软坚散结之名方消瘰丸；山慈菇散结消肿，善治瘰疬痞块；辛咸之僵蚕，辛味能散，咸可软坚散结，并祛风化痰通络，有助于喉核回缩变小；蝉蜕甘寒，疏风利咽，"轻清灵透，有利于肺气之宣畅及津液之输布"，况且痰瘀胶结，久病入络，经隧必然不畅，用僵蚕、蝉蜕等虫类药具有"飞者升，走者降，灵动迅速，追拔沉混气血之邪、搜剔络中混处之邪"及"通透窠囊，直达病所"之妙。痰由湿生，湿自脾来，故佐以甘平之茯苓运脾渗湿，脾旺湿去，痰无由而生。桔梗、甘草为使，桔梗乃治疗咽喉病之要药，宣肺祛痰，利咽开音，可引药上行直达病所，甘草益气和中，调和诸药，与桔梗伍用相得益彰，又是《伤寒论》所载治疗咽喉肿痛之经典方桔梗汤。全方共奏化痰消瘀、软坚散结之功，与本病之病因病机甚是合拍，使得痰浊化、瘀血消、经隧畅、结自散，则喉核呈回缩向愈之势，再无加重之源。

【治疗绝技】

张教授痰瘀同治，辨证活用。张教授强调，临床在诊治小儿慢乳蛾时，一方面要紧扣其"痰瘀互结"的核心病机，注意小儿稚阴稚阳之体，脏腑娇嫩及病后"易虚易实""易寒易热"的生理病理特点；另一方面要在运用消蛾化坚汤痰瘀同治之时，结合患儿体质、痰瘀产生根源及兼夹病邪的不同进行辨证加减，方可收到满意疗效。

临证加减法：兼外感风寒者，可加荆芥、防风、苏叶；外感风热者，可加金银花、连翘、菊花；咳嗽者，可加炙苦杏仁、前胡；鼻塞者，可加苍耳子、辛夷；咽喉红肿疼痛甚者，可加黄芩、连翘、牛蒡子、板蓝根；喉核暗红，血瘀甚者，可加三棱、莪术；恶心呕吐者，可加淡竹茹、炙旋覆花、生姜。

【验案赏析】

患儿，男，8岁，2019年2月26日初诊。其母代述患儿平素汗出较多，动则尤甚，稍有不慎即见鼻塞、咳嗽及咽部不适等感冒症状，每月多达4~6次。1年前因玩耍时汗出受风，随即出现咽痛、频繁"吭喀"清嗓、寐时打鼾等症，在当地医院按"慢性扁桃体炎急性发作"，给予中西药物服用（具体不详）后，上症减轻。之后每遇受凉、饮食不慎，上症有反复且加重之势，西医曾多次建议行扁桃体摘除术，但因患儿惧怕，未能手术。4天前家人生日，患儿进食较多奶油蛋糕、鱼虾及羊肉后，出现胃脘胀满不适、嗳气酸腐、矢气频作等症。今日晨起患儿咽喉疼痛再发加重，经朋友介绍遂来中医门诊寻求张教授诊治。刻下见：咽喉干痒疼痛，频繁清嗓、咳嗽，寐时打鼾，伴胃脘不适、恶心，嗳气酸腐，大便干结。查体：形体偏胖，精神稍差，咽关暗红而肿，喉核左侧Ⅱ度肿大，右侧Ⅲ度肿大，咽腔后壁颗粒色红突起，呈帘珠状，表面黏附较多黄色黏痰。舌质暗红、苔中根部黄腻，脉滑数。西医诊断：慢性扁桃体炎急性发作。中医诊断：慢乳蛾；证属：痰瘀互结兼食积化热。治宜：化痰消瘀，消积泄热；方选：消蛾化坚汤合保和丸加减。处方：半夏10g，陈皮6g，茯苓10g，连翘10g，炒莱菔子（醉）10g，黄芩10g，炙苦杏仁（醉）10g，全瓜蒌15g，桔梗6g，僵蚕6g，净蝉蜕6g，浙贝母10g，玄参10g，赤芍10g，淡竹茹10g，焦麦芽、焦山楂、焦神曲各15g，大黄（后下）3g，甘草6g。4剂，每日1剂，水煎分服，并嘱其适寒温，节饮食，忌食肥甘生冷及辛膻发物。

2019年3月2日二诊：服上方2剂后，咽喉干痒疼痛减轻，胃脘不适、嗳气酸腐及恶心症状大减，大便调畅，日行2次。服4剂之后，咽喉疼痛及寐时打鼾好转，胃脘不适及恶心等症消失。患儿精神佳，喉核肿减，咽腔后壁颗粒表面仍黏附有少许黄色黏痰。舌暗红、苔黄略腻，脉滑。上方减去焦麦芽、焦山楂、焦神曲及大黄，加薄荷（后下）5g，续进7剂，煎服法同前。

2019年3月9日三诊：患儿母亲述服完二诊中药后，患儿"吭喀"清嗓及寐时打鼾症状明显减轻，睡眠质量好转，学习效率提高，但动则汗出。症见咽关暗红及双侧喉核肿减轻，咽腔后壁颗粒突起已不明显。舌质红、苔薄白，脉滑。积热已清，给予半夏10g，陈皮6g，茯苓10g，玄参10g，浙贝母10g，生牡蛎（先煎）15g，山慈菇10g，当归6g，赤芍10g，僵蚕6g，净蝉蜕6g，桔梗6g，生黄芪15g，浮小麦15g，煅龙骨（先煎）15g，甘草6g。14剂，煎服法同前。并嘱其"节饮食，适寒温，畅情志"。

2019年3月23日四诊：患儿咽喉无明显不适，寐时已不打鼾，偶尔可因睡觉姿势影响打鼾，活动后汗出不多，双侧喉核肿大回缩明显，左侧Ⅰ度肿大，右侧Ⅱ度肿大。仍按痰瘀论治，继续给予消蛾化坚汤。此后在消蛾化坚汤基础上随症加减用药1月余，患儿双侧喉核约Ⅰ度肿大，无打鼾、咽部不适等症，并定期随访半年，病情稳定。

【按语】

该患儿平素汗出较多，腠理疏松，受外邪反复侵袭，肺失宣降，通调失职，水液输布失常，终致肺脾受损，津液输布及运化失常，痰饮内生，妨碍血行，日久成痰成瘀，循经结聚喉核，阻碍咽嗌，形成慢乳蛾。一诊时见患儿形体偏胖，属中医痰湿体质，又因过食肥甘、辛膻之物，胃腑停食难消，食浊化热，熏灼咽嗌，致慢乳蛾再发加重，故见咽喉干痒疼痛、频繁清嗓及寐时打鼾；观其喉核肿大，咽嗌暗红，咽腔后壁颗粒色红突起、呈帘珠状、表面黏附黄色黏痰，舌质暗红、苔中根部黄腻，脉滑数，皆为痰瘀互结喉核、食积化热、熏灼咽嗌之征；采用化痰消瘀、消积泄热治法，选用消蛾化坚汤合保和丸加减。二、三诊时患儿喉核肿大、咽腔及全身情况等明显好转，继续守方，投以消蛾化坚汤辨证化裁。四诊以后患儿喉核回缩明显，诸症大减，证明以痰瘀互结立论，采用化痰消瘀、软坚散结治法完全符合慢乳蛾核心病机，故后续以消蛾化坚汤为基础方随症加减，以求巩固疗效。

【参考文献】

[1] 王正平，张弢，张毅，等.张士卿从痰瘀论治小儿慢乳蛾经验[J].中华中医药杂志，2021，36（9）：5304-5307.